经腹超声诊断胃肠道疾病图解

卷 3 咽食管憩室、贲门失弛症与食管裂孔疝

主编 ◎ 王子干
主审 ◎ 隋秀芳

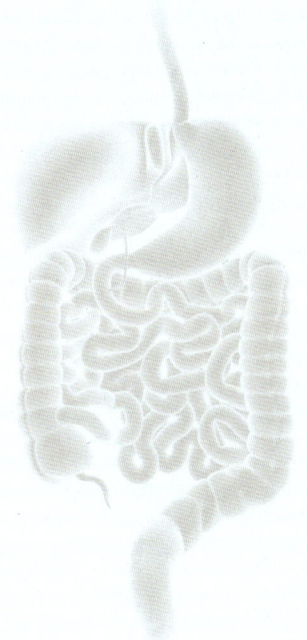

北京师范大学出版集团
安徽大学出版社

图书在版编目(CIP)数据

经腹超声诊断胃肠道疾病图解. 卷3, 咽食管憩室、贲门失弛症与食管裂孔疝 / 王子干主编. —合肥:安徽大学出版社,2022.10
ISBN 978-7-5664-2492-1

Ⅰ. ①经… Ⅱ. ①王… Ⅲ. ①食管憩室－超声波诊断－图解 ②贲门痉挛－超声波诊断－图解 ③食管裂孔疝－超声波诊断－图解 Ⅳ. ①R570.4-64

中国版本图书馆CIP数据核字(2022)第185208号

经腹超声诊断胃肠道疾病图解
（卷3 咽食管憩室、贲门失弛症与食管裂孔疝）

王子干 主编

出版发行	北京师范大学出版集团 安 徽 大 学 出 版 社 （安徽省合肥市肥西路3号 邮编230039） www.bnupg.com www.ahupress.com.cn
印　　刷	合肥锦华印务有限公司
经　　销	全国新华书店
开　　本	787 mm×1092 mm　1/16
印　　张	14.75
字　　数	302千字
版　　次	2022年10月第1版
印　　次	2022年10月第1次印刷
定　　价	98.00元
ISBN 978-7-5664-2492-1	

策划编辑:刘中飞　武溪溪　陈玉婷		装帧设计:孟献辉	
责任编辑:陈玉婷		美术编辑:李　军	
责任校对:武溪溪		责任印制:赵明炎	

版权所有　侵权必究

反盗版、侵权举报电话:0551-65106311
外埠邮购电话:0551-65107716
本书如有印装质量问题,请与印制管理部联系调换。
印制管理部电话:0551-65106311

本书编委会

主　编　王子干

副主编　许春梅　罗　洲　陈雷明

编　者　王子干　许春梅　罗　洲
　　　　　陈雷明　张淼淼　张　楠
　　　　　秦文娟　王新合　苏夏夏
　　　　　周　峰　陈钦业　张　迪

前　言

在过去的 30 年间,我国超声诊断学得到了长足发展,利用经体表超声诊断咽食管病变取得了一系列成果,特别是对咽食管憩室、食管胃结合部腺癌、贲门失弛症、食管裂孔疝等疾病的诊断,在一定程度上弥补了其他影像检查的不足。关于食管胃结合部腺癌的经腹超声诊断价值,笔者已于《经腹超声诊断胃肠道疾病图解》第 1 卷中进行了详细解读。本书为第 3 卷,重点介绍咽食管憩室、贲门失弛症和食管裂孔疝的超声诊断应用及评价,以期进一步发挥无创超声检查的作用。

理论与实践表明,经体表超声对咽食管憩室、贲门失弛症及食管裂孔疝等病变的诊断有一定临床意义。咽食管憩室发生于食管上段,由于病灶所在解剖位置特殊,临床查体多数难以发现,既往主要依靠食管 X 线造影诊断。由于 X 线检查存在一定局限性,较小的或症状不明显的咽食管憩室检出率低,故被认为是少见病。近年来,随着高频超声探头的广泛应用,临床已较常见咽食管憩室。现已公认,高频超声是咽食管憩室的理想诊断方法,不仅能够检出较小病灶,而且诊断符合率较高(接近 100%)。尽管如此,临床仍有少数患者因超声医生警惕性不高、工作经验不足被误诊、不适当穿刺或误治,因此应引起重视。目前,多层螺旋 CT 在咽食管憩室诊断中已显示出一定优势,但由于难以发现直径较小、囊腔内无明显气体的病灶,故尚不能作为常规筛查手段使用。贲门失弛症临床较少见,目前用于诊断此病的辅助手段较多,其中以高分辨率食管测压法和 X 线造影最常使用。相比而言,超声诊断此病更具优越性,不仅无创、简便、经济,而且可实时动态观察。有研究认为,超声检查可作为筛查及随访观察贲门失弛症的首选方法。食管裂孔疝是临床常见病,其影像诊断主要依靠 X 线造影、内镜和 CT。目前,超声在食管裂孔疝诊断中的临床应用尚不普遍。已有研究表明,超声在食管裂孔疝的筛查、诊断中有重要作用,可有效弥补传统影像检查方法的不足。笔者认为,对于婴幼儿和老年食管裂孔疝患者而言,超声是较为理想的检查手段。

本书是《经腹超声诊断胃肠道疾病图解》的第 3 卷,也是饮水胃充盈法超声检查上消化道疾病系列研究成果的又一次展示。书中精选 50 个病例和 400 余张图片,同时对咽食管憩室、贲门失弛症和食管裂孔疝的超声诊断征象与其他影像检查所见进行比较和分析,以供读者认识超声检查的优势和不足。随着超声诊断质量控制工作的深入开展和精细化医疗的推进,超声医生应树立"细节决定成败"的意识,对所见异常均进行全方位、多角度的观察和分析,力求显示疾病的本质征象。除此之外,诊断时不能仅满足于"异常"发现,还应从临床需求出发,充分考虑定位、定性诊断,以保证诊断质量的最优化。书中展示的许多病例和图片都体现了超声医生"细节决定成败"的意识。与前两卷有所不同,本书增加"超声诊断质量保证",针对超声诊断中的一些事项进行重点提示,以供同道参考。本书是理论与临床实践相结合的又一次尝试,希望能为同道认识、理解超声在咽食管憩室、贲门失弛症及食管裂孔疝诊断中的应用价值提供一定帮助。

本书成稿过程中得到了中国科学技术大学附属第一医院(安徽省立医院)超声医学科隋秀芳教授的悉心指导和帮助,在此表示衷心感谢!

本书的编写历经了较长时间,由于编者水平有限,谬误之处在所难免,敬请各位专家和读者给予批评和指正。

王子干

2022 年 5 月

目　录

第1章　咽食管憩室 ································· 001

　第1节　咽食管憩室的临床概述 ······················· 002

　　一、PD的流行病学特点 ··························· 002

　　二、PD的发生部位 ······························· 003

　　三、PD的主要病因与病理特点 ····················· 003

　　四、PD的临床表现 ······························· 004

　　五、PD的临床诊断手段 ··························· 005

　　六、PD的治疗方式及预后 ························· 006

　第2节　咽食管憩室的超声检查方法 ··················· 007

　　一、应用仪器 ··································· 007

　　二、检查前准备 ································· 007

　　三、检查步骤、方法与观察要点 ··················· 007

　　四、测量内容 ··································· 008

　第3节　咽食管憩室的基本超声表现 ··················· 009

　　一、仰卧位，常规法检查所见 ····················· 009

　　二、仰卧位，加压、吞咽试验所见 ················· 012

　　三、左侧卧位，饮水试验所见 ····················· 013

　第4节　咽食管憩室的超声诊断质量保证 ··············· 015

　　一、明确的类型判断 ····························· 015

　　二、明确的分期判断 ····························· 016

　　三、明确的并发症判断 ··························· 016

　　　✚ 典型病例 ··································· 017

第 5 节　咽食管憩室患者的超声随访 ································· 038

第 6 节　咽食管憩室检查方法的比较与评价 ························· 039

　　一、超声 ·· 039

　　二、X 线造影 ··· 039

　　三、内镜 ·· 040

　　四、多层螺旋 CT ·· 040

第 7 节　咽食管憩室的超声鉴别诊断 ································· 041

　　一、甲状腺结节 ·· 041

　　二、甲状腺脓肿 ·· 042

　　三、甲状旁腺疾病 ··· 043

　　四、食管颈段肿瘤 ··· 044

　　五、颈部转移性淋巴结 ··· 044

　　六、气管憩室 ··· 045

　　✚ 典型病例 ··· 047

第 8 节　咽食管憩室的超声诊断报告模板 ·························· 059

　　一、颈部左侧单纯性 PD（Killian-Jamieson 憩室） ········· 059

　　二、颈部右侧单纯性 PD（Killian-Jamieson 憩室） ········· 059

　　三、颈部左侧单纯性 PD（Zenker 憩室） ····················· 060

　　四、颈部复杂性 PD（合并感染或肿瘤） ······················· 060

参考文献 ·· 062

第 2 章　贲门失弛症 ·· 066

第 1 节　贲门失弛症的临床概述 ······································ 067

　　一、AC 的流行病学特点 ······································· 067

　　二、AC 的发生部位 ·· 067

　　三、AC 的主要病因、发病过程和病理特点 ··············· 067

　　四、AC 的临床表现 ·· 068

　　五、AC 的临床诊断手段 ······································ 069

六、AC 的治疗方式及预后 ·· 069

第 2 节　贲门失弛症的超声检查方法 ·· 071
一、应用仪器 ·· 071
二、检查前准备 ·· 071
三、检查探头的选择 ·· 071
四、超声检查切面、步骤与方法 ·· 071
五、测量内容 ·· 073

第 3 节　贲门失弛症的基本超声表现 ·· 074
一、正常食管的基本超声表现 ·· 074
二、AC 的基本超声表现 ·· 075

第 4 节　贲门失弛症的超声诊断质量保证 ·· 078
一、明确的类型判断 ·· 078
二、明确的分期判断 ·· 079
三、明确的并发症判断 ·· 080
✚ 典型病例 ·· 081

第 5 节　贲门失弛症患者的超声随访 ·· 093
一、临床治疗后患者的状态 ·· 093
二、超声复查的时间及注意事项 ·· 094

第 6 节　贲门失弛症检查方法的比较与评价 ·· 096
一、超声 ·· 096
二、食管测压 ·· 097
三、X 线平片 ·· 097
四、X 线造影 ·· 098
五、内镜 ·· 099
六、超声内镜 ·· 099
七、放射性核素检查 ·· 100

第 7 节　贲门失弛症的超声鉴别诊断 ·· 101
一、炎性狭窄 ·· 101

二、继发性 AC（肿瘤浸润性狭窄） ………………………………… 101

三、食管硬皮病 ………………………………………………………… 102

四、EGJ 外压性狭窄 …………………………………………………… 102

五、食管裂孔疝 ………………………………………………………… 102

✚ 典型病例 …………………………………………………………… 103

第8节 贲门失弛症的超声诊断报告模板 …………………………… 110

一、原发性 AC（早期/中期） ………………………………………… 110

二、原发性 AC（晚期） ……………………………………………… 110

参考文献 ………………………………………………………………… 112

第3章 食管裂孔疝 ……………………………………………………… 116

第1节 食管裂孔疝的临床概述 …………………………………………… 117

一、HH 的流行病学特点 ……………………………………………… 117

二、HH 的发生部位 …………………………………………………… 117

三、HH 的主要病因与病理生理机制 ………………………………… 117

四、HH 的大体分型 …………………………………………………… 118

五、HH 的临床表现 …………………………………………………… 121

六、HH 的临床诊断手段 ……………………………………………… 122

七、HH 的治疗方式及预后 …………………………………………… 122

✚ 典型病例 …………………………………………………………… 124

第2节 食管裂孔疝的超声检查方法 …………………………………… 128

一、应用仪器 …………………………………………………………… 128

二、检查前准备 ………………………………………………………… 128

三、检查探头的选择 …………………………………………………… 128

四、超声检查切面、步骤与方法 ……………………………………… 128

五、测量内容 …………………………………………………………… 131

第3节 食管裂孔疝的基本超声表现 …………………………………… 132

一、成人 HH 的基本超声表现 ………………………………………… 132

二、儿童 HH 的基本超声表现 ········· 139

三、HH 的三维超声声像图表现 ········· 140

第 4 节　食管裂孔疝的超声诊断质量保证 ········· 142

一、明确的类型判断 ········· 142

二、明确的分期判断 ········· 147

三、明确的合并症和并发症判断 ········· 147

✚ 典型病例 ········· 150

第 5 节　食管裂孔疝患者的超声随访 ········· 204

第 6 节　食管裂孔疝检查方法的比较与评价 ········· 205

一、超声 ········· 205

二、高分辨率食管测压 ········· 207

三、食管 24 h pH 监测 ········· 208

四、X 线平片 ········· 208

五、X 线造影 ········· 208

六、内镜 ········· 209

七、螺旋 CT ········· 210

第 7 节　食管裂孔疝的超声鉴别诊断 ········· 212

一、胸腔积液 ········· 212

二、贲门失弛症 ········· 212

三、一过性食管下括约肌松弛 ········· 212

四、食管膈壶腹 ········· 212

五、食管下段囊肿 ········· 213

六、食管膈上型憩室 ········· 213

七、贲门—胃底区憩室 ········· 213

第 8 节　食管裂孔疝的超声诊断报告模板 ········· 214

一、Ⅰ型 HH（滑动型） ········· 214

二、Ⅱ型 HH（单纯食管旁型） ········· 214

三、Ⅲ型 HH（混合型） ········· 215

四、Ⅳ型 HH（巨大型多器官疝入型） ……………………… 215

五、Ⅴ型 HH（先天性短食管伴胸腔胃） …………………… 215

六、Ⅴ型 HH（后天性短食管伴胸腔胃） …………………… 216

参考文献 ………………………………………………………… 217

第 1 章
咽食管憩室

咽食管憩室(pharyngoesophageal diverticulum,PD)依据发生部位可分为 Zenker 憩室和 Killian-Jamieson 憩室。Zenker 憩室发生于咽食管结合部后方,常见于咽下缩肌与环咽肌之间的外后方并向后面凸出,与甲状腺后侧紧密相贴,以左侧居多;Killian-Jamieson 憩室发生于食管颈段侧壁或咽食管结合部侧壁,多见于食管颈段前侧壁(环咽肌横行纤维和食管外侧纵行肌下的间隙),表现为侧向或前向凸出,可见于左侧或右侧。此病常见于 50 岁以上人群,男性多于女性。

PD 的高频超声表现具有特征性,超声诊断符合率可达 95%。若医生缺乏诊断经验,警惕性不高,仅进行常规扫查或检查方法不当,均可能将此病误诊为甲状腺结节或甲状旁腺结节。

PD 常见超声表现:①孤立性囊袋状结构,多数位于甲状腺左叶中下部背侧,少数位于右叶下部背侧,个别位于甲状腺峡部后方与环状软骨之间,常推压甲状腺腺体或凸入腺体。②常规检查时,病灶内部可呈多种回声类型,包括类实性中等回声、低回声、高回声、无回声或夹杂有气体强回声的混合性回声,前壁与甲状腺结构分界清晰,后缘与食管颈段局部管壁分界不清。③通过加压试验、吞咽试验、饮水试验实时动态观察,可见病灶大小、形态及内部回声发生变化,且与甲状腺运动不同步。④左侧卧位,饮水后吞咽、连续动态观察,可见部分憩室的颈口通向食管腔,外凸囊袋壁与局部食管壁存在延续关系,液气混合物通过颈口进出憩室内,憩室囊腔扩大,内部尚存的点絮状强回声结构分散漂移,无回声区增多。⑤彩色多普勒血流成像(color Doppler flow imaging,CDFI)检测示憩室内无明显血流信号,典型者可见彩色闪烁伪像,部分囊壁可见少许点状或条状血流信号。

少数 PD 可并发感染或发生恶变,从而呈相应超声声像图表现。

第1节　咽食管憩室的临床概述

食管壁的黏膜层或全层从食管腔向外病理性膨出,形成与食管腔相连的覆盖有上皮细胞的囊袋,称为食管憩室。根据解剖部位可分为 PD、食管中段憩室和膈上(食管中下段)憩室[1]。按发生机制可分为牵引性憩室、内压性憩室和混合性憩室。按憩室壁构造可分为真性憩室和假性憩室,PD 属于后者[1]。

PD 位于咽食管结合部,可依据咽部和食管黏膜的凸出方向分为 2 种[2]:一种发生于咽食管结合部(咽下缩肌和环咽肌之间)的左后下方并向后面凸出[1]。此为成人食管憩室中最多见的类型,约占食管憩室的 60%。1867 年,德国病理学家 Zenker 描述了此类憩室的形态特征,故此类型也被称为 Zenker 憩室[3]。另一种发生于食管颈段前侧壁并向侧面凸出,属于食管颈段憩室的范畴,较少见,于 1908 年由 Killian 首次描述,后来被 Jamieson 证实,故被称为 Killian-Jamieson 憩室。PD 均位于颈下部,前方无骨骼遮挡,为高频超声检查提供了可行性。

一、PD 的流行病学特点

PD 临床发生率较低,在西方国家成人中为 0.01%～0.11%[4],英国年发病率为 2/100 000[5]。我国对 PD 尚无确切的流行病学调查结果。张蔚铧等[6]在 2005 年 1 月至 9 月行颈部超声检查的 10 876 例体检群体中发现 9 例 PD,发现率为 0.083%(9/10 876)。徐洋[7]在 18 700 人的健康体检群体中筛查出 13 例 PD,发现率为 0.07%(13/18 700)。姜立新等[4]在 2006 年 10 月至 2010 年 5 月因颈部结节进行超声检查的 887 例中发现 9 例 PD,占颈部结节的 1.01%(9/887)。目前,有很多 PD 是在健康体检时被发现的,大多无明显临床症状[8]。吕淑兰[9]报道的 36 例 PD 中,27 例为正常体检时发现(75.0%),其中无症状者占绝大多数,5 例有口臭现象。可以推测,随着医学影像技术的快速发展以及临床对颈部超声检查的重视,PD 的发现率将大幅提升[9],临床发生率亦将相应提高。

目前,多数人认为 PD 是一种后天性疾病,常见于 50 岁以上人群,30 岁以下罕见,偶可发生于婴幼儿[10];男性多于女性,男女比例约为 1.5∶1[1]。笔者曾遇见 1 例男性患儿,生后 90 天发现左侧颈下部(咽食管结合部)典型 PD 表现,后经超声复查及 X 线造影证实。据此推测,临床上有极少数 PD 可能为先天性疾病。

在笔者统计的国内文献[1,4,6-22]报道的 249 例 PD 中,患者最小年龄为 3 岁,最大年龄为 80 岁,平均年龄多在 55 岁左右,其中男性 157 例(63.1%),女性 92 例(36.9%),男女比例为 1.7∶1。

二、PD 的发生部位

在 PD 中,以 Zenker 憩室多见,而 Killian-Jamieson 憩室相对少见。

Zenker 憩室发生于咽食管结合部,好发于环咽肌后方的近侧、咽食管结合部的后壁,常见于左侧,少数见于右侧。

Killian-Jamieson 憩室发生于食管颈段前侧壁并向侧面凸出,多数为单侧发生,少数为双侧同时发生,有时可与 Zenker 憩室共存,因此也被称为"颈侧食管全憩室"或"从咽食管结合部起始的侧壁憩室"[23]。

Killian-Jamieson 憩室与 Zenker 憩室凸出的部位不同:Zenker 憩室为穿过环咽肌上缘后壁正中 Killian 三角的获得性黏膜膨出,主要位于咽食管结合部的后壁;而 Killian-Jamieson 憩室为穿过 Killian-Jamieson 裂隙的凸出,恰位于环咽肌下的食管颈段侧壁或前外侧壁(食管纵肌外侧的肌间隙)[23-25]。

在笔者统计的国内文献[1,4,6-22]报道的 249 例 PD 中,240 例(96.4%)见于咽食管结合部左侧并向甲状腺左叶背侧方向凸出,9 例(3.6%)见于咽食管结合部右侧并凸向甲状腺右叶背侧区域。

三、PD 的主要病因与病理特点

1.PD 的主要病因

PD 形成原因复杂,多数学者认为既有解剖方面的因素,也有咽下缩肌的收缩与环咽肌的松弛失调、失弛缓或其他运动障碍等方面的因素[26],其中解剖上的缺陷和咽食管动力改变最为关键。

(1)解剖上的缺陷

在咽食管结合部的前壁有斜行的咽下缩肌肌纤维和横行的环咽肌肌纤维,而咽食管结合部的后壁往往缺少肌纤维,因此在此区间形成了一个相对薄弱的三角区域,即 Killian 三角。该三角位于后中线两侧,且左侧较右侧薄弱。

(2)咽食管动力改变

一般认为环咽肌在咽食管憩室的发病过程中起重要作用,其自主神经支配为迷走神经,分布于环状软骨的后壁。环咽肌在正常情况下呈收缩状态,在吞咽、呕吐和嗳气时松弛。当食物进入咽部时,咽下缩肌收缩,环咽肌松弛,食物下行至食管无阻碍。食物通过后,环咽肌恢复收缩状态。当肌纤维的支持作用被破坏时,上述两处肌肉不能协调,即吞咽时咽下缩肌收缩而环咽肌松弛不全,导致咽腔内压力增大,食团产生的压力向各方传导,较薄弱的 Killian 三角区组织不能有效对抗吞咽时腔内传导而来的压力,以致部分食管壁黏膜及黏膜下层组织穿过该薄弱区肌层膨出食管壁,最终形成典型的 Zenker 憩室。因此,临床所见大多数 Zenker 憩室发生于左侧咽下缩肌与环咽肌之间的外后方,并向后面凸出[5],与甲状腺左叶中下段或上段后侧紧密相贴。憩室颈悬吊于环咽肌的上方,憩室囊(憩室崤)处于食管与颈椎之间。极少数Zenker憩室位于甲状腺右叶下部后方。

2.PD的病理特点和生长特性

PD的病理特点主要表现为食物通过咽食管结合部局部管腔时,管壁黏膜层、黏膜下层向外局限性膨出。DeFriend等[27]认为,憩室壁无肌层组织,仅含黏膜和黏膜下层结构。

PD的生长特性(形成和发展过程)有一定规律,呈逐渐加重的趋势,可以分为三个阶段:

(1)早期阶段(憩室雏形)

正常吞咽运动对食管壁产生压力,食管黏膜经Killian三角向外凸出并逐渐形成一较小凸起或小型盲袋。此时,憩室颈较短或不明显,憩室囊呈三角形或黄豆形,憩室开口与食管腔呈直角。早期阶段通常维持3~5年或更长时间。

(2)中期阶段(经典型憩室)

受吞咽运动中食管腔内高压的反复作用和憩室内食物残渣与分泌物滞留的影响,憩室逐渐增大,憩室囊呈芒果形或卵圆形,憩室颈粗短,憩室开口与食管腔仍成直角。

(3)后期阶段(憩室下垂和伸展)

憩室囊不断增大,呈长茄形、梨形或蝌蚪形(蝌蚪头为囊袋,蝌蚪尾为囊颈部)。受体位和重力的影响,憩室囊下降至后纵隔的食管与椎前筋膜之间,而椎前筋膜又可压迫食管并使之呈一定角度,憩室颈被拉长,憩室开口与食管腔逐渐呈锐角。若憩室囊不断下垂,憩室开口可变为食管开口的一部分。

四、PD的临床表现

PD的临床表现缺乏特异性[1],是否产生临床症状与憩室的类型、大小、开口的部位,以及开口与食管纵轴的关系、憩室内存留食物和分泌物的多少等因素有关。PD较少发生出血、穿孔,极少数可发生恶变[11]。

通常情况下,Killian-Jamieson憩室大多无症状,患者即使出现吞咽困难、咳嗽以及心前区疼痛等症状,也较Zenker憩室轻微[25]。但也有文献报道,发生于咽食管结合部的侧壁憩室更容易引发吞咽困难,且吞咽困难和Killian-Jamieson憩室间有着必然的相关性[28]。

多数Zenker憩室患者有症状,而且憩室愈大,相应症状愈明显[15]。若憩室发生进行性增大,临床表现亦可能呈进行性加重趋势,症状发作往往日趋频繁且常伴有并发症,常见临床症状有口臭、咽部异物感、吞咽压迫感、吞咽咕噜声、吞咽困难、食管内容物反流、咳嗽、心前区疼痛以及慢性吸入性肺炎等[1,11,25]。在健康体检时发现的早期 PD 多数直径较小，常无明显临床症状[6]。

有作者将 Zenker 憩室的临床症状分为三期：

Ⅰ期：憩室小，开口与食管纵轴呈直角，患者无食管颈段梗阻，无食管反流或憩室内容物潴留，多数无任何症状，少数表现为咽喉部异物感，且往往在吞咽较干的食物（如饼干、烤面包片等）时出现。患者常试图通过咳嗽或者咳痰的方式将"异物"咳出，咳出后症状随之消失。

Ⅱ期：憩室逐渐增大，开口与憩室体呈斜行状态，憩室腔内积存的食物和分泌物开始增多，有时会自动反流到口腔内。常见症状为患者口腔内突然排出原先所吃的食物，并混有黏液与唾液。吞咽时，有些患者的咽部发出气过水声或喀喀声[14]，系憩室囊内的气体与液体混合过程中产生的声音。有些患者偶尔会因误吸造成阵发性咳嗽而从睡眠中惊醒。

Ⅲ期：由于食物积存，憩室进一步增大并逐渐下坠，憩室开口呈横位或水平位并正对咽下方，咽下的食物均先进入憩室腔并积存于其中，食物不易排出且易发生反流，常呈进行性加重。临床主要表现为食管颈段吞咽困难，呼吸时有腐败恶臭气味，吞咽食物或饮水时咽部喀喀作响。无论是否咳嗽，患者常有自发性食管内容物反流症状。反流物为新鲜的、未经消化的食物，无苦味或酸味，或不含有胃十二指肠分泌物。因为有食管反流和咳嗽症状，患者进食过程缓慢且费力。随着咽食管憩室体积不断增大，患者咽部常有发胀的感觉，用手压迫患侧颈部可缓解。Ⅲ期患者常伴随有恶心、食欲不振、体重减轻、消瘦等临床表现。如发生误吸，可造成吸入性肺炎[19]、肺不张或肺脓肿等合并症。

五、PD 的临床诊断手段

PD 的临床诊断手段有高频超声检查[4,11-13]、X 线造影或碘油造影[1,29]、内镜（食管镜或胃镜）[7]、计算机断层扫描（computed tomography，CT）[30]等。长期以来，X 线造影或碘油造影是诊断 PD 的主要方法，且准确率较高。目前，高频超声检查已成为诊断 PD 的理想手段。

采用高频超声探头检查，可以清晰显示颈部软组织结构层次、甲状腺及其后方的食管颈段结构，辅以加压、吞咽和饮水试验，可实时动态观察食管壁和食管内容物的运动，以及水流和气体通过 PD 口部进入囊腔的情况，借此明确憩室的大小、形态和壁结构的状态，同时了解憩室与周围结构的关系，以顺利实现对各期 PD 的定位和定性诊断。目前，高频超声检查已能诊断直径为 0.4～0.5 cm 的 PD，对 PD 的诊断准确率为 88.9%～100%[4,11,12]。临床观察表明，高频超声诊断 PD 具有其他检查不可比拟的优点[11]。对于怀疑 PD 的患者，超声可作为首选检查方法[10]。

六、PD 的治疗方式及预后

对于憩室体积小、无症状、无并发症的患者,可不予外科处理,仅进行超声随访以观察病情变化。对于憩室体积较小、症状轻的患者可以采取保守治疗,包括饭后饮清水冲洗食管、局部按摩等方法,以促使憩室排空[16]。对于憩室体积较大的患者,特别是有明显吞咽困难、体重减轻等临床症状,或反复出现肺部感染、出血等合并症者,可考虑采用外科手术与内镜手术结合的方式治疗[4,31]。如在颈部甲状腺左叶及周围手术中遇到 PD,从预防感染、穿孔、出血等并发症的角度考虑,应行手术切除治疗[1]。外科手术方式主要有单纯憩室切除术、憩室黏膜内翻缝合术、内镜下微创手术等。就 PD 的外科治疗而言,颈部开放性手术和内镜下微创手术都是安全有效的治疗方法[32,33],手术成功率通常在 90% 以上,手术切除效果良好,无术后并发症出现。

第2节　咽食管憩室的超声检查方法

一、应用仪器

彩色多普勒超声诊断仪(高频线阵探头,频率为5~12 MHz)。

二、检查前准备

☐纯净水或温开水250 mL,备用。
☐高枕一个(厚度为30~40 cm)。

三、检查步骤、方法与观察要点

首先将超声仪器设置为甲状腺检查模式,调节增益补偿按钮,使甲状腺、气管、食管均能清晰显示,然后采用以下方法或试验进行检查:

1. 常规法检查

取仰卧位并垫高颈肩部,充分暴露检查区,行颈部常规二维超声检查,采用横切、纵切及斜切逐步扫查手法,以甲状腺为声窗,观察左、右叶背侧区域。发现可疑病灶后,记录病灶的位置、大小、形态、边界、回声及其与周围组织的关系。二维超声观察完毕,启用CDFI常规检测病灶内有无血流信号(与肿瘤性病变鉴别的重要内容之一)。

2. 加压试验

反复轻压探头,观察病灶与食管壁的相互关系[11]、病灶大体形态、内部回声有无变化、与甲状腺运动是否一致。

3. 吞咽试验

嘱患者连续吞咽,实时动态观察憩室与甲状腺的相对运动、病灶内部回声是否发生变化、是否与食管腔相通。

4. 饮水试验

嘱患者饮水并噙于口中,取左侧卧位,然后连续做吞咽动作,实时动态观察水流通过咽部时病灶的大小、形态、回声有无变化,有无开口与食管相通。应特别注意病灶开口的位置、形态和大小。研究表明,采用该方法检查,对于绝大多数咽食管憩室可以观察到水流和气体从咽部流向食管并部分进入憩室内。据此,可顺利与甲状腺结节、甲状旁腺结节和肿大淋巴结等病变加以鉴别,从而避免误诊[11]。

常规法超声检查可以为PD的诊断提供一些线索,加压、吞咽和饮水3项试验可以证实PD的存在。如果仅进行单一的常规法超声检查,可能导致一部分PD被误诊,因此辅以吞咽、加压和饮水3项试验进行实时动态观察是必要的。姜立新等[4]报道的9例PD中,饮水前二维超声诊断PD 3例,其余6例均被误诊为甲状腺腺瘤,超声诊断符合率为33.3%(3/9);饮水后二维超声检查诊断PD 8例,甲状腺腺瘤1例,超声诊断符合率为88.9%(8/9)。高珊等[1]报道的7例PD中,有2例行彩超检查发现左侧甲状腺后方不均匀肿块,未行饮水试验,盲目考虑为甲状腺背侧肿物,术中探查发现为PD;另外5例在彩超检查时均进行饮水试验,术前得以正确诊断。由此可见,吞咽、加压和饮水3项试验在超声诊断PD中有一定重要性。

骆韵青等[13]等指出,当常规超声扫查发现甲状腺左叶后方结节且疑似PD时,探头宜从左侧中下颈部横切,找到食管咽部的横断面(此段食管位置较浅,易于辨认),由此向上横切滑行追踪扫查,尽可能暴露憩室与食管壁的关系,寻找憩室开口及囊袋颈部,然后进一步行饮水试验,动态观察病灶内部回声变化。

张蔚铧等[6]观察发现,在加压、吞咽和饮水3项试验中,所见PD的超声声像图以饮水试验变化最大,加压试验变化最小。3项试验观察的侧重点有所不同:吞咽试验主要观察憩室与甲状腺的相对运动以及病灶内部回声变化情况,以明确憩室与甲状腺的关系;加压试验和饮水试验主要观察憩室内高(强)回声区的改变以及内腔前后径的变化,以判断憩室是否与食管相通。

就PD的超声诊断而言,如饮水试验后声像图变化不明显,有可能误诊为甲状旁腺肿瘤[13],因此需要结合其他试验进行鉴别诊断。

在此特别强调:①对于PD患者而言,临床首先考虑或怀疑此病而申请针对性超声检查的甚少,大多数患者是在健康体检、常规检查甲状腺或甲状旁腺时被偶然发现的[10]。在临床上,PD与甲状腺结节同发的现象颇为多见。超声医生如缺乏诊断PD的经验,极有可能将同发的PD误诊为甲状腺多发性结节的一部分,特别是憩室很小且甲状腺本身有明显结节时[8]。高珊等[1]报道的7例PD患者中,5例同发甲状腺乳头状癌,2例同发甲状腺腺瘤合并多发结节性甲状腺肿。因此,对于彩超检查发现的甲状腺左叶多发性肿物,尤其是肿物位于中下部背侧时,应常规嘱患者做吞咽动作、进食或饮水,通过观察肿物内部回声、大小、形态变化及其与甲状腺间的相对运动情况,充分考虑与PD进行鉴别。②由于极少数PD有发生恶变的可能,检查过程中应重视对憩室壁的观察,以防漏诊[14]。

四、测量内容

①常规状态下测量病灶的大小(上下径×左右径×前后径)。
②饮水状态下以最佳切面获取图像,测量憩室的口径及囊壁的厚度。

第3节　咽食管憩室的基本超声表现

一、仰卧位,常规法检查所见

1.所在部位

临床上多数 PD 为 Zenker 憩室,少数为 Killian-Jamieson 憩室。

由于食管颈段与胸段上部的走行偏向左侧,当食管颈段形成憩室时,憩室位于左侧的概率更大[34,35]。因此,超声所见 PD 大多数位于颈部左侧[21](显示于甲状腺左叶背侧,且以中部或中下部后内侧多见[17],上极背侧[36]相对少见),靠近食管颈段(环咽肌后壁,食管颈段与咽结合部),似与食管侧壁"融合"[1],前方向前推挤甲状腺或凸入甲状腺内[11,14],仅有少数 PD 位于甲状腺右叶中下部背侧[10]且向甲状腺方向凸出。当憩室位于右侧颈下部时,超声检查更容易将其误诊为右侧甲状腺结节[16,37]。

笔者统计了国内文献[1,4,6-13,15-21]报道的 235 例 Zenker 憩室,其中位于左侧者 230 例(97.9%),位于右侧者 5 例(2.1%)。

Kwak 等[37]报道的 6 例 Zenker 憩室中,位于甲状腺左叶后外侧者 5 例,位于甲状腺右叶后外侧者 1 例。

甲状腺右叶后方的 PD 多数为 Killian-Jamieson 憩室。此类憩室位于环咽肌之下的食管颈段侧壁或前侧壁[24],多发生于咽食管结合部与环状软骨相邻的食管颈段前外侧壁且横向延伸[2],超声所见憩室可位于甲状腺右叶的背侧,极易被误诊为甲状腺右叶结节。

陈旭兰等[38]报道 1 例位于甲状腺右叶后方的 PD,初次超声检查提示甲状腺右叶后方实性结节,不排除甲状腺癌,之后 CT 检查考虑为 PD。超声再次检查并结合加压、吞咽和饮水试验等方法观察,发现典型 PD 征象。实践表明,位于甲状腺左叶中下部背侧的 PD 易被诊断,而位于甲状腺右叶中下部背侧的 PD 可能被忽视,导致定位和定性诊断错误。

高万峰等[25]报道 1 例位于食管颈段前外侧壁、凸向甲状腺左侧叶的 Killian-Jamieson 憩室,因超声检查误诊为结节性甲状腺肿而行超声引导下细针穿刺活检,病理检查怀疑口咽部憩室可能性大。随后行喉镜及 X 线造影,结果显示为左侧 Killian-Jamieson 憩室(源于食管颈段前外侧壁)。

边学海等[22]报道 14 例 Killian-Jamieson 憩室,位于甲状腺左叶背侧 10 例,位于甲状腺右叶背侧 4 例。该组病例中,体检发现 13 例,甲状腺手术后复查发现 1 例,所有患者均曾在当地医院行超声检查,被诊断为"可疑恶性甲状腺结节"并建议行穿刺细胞学检查。

笔者曾遇见1例位于甲状腺右叶中下部背侧的Killian-Jamieson憩室，我院首次超声检查考虑为PD(Killian-Jamieson憩室)，之后患者去外地就诊，其中两家医院超声检查考虑为"甲状腺结节伴钙化"，后经X线造影确诊为PD。具体情况参见病例1-4-10。

2.大小及形态

PD大小不一。据文献[3,4,10-12,33]报道，憩室上下径通常为0.4~4.5 cm（平均1.6 cm），前后径为0.3~2.6 cm（平均0.8 cm），左右径为0.4~2.7 cm（平均1.0 cm），偶有较大者，上下径可大于4.5 cm。体检发现的无症状PD多数直径较小。张蔚铧等[6]报道体检发现的9例PD，上下径为0.4~1.4 cm，前后径为0.3~1.0 cm。吕淑兰等[9]报道体检发现的36例PD，大小为0.6 cm×0.4 cm~1.8 cm×1.2 cm。目前，笔者发现的PD最小为0.4 cm×0.3 cm×0.3 cm（上下径×左右径×前后径，见病例1-4-2）。雷荣强等[11]报道的一组超声诊断的PD中，最小为0.5 cm×0.3 cm。

有学者依据影像学检查所测PD前后径（最大内腔径）将其分为四期[39]：Ⅰ期，前后径≤0.3 cm；Ⅱ期，前后径为>0.3~0.8 cm；Ⅲ期，前后径>0.8 cm，但无明显食管受压；Ⅳ期，巨大憩室，食管管腔明显受压。

PD超声显像的清晰度与大小有一定关系，<0.3 cm的憩室可能显示欠清晰。

超声所见PD的形态不一，多数形态规则[18]，纵切面呈椭圆形，横切面呈类圆形或椭圆形；极少数形态不规则[11]，纵切面可呈逗点形、梨形、长茄形或蝌蚪形，横切面呈类圆形或椭圆形，多见于囊袋较大者。椭圆形、逗点形或蝌蚪形（蝌蚪头为囊袋，蝌蚪尾为囊颈部）是PD在纵切面上典型的形态表现[13]。吕淑兰等[9]观察36例PD，纵切面显示为逗点形、扁圆形或蝌蚪形，其中9例显示为蝌蚪形（25.0%）。

3.边界

绝大多数PD的前壁与甲状腺分界清晰，常可见半环形、厚度均匀的低回声带包绕，多数较薄，少数较厚（形似声晕），而侧后缘（内缘）边界不清[13]，局部显示连续性中断[12]，中断区常可见壁结构与后方毗邻的食管壁相延续[4]，中断处宽窄不等（0.1~0.5 cm）。PD后缘边界不清，主要与憩室腔内含有食糜或气体、发生回声散射或出现声影干扰有关。张蔚铧等[6]报道的9例PD中，3例边界清晰，包膜完整；6例边界不清晰，无完整包膜。

4.壁结构

PD的壁结构回声可出现两种状态：一种是纤薄的半环形等回声结构；另一种是稍厚的半环形高低回声相间的层状结构，典型者自内向外呈强、弱、强、弱、强的5层回声状态。胡文筅等[10]认为，此5层回声状态分别由憩室内容物与黏膜的界面强反射、黏膜层、黏膜下层、食管周围脂肪组织、甲状腺后方包膜构成。该分层样表现对

PD与甲状腺结节的鉴别有重要意义。PD前壁呈现的半环形类似声晕的低回声窄带与甲状腺结节完整的环形低回声晕明显不同,两者在组织学、形态学及超声声像图上均存在明显差异[10]。

PD的壁通常较薄(厚度为0.09~0.17 cm)[13]。在憩室伴感染的情况下,可能出现明显的壁增厚、周围炎性渗出以及淋巴结反应性增大征象。宋宴鹏等[40]描述了1例咽食管憩室炎的临床及超声表现:患者为男性,25岁,咽喉部疼痛5天,加重2天。血常规:白细胞数目为$13.28×10^9 L^{-1}$,甲状腺左叶区压痛明显。超声检查除显示典型PD的特征外,于甲状腺左侧叶被膜及颈动脉鞘周围见条状低回声带,同时见淋巴结增大,呈低回声改变。

5.颈口与食管腔的关系

PD颈口的大小与其内部回声状态的可变性有一定关联性。颈口的结构总体上可分为两种情况:一种是宽口径半球形膨出结构,其内部回声具有动态性和暂时性,超声诊断较易;另一种是狭颈囊袋状膨出结构,其内部回声具有静态性和持久性,超声诊断较难,容易被误诊。对于鉴别诊断而言,憩室颈口的显示和憩室腔内回声变化的实时动态观察至关重要。

常态下PD均有一颈口通向食管腔,颈口大小不一,多数位于食管上段管壁的左侧偏后方(憩室的内后壁),极少数位于右侧偏后方。超声检查时,小型憩室颈口较大,与咽食管腔以直角相通[15],饮水试验容易显示,而较大憩室颈口相对较窄。若憩室囊袋明显下坠,则颈口难以显示清楚。发现囊性病灶的内后方边缘与食管壁相延续且有开口与食管腔相通,对诊断PD有肯定性价值[41]。

常规超声检查显示PD的开口需要一些条件:①憩室不至于过大,巨大憩室将压迫食管,不易显示其与正常食管间的连接关系[14]。②憩室颈口的直径达到一定程度,如开口过小,超声检查可能很难直观地显示口径。③憩室腔内充以一定量液体,内部显示以无回声为主且透声良好,将憩室的口部衬托清楚。因此,在自然状态下常规行颈部超声检查时,能够发现憩室后方开口者较少(约30%),大部分病例因憩室内部含气较多造成散射或声影干扰,难以清晰显示憩室开口与食管腔相通[6]。

6.内部回声状态

常规法检查所见憩室内部回声具有复杂性和多样性[4,10,13],因病灶大小及内容物(气体、液体、食物残渣)含量不同而表现各异,不同患者可显示为实性、类囊性或囊实性结节,内部呈强回声、无回声、低回声、中等偏高回声或混合性回声[3,11,12]。较小病灶常显示以低回声为主,内部伴或不伴有点絮状强回声[12]。稍大病灶多数显示内部回声不均匀,以中高回声为主,兼有少许低回声或无回声结构夹杂其中,常见点絮状强回声伴后方彗星尾征(类似胃内容物回声)[4,14,18]。少数较大憩室内部可能充满密集的点状或团块状强回声(呈爆米花样改变)[42],后方伴大片声影,易被误诊为甲状腺结节伴钙化[38]。在所见各种回声中,憩室内气体强回声是诊断PD最重要的依据[3]。

7.血流显像状态

PD内部为囊状空腔,无血管结构,CDFI检测示内部无血流信号[4,10,11],常可见彩色闪烁伪像[6]。PD的壁部有无血流信号通常由憩室大小和壁部厚度决定:如憩室较小且壁薄,则很难检及血流信号;如憩室稍大且壁稍厚,则可见少许点状或短条状血流信号[13]。

当PD合并感染或发生恶变时,壁部可见丰富的环状或条状血流信号。

CDFI检测PD内部无血流信号,只是诊断此病的一种补充指标,不能凭此确诊为PD[17]。因为一些典型的甲状腺乳头状癌也表现为乏血流信号,借此征象很难将二者鉴别。

二、仰卧位,加压、吞咽试验所见

反复多次进行探头加压/减压检查(加压/减压试验),或嘱患者连续做吞咽动作(吞咽试验),实时动态观察,可见病灶大小、形态及内部回声发生改变。此为PD在超声表现上的一个重要特征,也是其与甲状腺结节的一个重要鉴别点。PD在加压/减压试验与吞咽试验过程中常显示以下超声声像图特征:

1.病灶大小(前后径)发生变化

有部分PD内部含有较多气体或液体成分,加压试验常可见憩室腔前后径减小且其内部呈开花征[43];解除压迫,可见憩室腔恢复原状。反复连续进行加压试验,可见憩室腔呈相应的压缩性与膨胀性改变,典型者可见颈口与食管上段管腔相通。另有部分PD因内部含有较多固态物(多为食糜构成的沉积物),加压试验可见憩室腔前后径无明显变化[6]。

2.内部回声发生变化

当采用加压试验时,PD腔内存在的气体或(和)少量液体乃至食糜被挤出腔外;当压迫解除时,咽部和食管腔内的少部分气液通过憩室与食管颈段管壁的颈口进入憩室腔内,腔内容物的成分及分布发生变化,导致憩室内部回声状态发生明显变化,最常见表现是水样回声(无回声)或可移动气体回声(点条状强回声)增多。

3.病灶与甲状腺运动不同步(呈相对运动)

当采用加压试验或吞咽试验时,实时动态观察可见多数病灶较软,且有一定幅度的滑动和退缩及扩张样运动,甲状腺在其前方呈相对运动,运动的幅度和方向(上下运动)不一致[6,11,18];有少数病灶位置略有移动,但与甲状腺间无相对运动[19]。当PD合并长期慢性炎症时,憩室壁可能与周围组织发生炎性粘连,动态观察显示其与甲状腺间的相对运动消失。

当发现憩室壁不规则增厚或僵硬、憩室整体位置固定或运动受限[11],CDFI检测显示憩室壁血流信号较丰富时，应警惕憩室恶变可能。对怀疑 PD 合并肿瘤的患者，应建议行食管镜检查[6]。

三、左侧卧位，饮水试验所见

1. 病灶有开口与食管颈段管腔相通

嘱患者取左侧卧位，饮水、连续做吞咽动作时进行实时动态观察是发现 PD 开口的最优方法。将探头的中部置于病灶前方，适当向对侧倾斜（声束指向食管颈段外后壁、病灶内后方区），常可见局部食管壁有开口与憩室腔相通，憩室口径通常为 0.2~0.6 cm，憩室颈口壁与食管壁有延续性[37,41]，液气混合物通过颈口进入憩室，憩室腔迅速膨胀，较前呈不同程度的增大。部分液气混合物在腔内短暂停留后立即排入食管，憩室腔恢复至原有状态。此征象是诊断咽食管憩室的最直接依据。

2. 憩室腔内回声在短时间内发生动态变化

在饮水试验过程中，因盈虚状态不同，憩室腔内回声状态会发生明显变化。嘱患者口中含水、连续吞咽，常可见一些憩室腔内原来集聚的高回声或强回声结构被分散，显示为许多散在的点状强回声，且出现潮汐样流动漂移现象[1,6]，内部无回声区相应增加。凭借此征象可顺利与含有钙化灶的甲状腺结节或甲状旁腺结节加以鉴别。

通常情况下，对同一可疑 PD 患者可连续进行 3 次饮水试验，每次饮水试验所见憩室大小及内部回声可能有所不同。第 1 次饮水试验常可见多数憩室内高回声或强回声结构被分散，内部无回声区增多，少数憩室内部的回声可能无变化。第 2 次饮水试验多可见憩室增大后缩小，其间内部无回声区增多且有点状高回声或强回声漂移现象，部分点状高回声或强回声结构通过憩室口溢向食管腔，仅有极少数憩室内部回声不发生明显改变。第 3 次饮水试验常可见憩室增大后再次缩小，憩室腔内无回声区进一步增多，内部原所见高回声或强回声结构减少或仅存少许点絮状高回声，部分点絮状强回声重复进入病灶，形成潮汐样流动漂移现象，与食管腔相通的憩室颈口较前显示清楚。另有观察发现，当憩室不伴感染时，膨出囊的内容物可以顺利排入食管腔，且进出容易，加压和饮水试验可见明显的潮汐样流动漂移现象；当憩室伴感染时，膨出囊的内容物往往进出不畅，加压和饮水试验不显示明显的潮汐样流动漂移现象。

对于一些特别微小的 PD，采用饮水试验观察时，所见憩室的大小、形态、内部回声可能无明显变化，也很难显示与食管腔相通的开口。有分析认为[10,12]，这可能与以下因素有关：①憩室膨出囊袋体积较小，容受能力差。②憩室膨出颈窄，排空延迟。③吞咽动作太快，憩室膨出颈位置较低而底部位置较高，水流不能进入憩室。

值得注意的是，虽然一些 PD 较大，但由于膨出囊被内容物填塞较实、内腔张力较高或因合并炎症导致憩室径细窄，饮水试验时能够进入憩室的水量较少，饮水前、后超声声像图所见可能无明显变化（憩室囊不发生明显的大小、形态及内部回声变化)。此时应避免误诊为甲状腺结节。

姜立新等[4]报道的一组病例中有1例体积较大(上下径为4.5 cm)的PD,病灶与食管壁的关系无法显示,饮水试验未见液体进入病灶内部,回声亦无明显变化。该患者术前二维超声、饮水后超声检查及CT检查皆误诊为甲状腺腺瘤,术中发现为巨大的Zenker憩室合并炎症。

第 4 节　咽食管憩室的超声诊断质量保证

从临床实践来看，超声影像工作者只要对 PD 的临床、病理和超声声像图表现有所认识，一般不难诊断此病。为满足医疗服务精细化、规范化发展的需要，超声诊断必须在内涵和质量上不断提升，以充分探索现代超声检查的临床价值。对于 PD 而言，高质量的超声诊断应体现在以下三个方面：

一、明确的类型判断

依据发生部位，PD 可分为 Zenker 憩室和 Killian-Jamieson 憩室。Zenker 憩室发生于咽食管结合部（咽部）后方，常见于咽下缩肌与环咽肌之间的外后方并向后面凸出，以左侧居多，右侧较少。Killian-Jamieson 憩室发生于食管颈段侧壁或咽食管结合部侧壁，多见于食管颈段的前侧壁（环咽肌横行纤维和食管外侧纵行肌下的间隙），表现为侧向凸出（少数为双侧对称型）[28]。在临床上，Zenker 憩室相对多见，Killian-Jamieson 憩室相对少见[2]，Zenker 憩室的发病率约为 Killian-Jamieson 憩室的 4 倍[44]。由于过去对两种憩室的发生部位缺乏明确的认识，加上二者的基本超声表现（如所在部位、大体形态、内部回声及三项试验时的动态变化）有许多相似之处，超声诊断时很少对 Zenker 憩室和 Killian-Jamieson 憩室明确加以区分，通常将两种类型的憩室笼统诊断为 PD 或"Zenker 憩室"或"Killian-Jamieson 憩室"。

Kim 等[45]报道 13 例 Killian-Jamieson 憩室，其中 7 例为女性（53.8%），6 例为男性（46.2%），所有患者均无临床症状，病灶直径为 0.5～4.0 cm（平均 1.5 cm），其中 12 例（92.3%）位于甲状腺左叶背侧，1 例位于甲状腺右叶背侧。该组病例主要超声征象：低回声边缘 11 例（84.6%），多层边缘 1 例（7.7%），结节后壁不显示 9 例（69.2%），内部回声不均匀 13 例（100%），强回声灶 12 例（92.3%），与食管相连 7 例（53.8%），吞咽期间内部回声改变 6 例（46.2%）。由此可见，Killian-Jamieson 憩室的所在部位、大体形态、内部回声及三项试验时的动态变化与 Zenker 憩室基本相似。

笔者认为，在超声检查初步确定为 PD 后，应进一步观察憩室颈口的位置，以确定是 PD 中的何种类型。此时，可借助三项试验（加压、吞咽和饮水试验）进一步诊断。若显示憩室颈口位于环咽肌上方、咽食管结合部或食管颈段的后外侧壁或后壁，则诊断为 Zenker 憩室；若显示憩室颈口位于环咽肌下方、咽食管结合部或食管颈段的前侧壁或前壁，则诊断为 Killian-Jamieson 憩室。在超声检查过程中，可能遇到一些憩室颈口难以明确显示的情况，此多由憩室颈口所在区位置较深、直径较小或憩室囊较大、食管腔及憩室颈口受压变窄或前方回声衰减明显（颈口区被声影遮挡）等因素导致,且多数为 Zenker 憩室。遇到此种情况,可进行多次饮水试验,以动态观察水流自咽食管结合部或食管颈段流入囊腔的情况,从而对憩室颈口的位置(后外侧壁、侧壁或前侧壁、前壁)作出判断。

当超声检查难以确定 PD 为何种类型时,可通过 X 线造影予以鉴别诊断:Zenker 憩室囊位于食管颈段后方,而 Killian-Jamieson 憩室囊重叠于食管颈段前壁[44]。

二、明确的分期判断

PD 的形成和发展过程有一定规律,呈由小到大逐渐加重的趋势。大小是 PD 最客观的分期指标,食管有无受压可作为分期的参考指标。参考其他影像学分期指标,超声诊断可按憩室囊的前后径(最大内腔径)将 PD 分为四期[39]。

Ⅰ期:前后径≤0.3 cm。

Ⅱ期:前后径>0.3~0.8 cm。

Ⅲ期:前后径>0.8 cm,但无明显食管受压。

Ⅳ期:前后径>0.8 cm 或特别巨大憩室,且食管管腔明显受压。

三、明确的并发症判断

在临床上,大多数 PD 为单纯性憩室(病例 1-4-1~病例 1-4-10),超声表现典型,囊壁结构薄而均匀,膨出囊与周围组织结构分界清晰,探头加压后发现彼此间有一定滑动度。仅有极少数 PD 可能出现感染、癌变等并发症,超声表现复杂,囊壁结构厚而不均,回声减低,膨出囊局部区域与周围组织结构分界不清,探头加压后发现彼此间滑动度消失,CDFI 检测示囊壁增厚区血流信号增多。此外,一些严重的急性感染可显示甲状腺被膜及颈动脉鞘周围炎性渗出性表现(条带状无回声区),同时可见淋巴结增大呈低回声改变。因此,就 PD 的超声诊断而言,尚需对病灶有无并发症(复杂性或单纯性憩室)作出判断。

典型病例

病例 1-4-1

婴儿左侧颈下部 PD（Killian-Jamieson 憩室）

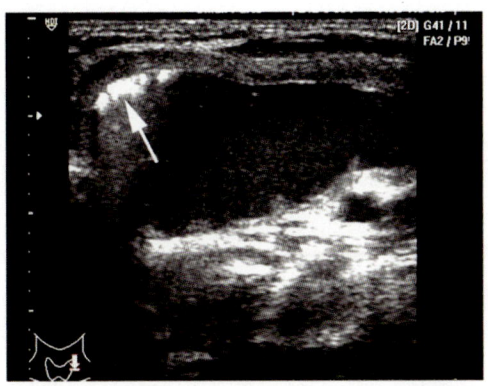

(a)

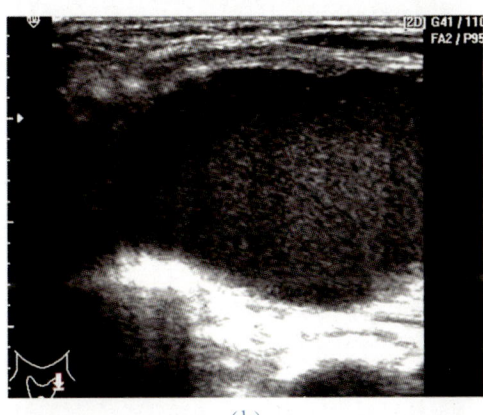

(b)

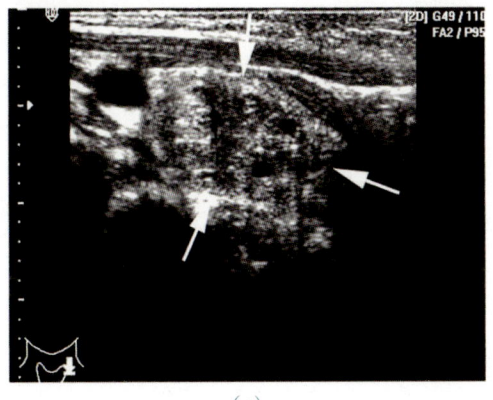

(c)

患儿男，90 天，左侧颈下部膨大 1 天，按压时缩小。

仰卧位，边喂奶边行颈部高频超声探头检查，取咽食管结合部横切面(a,b)图像示：甲状腺左叶下部背侧、食管颈段左前方见一囊性肿块，呈梨形，大小为 3.5 cm×3.1 cm×1.7 cm（上下径×左右径×前后径），形态不规则，大部分边界清晰，囊壁稍厚，囊内以液性无回声为主，囊腔前方可见云雾状高回声及气体强回声分布（a 中↖），喂奶过程中和探头加压后动态观察可见肿块大小、形态和内部回声发生动态变化。

超声诊断：左侧颈下部（甲状腺左叶下部背侧、食管颈段左前方）囊性肿块。结合临床，考虑 PD（Killian-Jamieson 憩室？）可能，食管上段先天性囊状重复畸形不除外。

9 个月后超声(c)复查：可见肿块（箭头处）较前缩小，大小为 2.3 cm×2.2 cm×1.2 cm（上下径×左右径×前后径），形态近似梨形，边界欠清晰，边缘粗糙，囊壁结构未见增厚，囊内呈混合性回声（点絮状强回声、实性中低回声与少许无回声混杂），探头加压后可见肿块缩小。食管颈段管腔未见明显受压。

同期 X 线造影证实为 Killian-Jamieson 憩室。

— 病例 1-4-2 —

成人单纯性 PD（Killian-Jamieson 憩室，Ⅰ期）

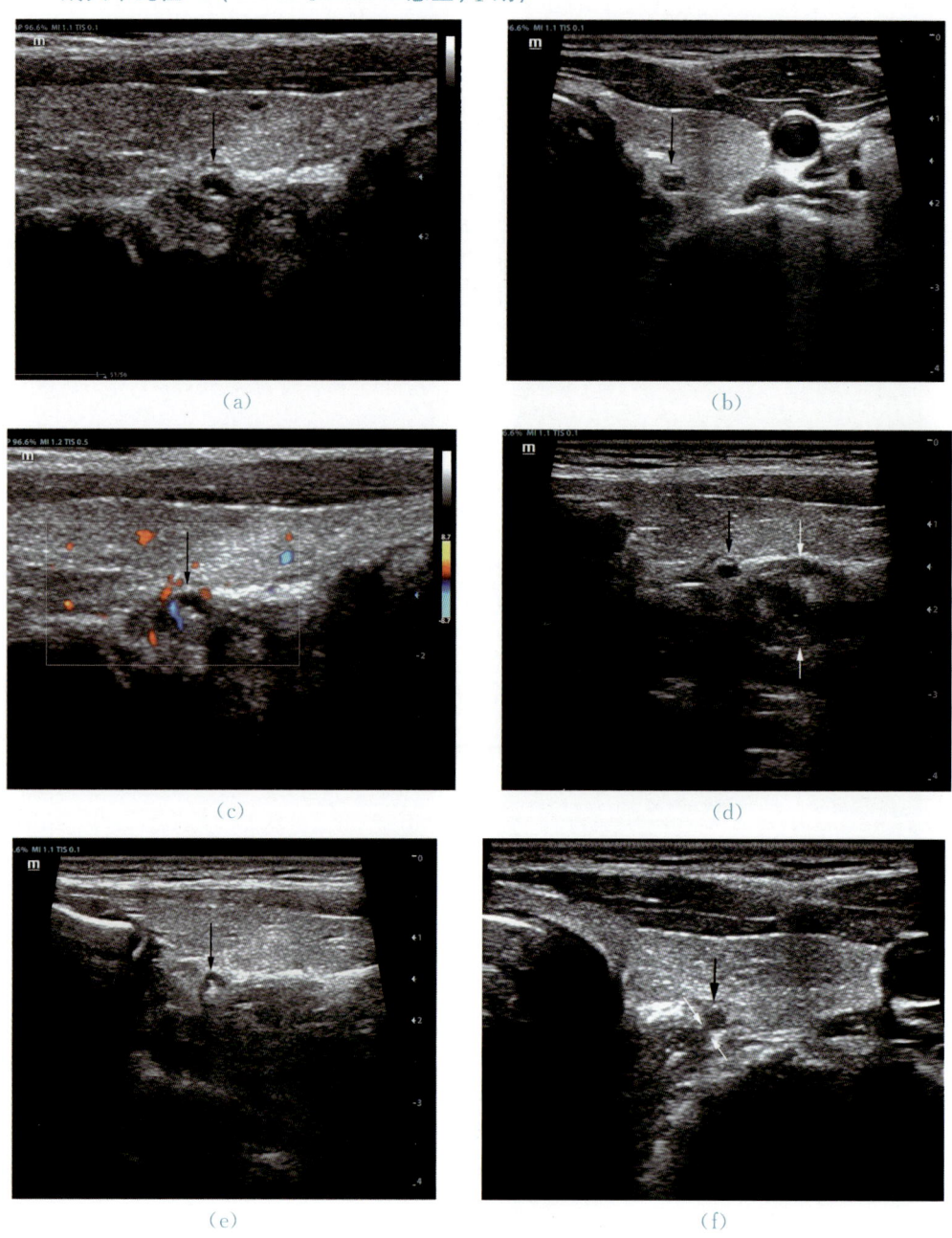

患者男，45 岁，平素无症状，体检发现。

仰卧位，高频线阵超声探头检查，取咽食管结合部、食管颈段长轴（a,c,d,e）与短轴切面（b,f）图像示：（a～c）常规检查于甲状腺左叶中下部背侧、食管颈段左前方见一类囊性小结节（↓），呈椭圆形，大小为 0.4 cm×0.3 cm×0.3 cm（上下径×左右径×前后径），轻微向甲状腺后方凸出，边界清晰，周缘见稍厚且宽窄不一的半环形高低回声相间的层状结构围绕,内部呈均匀低回声。CDFI 检测病灶内部未见明显血流信号。(d,e)探头加压、嘱患者做吞咽动作时动态观察,可见病灶大小、形态及内部回声发生改变(d 中白↑所指为扩张的食管颈段),气体强回声进入囊内(e)。(f)左侧卧位、饮水后吞咽、连续动态观察,可见病灶内后方与食管颈段外侧壁之间有颈口(白↖)通向食管腔,开口最大径为 0.3 cm。食管颈段管腔未见明显受压。

超声诊断:成人单纯性 PD(Killian-Jamieson 憩室,Ⅰ期)。

X 线造影诊断:PD。

病例 1-4-3

成人单纯性 PD(Zenker 憩室，Ⅱ期)

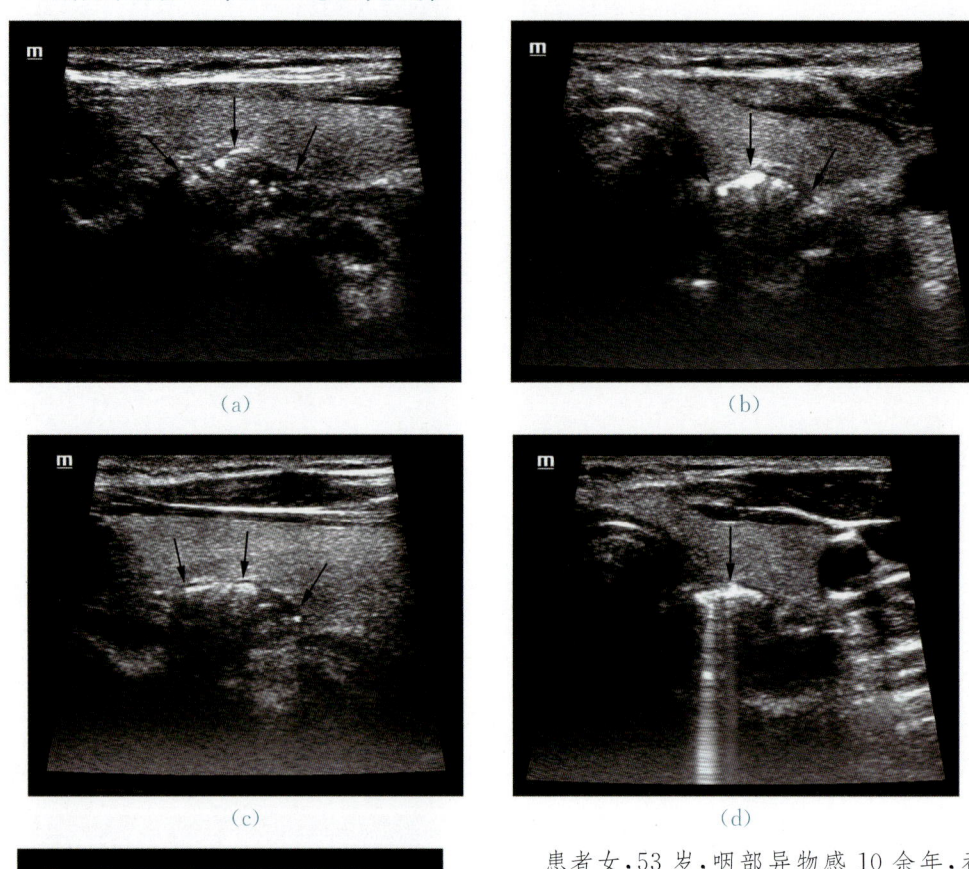

(a)　(b)　(c)　(d)

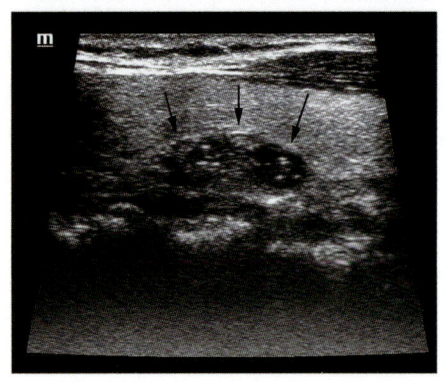

(e)

患者女，53岁，咽部异物感10余年，吞咽时咽部偶尔发出喀喀声2年多。外院彩超检查提示"甲状腺左叶实性结节并钙化"。

仰卧位，高频线阵超声探头检查，取咽食管结合部、食管颈段长轴(a,c,e)与短轴切面(b,d)图像示：(a,b)常规检查于甲状腺左叶中部背侧，咽食管结合部左前方见一夹杂有气体强回声的混合性回声结节(↓)，呈椭圆形，大小为 1.1 cm×0.8 cm×0.6 cm(上下径×左右径×前后径)，凸入甲状腺后方腺体，前缘与甲状腺组织分界清晰，边缘可见稍厚且宽窄不一的半环形层状低回声结构围绕，后缘部分区域边界不清晰，结节内部回声不均匀，高、低回声与气体强回声混杂，部分气体强回声呈集聚状态，后方伴彗星尾征。(c,d)探头加压、嘱患者做吞咽动作时动态观察，可见病灶大小、形态及内部回声发生改变，气体强回声进入囊腔并集聚于囊腔前方，后方伴彗星尾征。(e)左侧卧位，饮水后吞咽、连续动态观察，可见液气混合物通过咽食管结合部左后方颈口进出憩室囊(但难以直接显示开口状态),憩室囊大小及内部回声发生动态改变,囊腔内原来集聚的高回声或强回声结构被分散,显示为许多散在的点状强回声且出现潮汐样流动漂移现象,内部无回声区增多。食管颈段管腔未见明显受压。

超声诊断:成人单纯性PD(Zenker憩室,Ⅱ期)

X线造影诊断:PD。

病例 1-4-4

成人单纯性 PD(Killian-Jamieson 憩室，Ⅲ期)

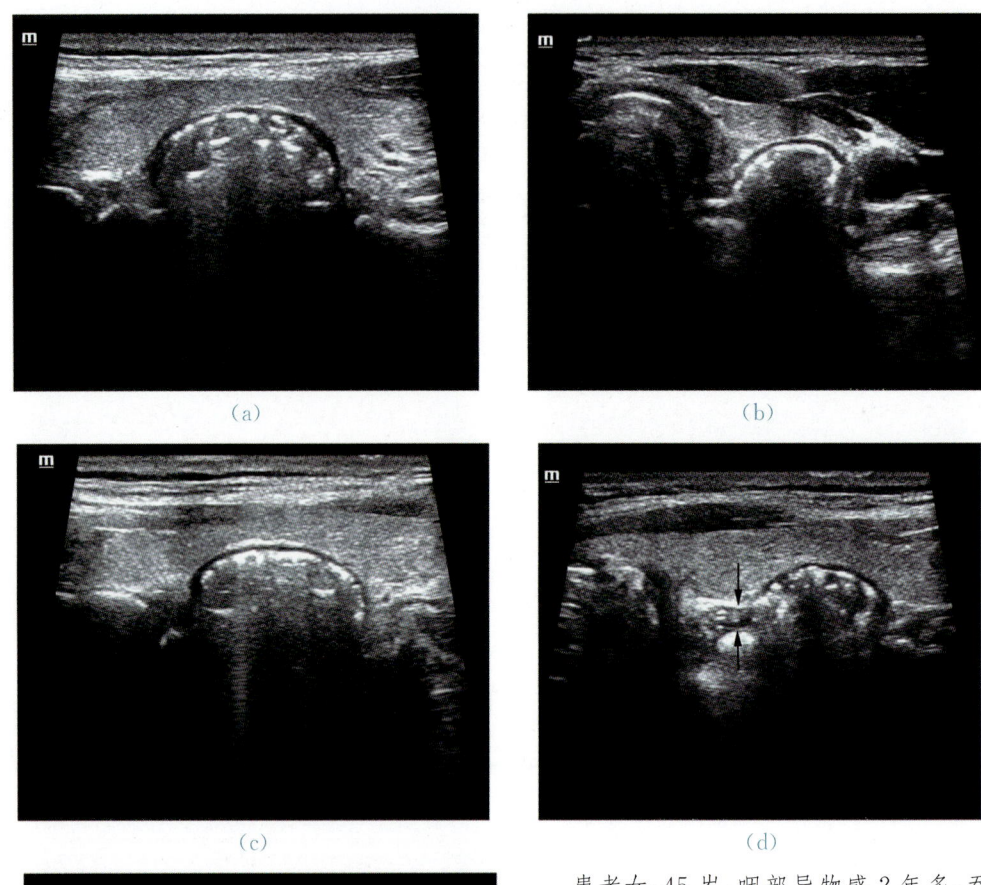

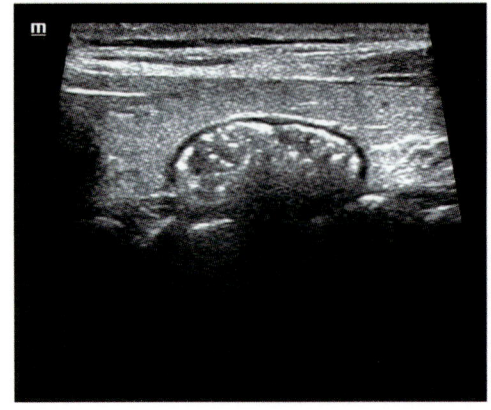

患者女，45岁，咽部异物感2年多，吞咽时咽部发出气过水声5月余。外院彩超检查提示"甲状腺左叶实性结节并钙化"。

仰卧位，高频线阵超声探头检查，取咽食管结合部、食管颈段长轴(a,c,e)与短轴切面(b,d)图像示：(a,b)常规检查于甲状腺左叶中部背侧、咽食管结合部左侧见一夹杂有气体强回声的混合性回声结节，呈椭圆形，大小为 1.5 cm×1.3 cm×0.8 cm（上下径×左右径×前后径），凸入甲状腺后方腺体，前缘与甲状腺组织分界清晰，边缘可见稍厚且均匀的半环形层状低回声结构围绕，沿短轴切面(b)观察可见内侧壁与咽食管结合部外侧壁相延续；后缘部分区域边界不清晰，内部回声不均匀，高、低回声与气体强回声混杂，部分气体强回声呈集聚状态，后方伴彗星尾征。(c)探头加压、嘱患者做吞咽动作时动态观察，可见病灶大小、形态及内部回声发生改变，气体强回声进入囊腔并集聚于囊腔前方，后方伴彗星尾征。(d,e)左侧卧位、饮水后吞咽、连续动态观察，可见液气混合物通过咽食管结合部左侧壁一开口（箭头处）进出憩室囊，开口最大径为 0.3 cm，憩室囊大小及内部回声因液气混合物进入而发生动态改变，囊腔内原来集聚的高回声或强回声结构被分散，显示为许多散在的点状强回声且出现潮汐样流动漂移现象。食管颈段管腔未见明显受压。

超声诊断：成人单纯性 PD（Killian-Jamieson 憩室，Ⅲ期）。

X 线造影诊断：PD。

病例 1-4-5

成人单纯性 PD（Zenker 憩室，Ⅳ期）

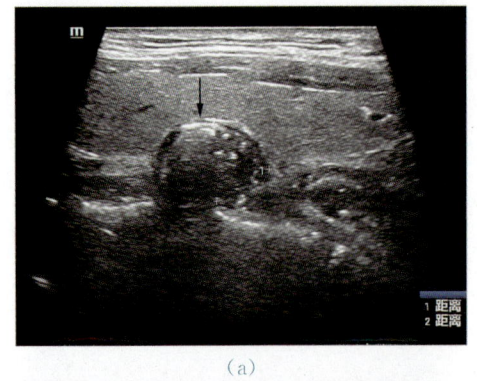
(a)

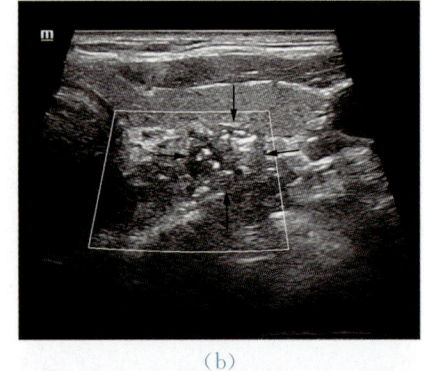
(b)

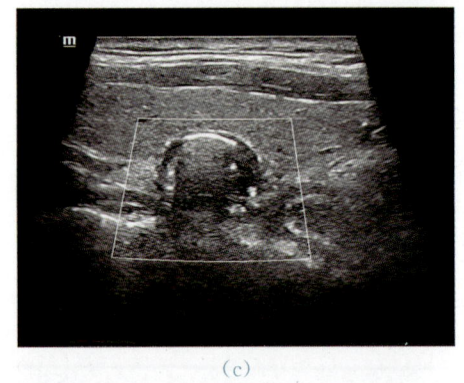
(c)

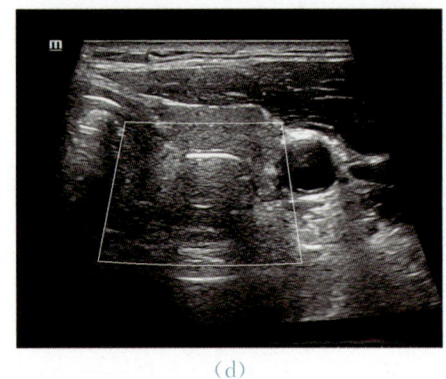
(d)

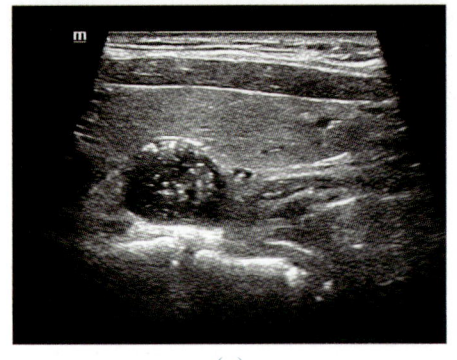
(e)

患者男，48岁，慢性咽炎5年多，吞咽时咽部发出气过水声2年多。

仰卧位，高频线阵超声探头检查，取咽食管结合部、食管颈段长轴(a,c,e)与短轴切面(b,d)图像示：(a,b)常规检查于甲状腺左叶中部背侧、咽食管结合部前方见一夹杂有气体强回声的混合性回声结节（箭头处），呈椭圆形，大小为1.8 cm×1.5 cm×1.1 cm（上下径×左右径×前后径），凸入甲状腺后方腺体，前缘与甲状腺组织分界清晰，边缘可见薄而均匀的半环形层状低回声结构围绕，后缘部分区域边界不清晰，内部回声不均匀，高、低回声与气体强回声混杂，部分气体强回声呈集聚状态，后方伴彗星尾征。(c,d)探头加压、嘱患者做吞咽动作时动态观察，可见病灶大小、形态及内部回声发生改变，气体强回声进入囊腔并集聚于囊腔前方，后方伴彗星尾征。(e)左侧卧位、饮水后吞咽、连续动态观察，可见液气混合物通过咽食管结合部左后方颈口进出憩室囊（但难以直接显示开口状态），憩室囊大小及内部回声发生动态改变，囊腔内原来集聚的高回声或强回声结构被分散,显示为许多散在的点状强回声且出现潮汐样流动漂移现象,内部无回声区增多。食管颈段管腔轻微受压。

超声诊断:成人单纯性 PD(Zenker 憩室,Ⅳ期)。

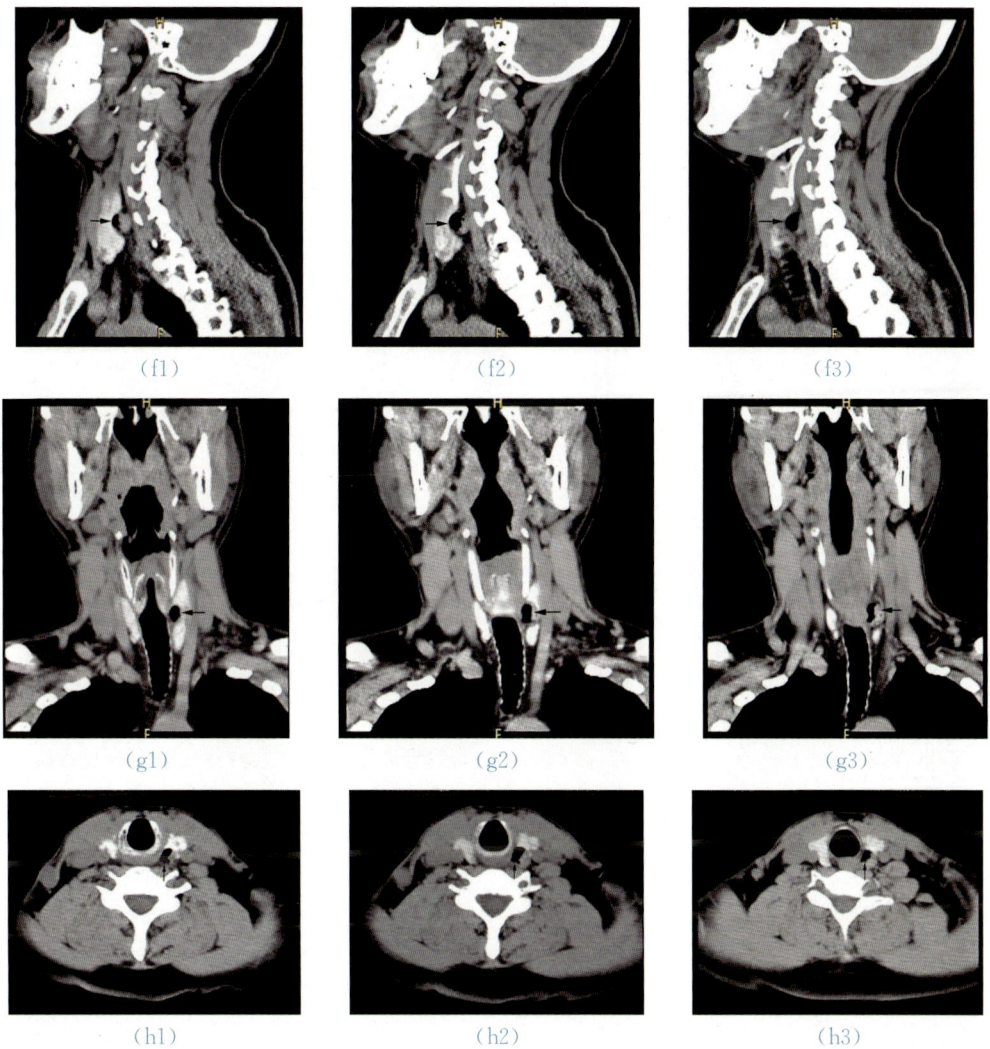

(f1) (f2) (f3)

(g1) (g2) (g3)

(h1) (h2) (h3)

多层螺旋 CT 检查,颈部软组织平扫(f1~f3 为矢状位图像,g1~g3 为冠状位图像,h1~h3 为横断面图像)示:双侧甲状腺未见明显异常。咽食管结合部(甲状腺左叶中上1/3处背侧,平第5颈椎处)见一囊袋状病灶(箭头处),大小约 1.7 cm×1.5 cm×1.1 cm(上下径×左右径×前后径),大部分边界清晰,形态近似椭圆形,囊壁厚薄不一,囊腔内密度不均匀,可见低密度气体及软组织密度影,其内侧壁与食管颈段相通,邻近气管软骨环完整。双侧颈部未见明显肿大淋巴结影。

CT 诊断:成人 PD(Zenker 憩室)。

X 线造影诊断:PD。

―― 病例 1-4-6 ――

成人单纯性 PD（Zenker 憩室，Ⅳ期）

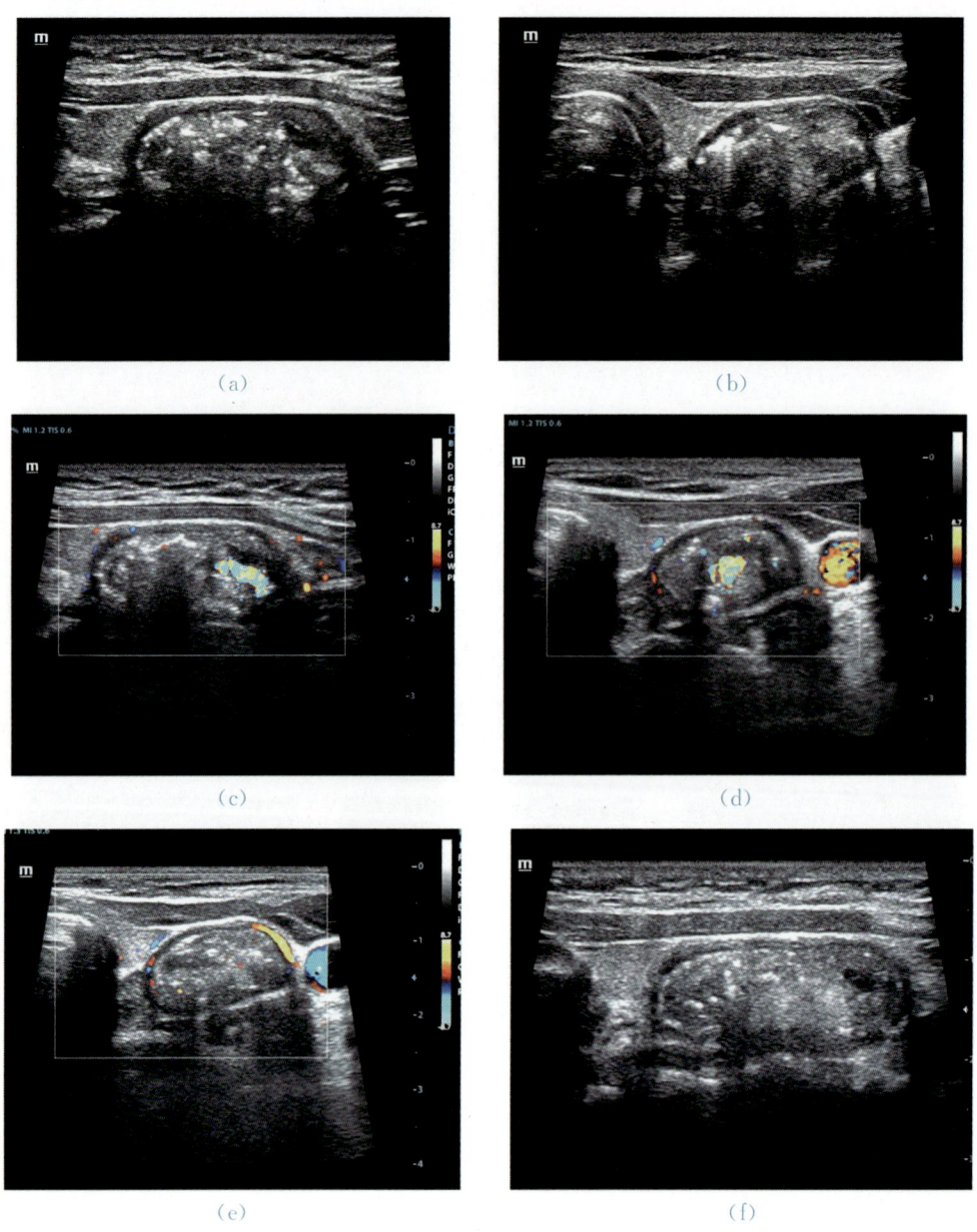

患者男，53岁，咽部发胀、口臭、食管反流并间歇性吞咽困难1年多。外院彩超检查提示"甲状腺左叶实性占位并钙化"。

仰卧位，高频线阵超声探头检查，取咽食管结合部、食管颈段长轴（a,c,f）与短轴切面（b,d,e）图像示：(a,b)常规检查于甲状腺左叶中下1/3处背侧、食管颈段左前方见一夹杂有气体强回声的混合性回声结节，呈椭圆形，大小为2.7 cm×2.3 cm×1.3 cm（上下径×左右径×前后径），凸入甲状腺后方腺体，前缘与甲状腺组织分界清晰，边缘可见厚而不均的半环形层状低回声结构围绕,后缘部分区域边界不清晰,内部回声不均匀,高、低回声与气体强回声混杂,部分气体强回声呈集聚状态,后方伴彗星尾征。(c,d)探头加压、嘱患者做吞咽动作时动态观察,可见病灶大小、形态及内部回声发生改变,气体强回声进入囊腔并集聚于囊腔前方,后方伴彗星尾征。(e)CDFI检测示:囊腔内部无血流信号,可见彩色闪烁伪像;囊壁可见少许点状或短条状血流信号。(f)左侧卧位、饮水后吞咽,连续动态观察,可见液气混合物通过咽食管结合部左后方颈口进出憩室囊(但难以直接显示开口状态),憩室囊大小及内部回声发生动态改变,囊腔内原来集聚的高回声或强回声结构被分散,显示为许多散在的点状强回声且出现潮汐样流动漂移现象,内部无回声区稍增多。食管颈段管腔轻微受压。

超声诊断:成人单纯性PD(Zenker憩室可能,Ⅳ期)

X线造影诊断:PD。

病例 1—4—7

成人单纯性 PD（Zenker 憩室，Ⅳ期）

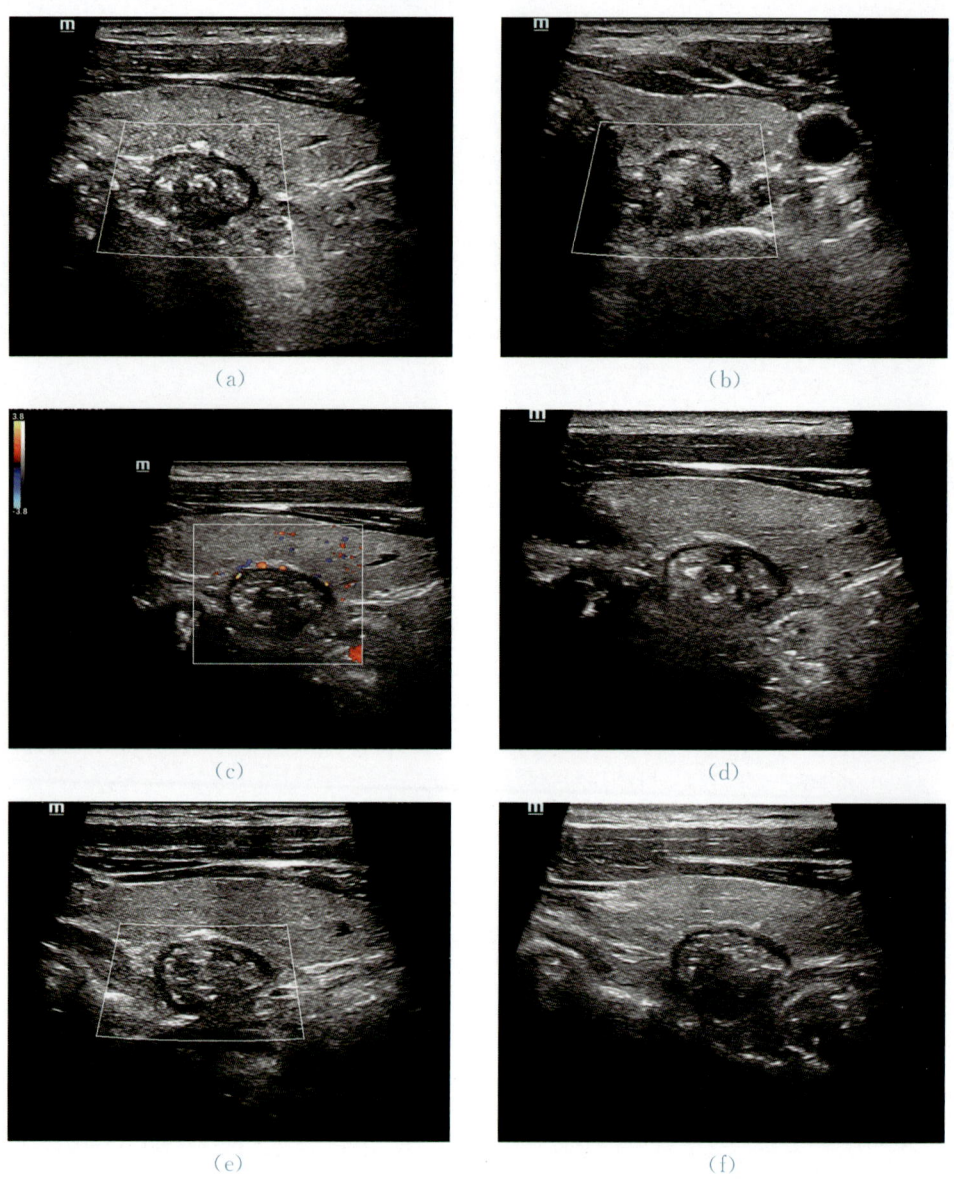

(a)　　(b)　　(c)　　(d)　　(e)　　(f)

患者男，54岁，体检发现。追问病史：2年前出现口臭现象，有咽部异物感1年多。

仰卧位，高频线阵超声探头检查，取咽食管结合部、食管颈段长轴(a,c～f)与短轴切面(b)图像示：(a,b)常规检查于甲状腺左叶中部背侧、食管颈段左前方见一夹杂有气体强回声的混合性回声结节，呈椭圆形，大小为1.5 cm×1.3 cm×0.9 cm（上下径×左右径×前后径），凸入甲状腺后方腺体，前缘与甲状腺组织分界清晰，边缘可见厚而均匀的半环形层状低回声结构围绕，后缘部分区域边界不清晰，内部回声不均匀，高、低回声与气体强回声混杂，部分气体强回声呈集聚状态，后方伴彗星尾征。(c,d)探头加压、嘱患者做吞咽动作时动态观察,可见病灶大小、形态及内部回声发生改变,气体强回声进入囊腔并集聚于囊腔前方,后方伴彗星尾征。(e)CDFI检测示:囊腔内部无血流信号,囊壁可见少许点状血流信号。(f)左侧卧位、饮水后吞咽、连续动态观察,可见液气混合物通过咽食管结合部左后方颈口进出憩室囊(但难以直接显示开口状态),憩室囊大小及内部回声发生动态改变,囊腔内原来集聚的高回声或强回声结构被分散,显示为许多散在的点状强回声且出现潮汐样流动漂移现象,内部无回声区稍增多。食管颈段管腔轻微受压。

超声诊断:成人单纯性PD(Zenker憩室,Ⅳ期)

X线造影诊断:PD。

— 病例 1-4-8 —

成人单纯性 PD(Zenker 憩室,Ⅳ期)

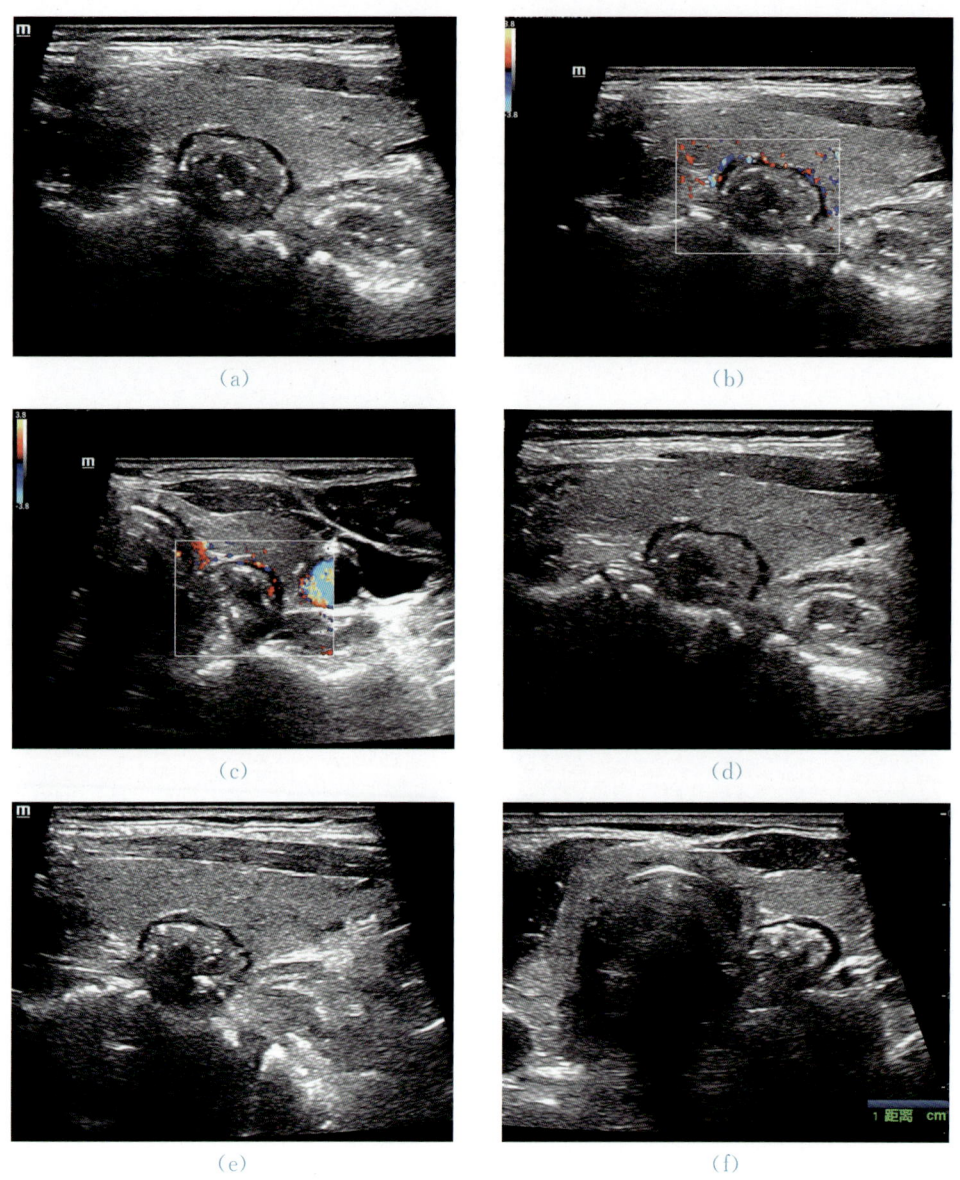

患者女,64 岁,常感咽部发胀 1 年,偶感咽下困难 2 月余。

仰卧位,高频线阵超声探头检查,取咽食管结合部长轴、食管颈段(a,b,d,e)与短轴切面(c,f)图像示:(a~c)常规检查于甲状腺左叶中下部背侧、食管颈段左前方见一夹杂有气体强回声的混合性回声结节,呈椭圆形,大小为 1.5 cm×1.1 cm×1.0 cm(上下径×左右径×前后径),凸入甲状腺后方腺体,前缘与甲状腺组织分界清晰,边缘可见厚而不均的半环形层状低回声结构围绕,后缘部分区域边界欠清晰,内部回声不均匀,高、低回声与少许气体强回声混杂。CDFI 检测示:囊腔内部无血流信号,囊壁可见少许点状血流信号。

(d～f)左侧卧位、饮水后吞咽、连续动态观察,可见液气混合物通过咽食管结合部左后方颈口进出憩室囊(难以直接显示开口状态),憩室囊大小及内部回声发生动态改变,囊腔内强回声气体由少到多且出现潮汐样流动漂移现象。食管颈段管腔轻微受压。

超声诊断:成人单纯性 PD(Zenker 憩室,Ⅳ期)

X 线造影诊断:PD。

病例 1—4—9

成人单纯性 PD(Zenker 憩室,Ⅳ期)

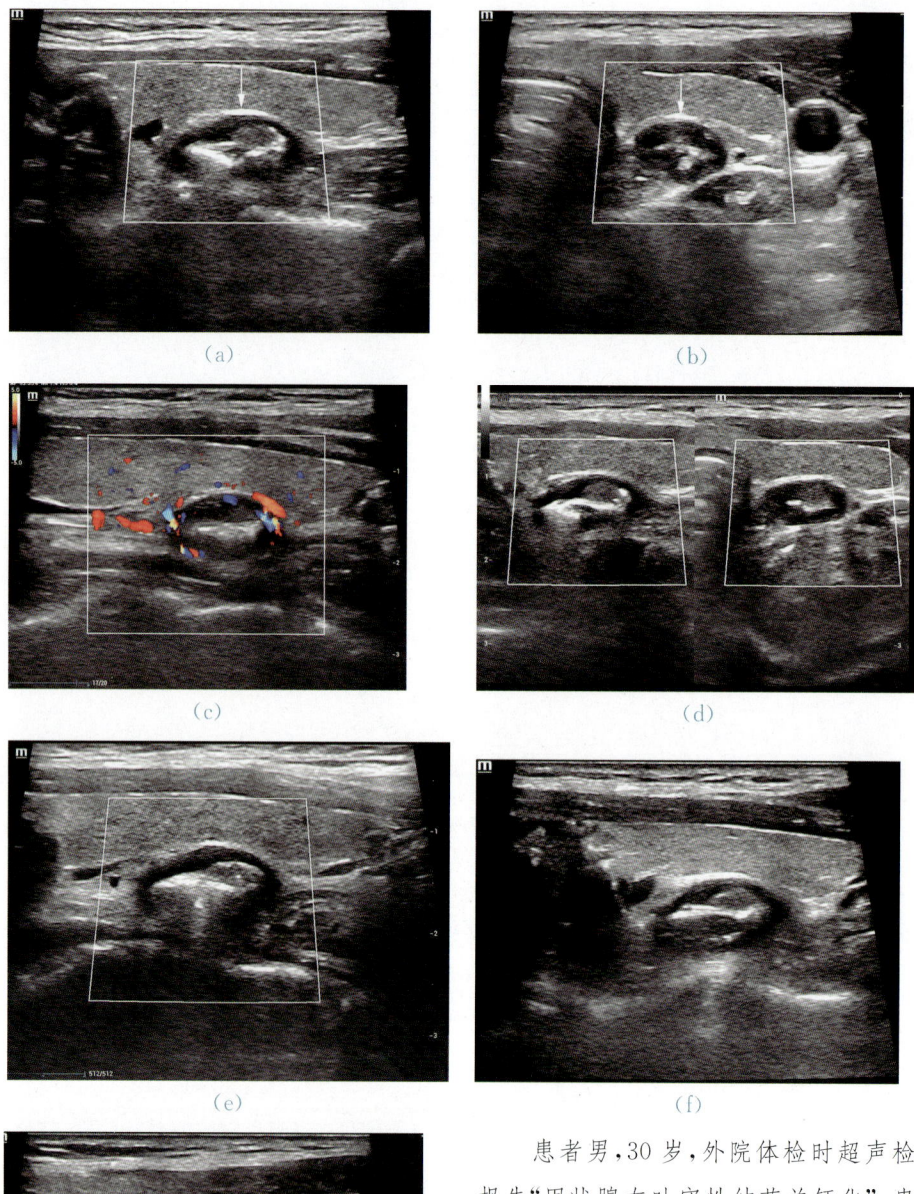

患者男,30岁,外院体检时超声检查报告"甲状腺左叶实性结节并钙化",患者请求我院超声检查会诊。

仰卧位,高频线阵超声探头检查,取咽食管结合部、食管颈段长轴(a,c,d左图,e,f)与短轴切面(b,d右图,g)图像示:(a~c)常规检查于甲状腺左叶中下部背侧、咽食管结合部左侧见一夹杂有气体强回声的混合性回声结节(↓),呈椭圆形,大小为 1.6 cm×1.1 cm×0.9 cm(上下径×左右径×前后径),凸入甲状腺后方腺体,前缘与甲状腺组织分界清晰,边缘可见稍厚且不均匀的半环形层状低回声结构围绕,内后缘部分区域边界不清晰,内部回声不均匀,高、低回声与气体强回声混杂,部分气体强回声呈集聚状态,后方伴彗星尾征。CDFI 检测示:囊腔内部无血流信号,囊壁可见点条状血流信号。(d)探头加压、嘱患者做吞咽动作时动态观察,可见病灶大小、形态及内部回声发生改变,气体强回声呈集聚状态,后方伴彗星尾征。(e~g)左侧卧位、饮水后吞咽、连续动态观察,可见液气混合物通过咽食管结合部左后壁一开口(g 中单箭头)进出(g 中双箭头)囊内,开口最大径为 0.2 cm,憩室囊大小及内部回声因液气混合物进入而发生动态改变,囊腔内气体强回声增多且出现潮汐样流动漂移现象。食管颈段管腔轻微受压。

超声诊断:成人单纯性 PD(Zenker 憩室,Ⅳ期)。

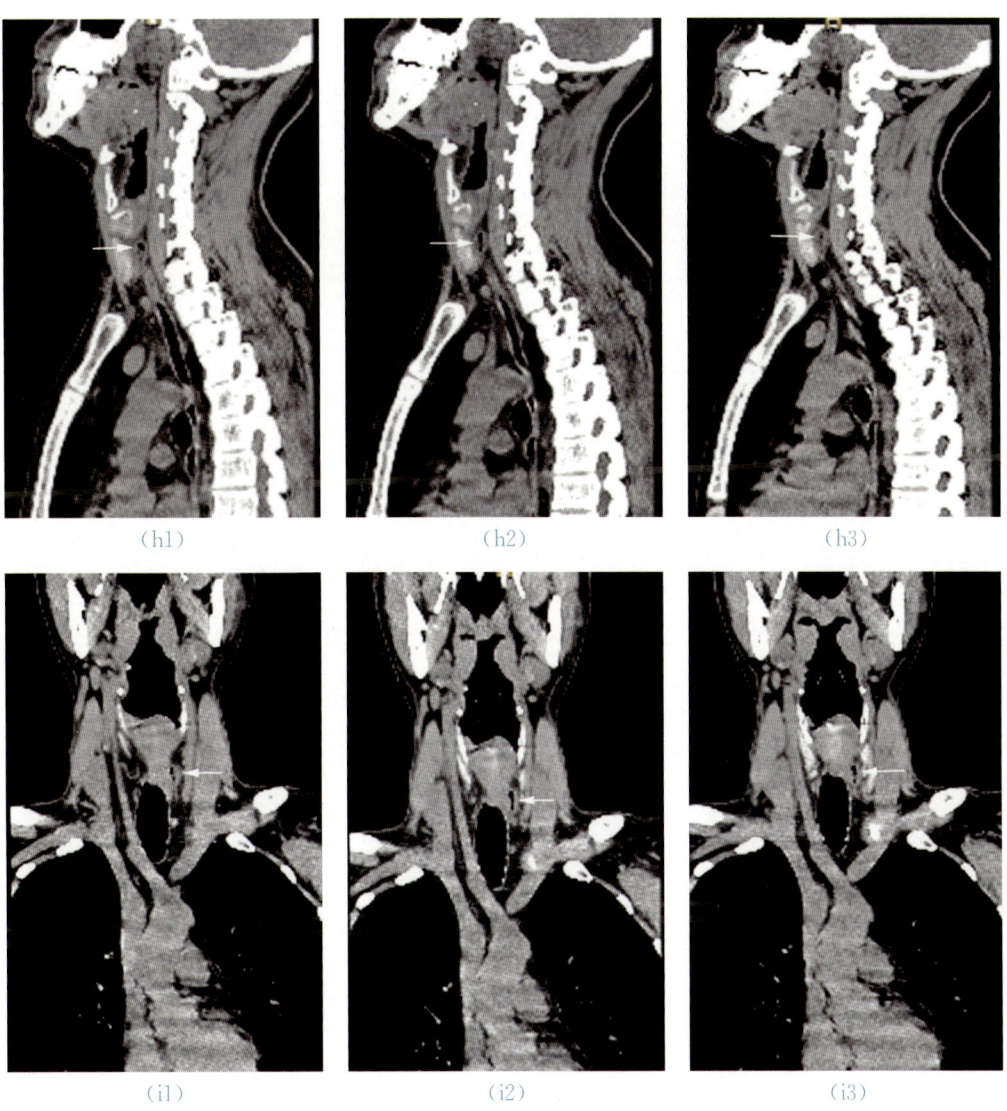

(h1)　　　　　　　　(h2)　　　　　　　　(h3)

(i1)　　　　　　　　(i2)　　　　　　　　(i3)

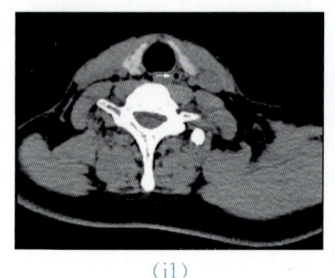 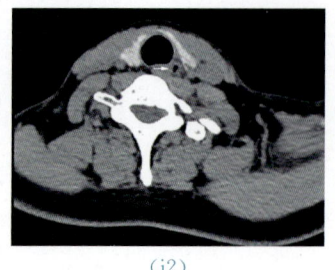 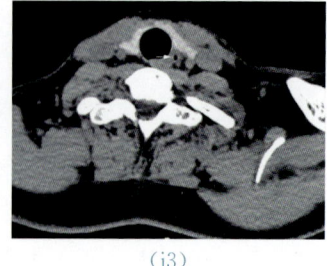

(j1)　　　　　　　　　　(j2)　　　　　　　　　　(j3)

多层螺旋CT检查,颈部软组织平扫(h1～h3为矢状位图像,i1～i3为冠状位图像,j1～j3为横断面图像)示:双侧甲状腺未见明显异常。咽食管结合部(甲状腺左叶中下1/3处背侧,平第6颈椎处)见一囊袋状病灶(箭头处),大小约1.7 cm×1.5 cm×1.0 cm(上下径×左右径×前后径),边界清晰,呈椭圆形,囊壁厚薄不一,囊腔内密度不均匀,可见低密度气体及软组织密度影,其内侧壁与咽食管结合部左后壁相通,邻近气管软骨环完整。双侧颈部未见明显肿大淋巴结影。

CT诊断:PD(Zenker憩室)。

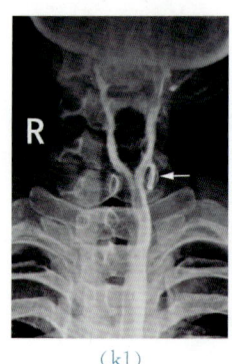 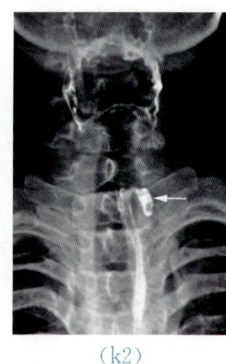 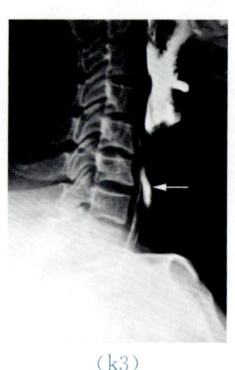 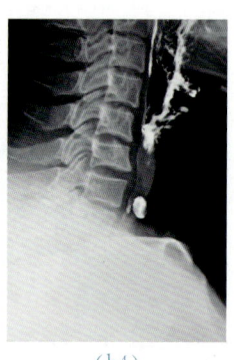

(k1)　　　　　　(k2)　　　　　　(k3)　　　　　　(k4)

X线造影(k1～k4)图像示:食管颈段上段、咽食管结合部后壁见一长茄形囊袋状影(←),颈口细窄,钡剂充填于其中(密度不均匀),食管黏膜无明显异常。

X线造影诊断:PD(Zenker憩室)。

病例 1—4—10

成人单纯性 PD(Killian-Jamieson 憩室，Ⅱ期→Ⅲ期)

患者男，64岁，偶感咽部不适1年多。在我院健康体检(首次超声检查)时被诊断为(右侧)PD。之后患者去外地就诊，两家三甲医院超声检查均考虑为"甲状腺结节伴钙化"，后经 X 线造影确诊为 PD。

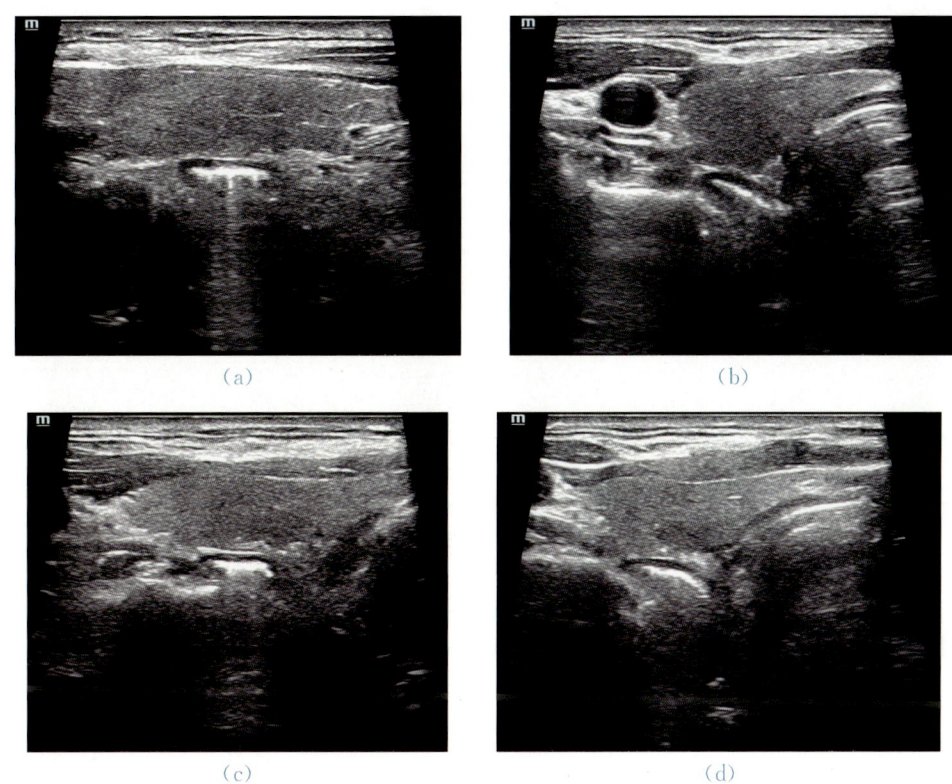

(a)　　　　　　　　　　　　　(b)

(c)　　　　　　　　　　　　　(d)

1.首次超声检查所见

仰卧位，高频线阵超声探头检查，取甲状腺右叶中下部长轴(a,c)与短轴切面(b,d)图像示：(a,b)常规检查于甲状腺右叶中下部背侧、气管软骨环右侧见一夹杂有气体强回声的混合性回声结节，呈椭圆形，大小为 1.3 cm×0.7 cm×0.5 cm(上下径×左右径×前后径)，未明显凸入甲状腺后方腺体，前缘与甲状腺包膜分界清晰，边缘可见稍厚且均匀的半环形层状低回声结构围绕，内后缘部分区域边界不清，内部回声不均匀，可见气体强回声集聚，后方伴彗星尾征。(c,d)探头加压、嘱患者做吞咽动作时动态观察，可见病灶大小、形态及内部回声发生改变，气体强回声呈集聚状态，后方伴彗星尾征。右侧卧位、饮水后吞咽、连续动态观察，可见液气混合物通过憩室囊左后方区进入囊内(其颈口显示不清)，囊腔内气体强回声增多且出现潮汐样流动漂移现象。食管颈段管腔未见明显异常。

超声诊断：成人单纯性右侧 PD(Killian-Jamieson 憩室？Ⅱ期)。

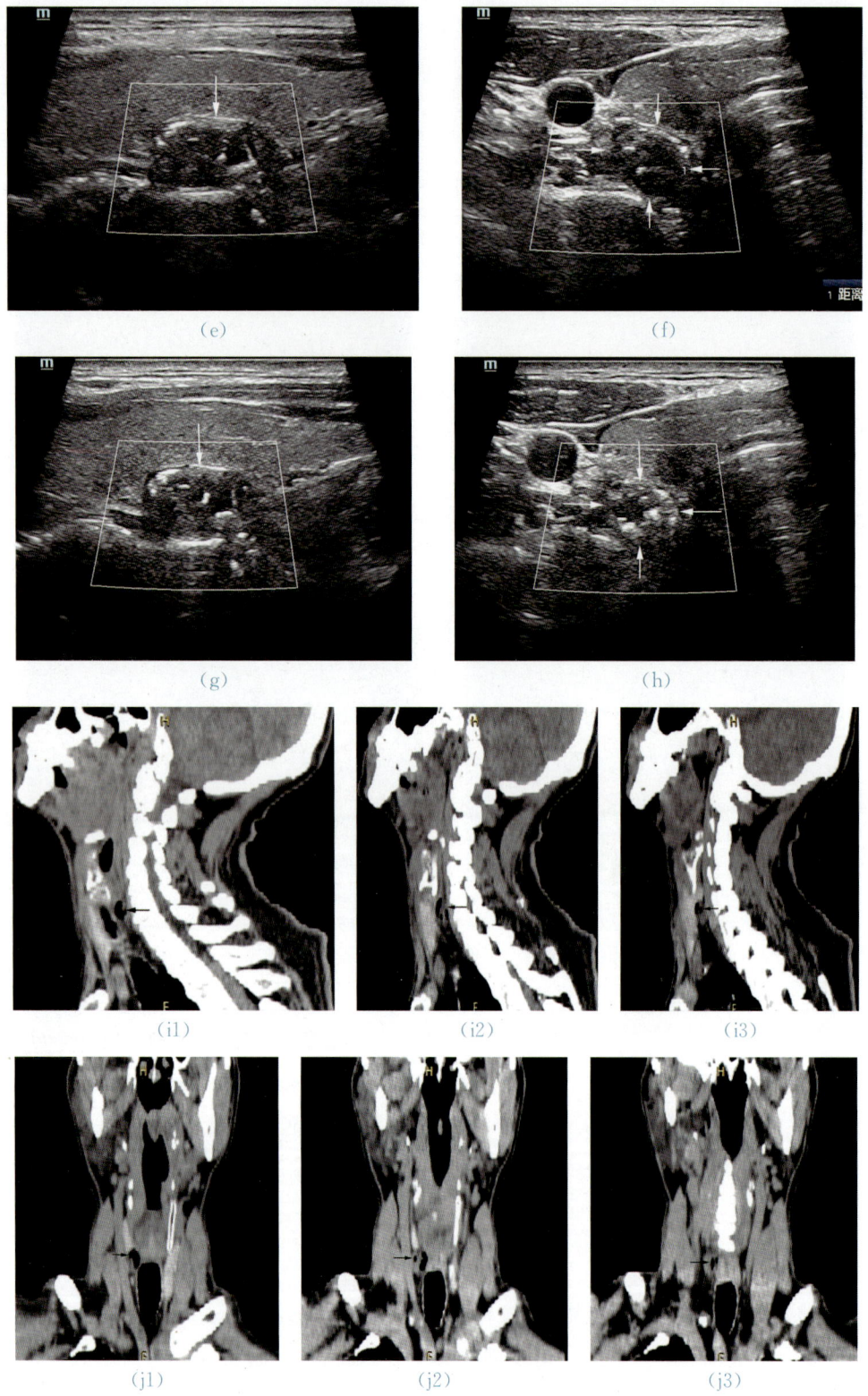

(e) (f) (g) (h) (i1) (i2) (i3) (j1) (j2) (j3)

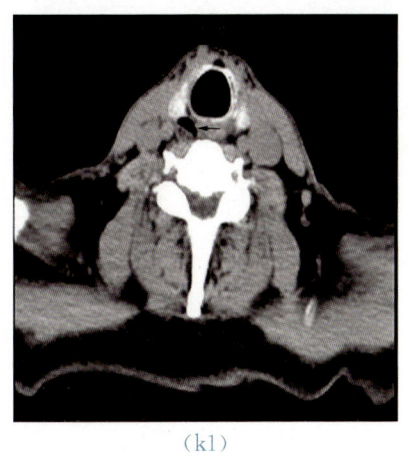
（k1）

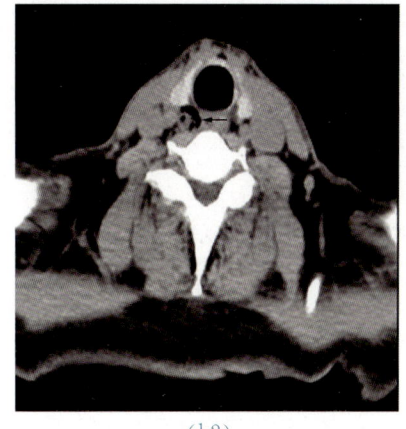
（k2）

2.1 年后复查

仰卧位，高频线阵超声探头检查，取甲状腺右叶中下部长轴（e，g）与短轴切面（f，h）图像示：（e，f）常规检查于甲状腺右叶中下部背侧、气管软骨环右侧见一夹杂有气体强回声的混合性回声结节，呈椭圆形，大小为 1.8 cm×1.4 cm×1.0 cm（上下径×左右径×前后径），轻微凸入甲状腺后方腺体，前缘与甲状腺包膜分界清晰，边缘可见稍薄且均匀的半环形层状低回声结构围绕，内后缘部分区域边界不清晰，内部回声不均匀，高、低回声与少许气体强回声混杂。（g，h）探头加压、嘱患者做吞咽动作时动态观察，可见病灶大小、形态及内部回声发生改变，气体强回声呈集聚状态，后方伴彗星尾征。右侧卧位，饮水后吞咽、连续动态观察，可见液气混合物通过憩室囊左后方区进入囊内（其颈口显示不清），囊腔内气体强回声增多且出现潮汐样流动漂移现象。食管颈段管腔未见明显异常。

超声诊断：成人单纯性右侧 PD（Killian-Jamieson 憩室，与首次检查相比有所增大，Ⅲ期）。

同期多层螺旋 CT 检查，颈部软组织平扫（i1～i3 为矢状位图像，j1～j3 为冠状位图像，k1 和 k2 为横断面图像）示：双侧甲状腺未见明显异常。咽食管结合部、食管颈段右侧壁（甲状腺右叶中下 1/3 处背侧，平第 5、6 颈椎处）见一囊袋状病灶（箭头处），大小约 1.8 cm×1.5 cm×1.0 cm（上下径×左右径×前后径），边界清晰，呈椭圆形，囊壁厚薄不一，囊腔内密度不均匀，可见低密度气体及软组织密度影，其内侧与食管颈段右侧壁相通，邻近气管软骨环完整。双侧颈部未见明显肿大淋巴结影。

CT 诊断：右侧 PD（Killian-Jamieson 憩室）。

X 线造影诊断：右侧 PD。

第5节 咽食管憩室患者的超声随访

绝大多数 PD 为后天性疾病,通常具有缓慢进展(由小到大)和动态变化(症状由轻微到明显)的特征,极少数可能发生感染或恶变。因此,对已经超声检查发现但尚未进行手术治疗的 PD 患者,定期行超声复查是必要的。

PD 的超声复查一般为 6~12 个月一次。主要观察内容包括:憩室囊大小是否变化,壁结构有无明显增厚,与周围组织和毗邻结构分界是否清晰。

如在复查过程中发现 PD 明显增大或壁结构非均匀增厚且血流信号增多,应建议及时手术治疗。

第6节　咽食管憩室检查方法的比较与评价

由于 PD 早期多无明显临床症状,加之位置特殊,临床查体多数难以发现。当病灶稍大,出现某些症状,临床疑诊此病时,常通过饮水吞咽试验(在憩室部位听诊,闻及气过水声或咯咯声)等进行初步判断。

既往 PD 主要依靠临床病史、查体、X 线造影或碘油造影以及内镜(食管镜或胃镜)检查诊断。近年来,超声和 CT 检查对此病的诊断价值受到重视[7]。

一、超声

已有研究表明,PD 在临床并不少见,超声表现具有特征性。常规应用高频线阵超声探头检查辅以加压试验、吞咽试验、饮水试验,通过连续动态观察病灶的大小、形态及内部回声变化,病灶与甲状腺运动是否一致,有无开口与食管相通,可明确 PD 的位置、内部结构状态、与周围组织器官(如甲状腺、食管、气管)的关系,从而可准确地实现定位、定性诊断,顺利与甲状腺、甲状旁腺等部位的疾病鉴别。

1.超声诊断 PD 的优点

与其他影像检查手段相比,超声诊断 PD 具有独特的优势[7,14,17,19],不仅实时显像,图像清晰可鉴,而且更加安全、无创、简便、准确,重复性强。目前,高频超声可以检出小于 0.3 cm 的微小型(Ⅰ期)憩室,避免很多不必要的穿刺和手术治疗。

2.超声诊断 PD 的缺点

对于向食管后壁凸起的憩室,由于受食管或(和)气管以及周围组织的干扰、远场回声衰减等因素的影响,超声检查可能难以显示,而 X 线造影可以清晰地显示。当怀疑 PD 合并肿瘤时,应行食管镜取活组织检查,以进一步病理定性。

二、X 线造影

长期以来,PD 的诊断主要依靠 X 线造影。嘱患者口服钡剂,通过透视与摄片(须拍摄食管正、侧位片),明确憩室的部位、囊腔的大小、开口(憩室颈)的粗细以及排空状态,并观察憩室囊与食管轴的相互关系。造影片上,典型的 PD 往往呈圆形、椭圆形或梨形,位于食管边缘,一般可见较细的颈部。在立位片上,一些稍大的憩室囊可显示由空气、液体以及进入憩室囊内的钡剂形成的分层征象,且有可能显示憩室颈部与囊腔内表面的黏膜像。

1.X 线造影的优点

临床实践表明,X 线造影对诊断 PD 有重要价值。口服钡剂后可以发现憩室,了解憩室的大小、形态、发生部位以及是否合并憩室炎及恶变等,还能与食管肿瘤、食管瘘等常见疾病鉴别[15]。

2.X 线造影的缺点

X 线造影诊断 PD 也存在一定局限性:①对小型或症状不明显的病灶发现率低,不能作为常规筛查手段应用于临床。②当憩室口过小或憩室内被食糜填塞、憩室囊压力过高、钡剂难以进入时,可能出现假阴性诊断。③检查操作比较复杂,需要在透视下完成拍片,X 线辐射对受检者也有一定危害。④无法显示憩室壁的情况以及憩室与周边组织(如甲状腺)的毗邻关系[6,14]。

三、内镜

1.内镜诊断 PD 的优点

内镜能直观地显示某些憩室的大小、部位,对疑有恶变的部位可取材检查。

2.内镜诊断 PD 的缺点

内镜诊断 PD 有一定局限性,对深度为 1~3 cm 的憩室,内镜多数无法显示内部黏膜情况,如果盲目进镜,引起食管壁穿孔的概率较大,故对于大多数咽食管憩室而言,通常不推荐使用内镜检查[1,18]。怀疑憩室合并肿瘤或憩室内有异物时,可进行内镜检查。检查过程中要格外小心,以免内镜镜头插至憩室囊内造成器械性穿孔。

四、多层螺旋 CT

1.多层螺旋 CT 诊断 PD 的优点

多层螺旋 CT 对大多数 PD 具有定位及定性诊断价值。PD 的 CT 表现为左侧甲状腺后方囊性密度影,且与食管相连,可呈斑片状强化,部分憩室囊内有气体影[26]。

2.多层螺旋 CT 诊断 PD 的缺点

CT 检查通常难以发现体积较小、囊腔内无明显气体的憩室[16],难以进行饮水后实时动态观察,对病灶细节的显示不及高频超声,故不列为常规检查措施。

第 7 节 咽食管憩室的超声鉴别诊断

由于 PD 所在位置特殊,若术前诊断不明确,被误诊为甲状腺病变而采取手术,在手术中术者又未能及时作出正确的诊断及处理,可能出现术后憩室瘘、食管狭窄或断裂等并发症[1]。因此,在术前正确诊断此病至关重要。由于咽食管憩室初期无明显症状或症状轻微,常不引起注意,加上患者对 X 线造影或内镜等检查的接受程度低,因此此病的早期诊断符合率低,漏误诊现象较多[11]。尽管高频超声诊断 PD 具有独特的优势,且其超声表现极具特征性[19],但可能因医生警惕性不高、对此病的超声声像图表现缺乏认识或缺少临床诊断经验、检查方法不当,被误诊为甲状腺、甲状旁腺或颈部较低位置的其他病变[16,25,26,29,36,38,46-50],以至于一些外科医生认为,超声检查对 PD 的诊断价值有限[49],很难明确 PD 的诊断[29]。

刘海珍等[8]报道的 17 例 PD 中,超声检查正确诊断 9 例(52.9%),漏误诊 8 例(47.1%),其中 3 例被误诊为甲状腺腺瘤,1 例被误诊为甲状腺癌,1 例被误诊为甲状旁腺腺瘤。

刘士龙等[17]报道的 10 例 PD 中,有 7 例在外院首诊时高度怀疑甲状腺癌。

邹曙东等[20]报道 6 例,初次超声检查均考虑甲状腺内结节或左侧甲状腺后方团块(与甲状腺关系密切),无一例考虑 PD,经 CT 及 X 线造影确诊为 PD 后再次行超声检查,最终排除甲状腺疾病,明确为 PD。

李文灿等[29]报道 7 例颈部手术中发现的 PD,其中 6 例术前行超声检查,5 例提示为甲状腺混合性回声,1 例提示为颈部囊性肿物(临床误诊为颈部淋巴管囊肿)。

Kwak 等[37]报道的 6 例 Zenker 憩室中,有 3 例患者被其他医院误诊为甲状腺结节。

因此,对于多数基层超声诊断工作者而言,必须高度重视 PD 的超声鉴别诊断[43,45],以充分发挥现代超声在临床上的应用价值。目前发现,需要与 PD 鉴别的颈部疾病主要有甲状腺结节、甲状腺脓肿、甲状旁腺疾病、食管颈段肿瘤、颈部转移性淋巴结和气管憩室等。

一、甲状腺结节

超声诊断 PD 首先应考虑与甲状腺结节鉴别。PD 位于甲状腺背侧,增大的过程中可凸入甲状腺组织内,甚至压迫甲状腺形成压迹,且憩室内气体在超声下呈强回声,易被误诊为甲状腺内占位性病变伴钙化[44,51],尤其在 PD 并发甲状腺多发结节的情况下,更易被误诊。

笔者分析认为，将 PD 误诊为甲状腺结节，有主观和客观两方面的原因。主观原因是医生对此病缺乏认识，检查方法不当，对肿块内部回声观察不仔细。客观原因是 PD 的超声表现与甲状腺结节非常相似[4]：①PD 正好位于颈部甲状腺水平并向前膨出，推挤甲状腺组织，有部分病灶明显对甲状腺形成压迫甚至凸入其内[11]，容易被误诊为甲状腺来源。②憩室的大体形态（类圆形或椭圆形）及周边回声（膨出的食管壁构成的低回声环）常与一些甲状腺结节类似，易被误诊为周边有低回声晕的甲状腺肿瘤。③憩室内食物残渣及气体反射的强回声被误诊为甲状腺结节内点状或簇状钙化。一旦将憩室内强回声误诊为甲状腺结节伴钙化灶，将给患者造成不必要的穿刺或手术[3,25]。

理论与实践表明，PD 与甲状腺结节的超声鉴别诊断较易，掌握以下检查技巧尤为关键：①充分显示 PD 颈部的壁结构及其与后方或侧方食管壁的延续关系。②反复进行吞咽和加压试验，确定憩室与甲状腺存在相对运动以及有空气和唾液进入憩室。③至少进行 3 次饮水试验，确定病灶内有液气进入且大小、形态及内部回声发生了某些改变。④CDFI 检测示病灶内部无血流信号或显示闪烁伪像。如所见病灶同时满足①②③中的两条，基本可除外甲状腺结节的可能。第④条对二者的鉴别诊断不具特异性，因为部分甲状腺乳头状癌也表现为乏血流信号。甲状腺肿瘤通常不满足上述①②③，典型腺瘤或部分结节性甲状腺肿周边可见晕环征及环状绕行血流，内部可见程度不一的血流信号分布；甲状腺癌通常无包膜，边缘不规则，前后径/左右径≥1，约 1/2 边界模糊，2/3 声晕缺失，内见不伴声影的点状强回声，CDFI 检测结节边缘或（和）中央区可见不规则血流信号。有研究认为，CDFI 检测示病灶内部无血流信号，可作为 PD 与甲状腺或甲状腺周围富血供结节的鉴别诊断要点[10]。Komatsu 等[52]认为，Zenker 憩室与甲状腺结节最重要的鉴别点是 Zenker 憩室内部回声可变（勿将空气引起的强回声误认为钙化灶）。有文献报道，小于 1 cm 的 Zenker 憩室容易被误诊为甲状腺左后侧的微小癌[43]，此应引起注意。

发生于甲状腺左叶中下部背侧且合并钙化的腺癌，如果与后方包膜紧密接触甚至突破包膜，某些切面可能显示与食管上段前侧壁分界不清（病例 1-7-1），对此可按上述检查技巧进行鉴别诊断。

二、甲状腺脓肿

当 PD 伴有感染时，临床上可有颈前部疼痛、畏寒、发热、吞咽困难或吞咽时颈痛加重以及触痛明显等症状，加之所见病灶位于甲状腺区，内部伴有絮片状坏死物形成的高回声及多少不一的点状强回声，也可能合并类似气体样强回声且伴彗星尾征，或在探头挤压后显示流动感，因此可能被误诊为甲状腺脓肿内的脓液及坏死组织[45]。甲状腺脓肿是由急性化脓性甲状腺炎发展形成的，由细菌或真菌感染引起，90% 的患者合并同侧梨状隐窝窦道，临床极为罕见。甲状腺脓肿多发生于甲状腺中上部近颈前肌的包膜下区域,呈边缘不规则、边界模糊的局限性无回声区,内透声多较差,与周围甲状腺组织分界不清,甚至分界消失,较易与 PD 鉴别。

三、甲状旁腺疾病

因 PD 位于甲状腺背侧,与上、下甲状旁腺在同一解剖区域,因此可能被误诊为甲状旁腺增生、甲状旁腺腺瘤、甲状旁腺癌或甲状旁腺囊肿。

1. 甲状旁腺增生

甲状旁腺增生根据病因可分为原发性增生和继发性增生。实验室检查示患者血清中的钙离子浓度和甲状旁腺素浓度增大。超声声像图显示增大腺体边界清晰光滑,内部多呈均质低回声;当继发性甲状旁腺增生≥1 cm 时,内部可见强回声,多数呈圆环形,少数表现为弥散分布的点状强回声。CDFI 检测示部分病灶内可见点条状血流信号。

2. 甲状旁腺腺瘤

甲状旁腺腺瘤是一种良性的神经内分泌肿瘤,常造成原发性甲状旁腺功能亢进,1/3 患者临床表现与肾结石有关。当腺瘤出血时,患侧颈部疼痛、肿大,甚至出现压迫症状。超声声像图显示结节呈卵圆形或长椭圆形,有包膜,内部以实性偏低回声为主,回声均匀。CDFI 检测自外向内可见条状及分支状血流信号,周边可见明显的血管环或血管弧(由甲状腺下动脉分支发出的滋养动脉进入瘤体,沿边缘分出树枝状分支,而后分出更细的分支进入深部,此为甲状旁腺腺瘤最经典的血供模式)。脉冲多普勒(pulsed wave Doppler, PW)检测示甲状腺上动脉或下动脉血流速度增大,以 40 cm/s 作为临界值,诊断的准确率达 86.6%,敏感度为 96.5%,特异性为 83.1%。

3. 甲状旁腺癌

甲状旁腺癌(病例 1-7-2)是临床少见的内分泌系统恶性肿瘤,其中 90% 可造成原发性甲状旁腺功能亢进,临床主要表现为高钙血症相关症状,病变发展快,常浸润周围组织。超声声像图显示肿瘤形态不规则,多数呈分叶状,少数呈圆形或椭圆形,边缘模糊,边界不清,内部为实性不均匀低回声,约 25% 可见钙化性强回声伴声影,少数发生囊性变者合并无回声区。CDFI 检测示血流信号较丰富,有时可见类似于甲状腺功能亢进的火海征。PW 检测可见动脉和静脉型流速曲线,动脉流速曲线血流参数测值多为低速(25~35 cm/s)低阻状态。

4. 甲状旁腺囊肿

甲状旁腺囊肿少见,可分为功能性(约 5%)和无功能性(约 95%)两种,位于甲状腺背侧下缘,尤以左下甲状旁腺多见,囊肿多数为单房性,平均直径约 4 cm,囊壁薄(<0.1 cm)而光滑,囊内有澄清液体。超声声像图显示囊肿多为椭圆形,有包膜,边界清晰,与甲状腺间有高回声界面分隔,囊内为无回声,后方有回声增强效应。CDFI 检测示囊肿内部无血流信号。

四、食管颈段肿瘤

1.食管颈段良性肿瘤

在食管良性肿瘤中,70%以上是平滑肌瘤,其他病理类型较少。

食管平滑肌瘤系发生于食管壁平滑肌的良性实体瘤,多数源于固有肌层或黏膜肌层,少数源于壁内血管的肌肉系统或胚胎肌肉组织的变异结节,可见于食管的任何区段,但80%发生于主动脉弓水平以下的食管中段和下段,上段较少(颈段更少)。这可能与食管各段平滑肌的含量有关:颈段缺少平滑肌,主要由随意肌构成;颈段以下开始有平滑肌成分,由上至下逐渐增多;下段全部由平滑肌构成。肿瘤位于肌层中(如发现位于固有肌层,可肯定起源于平滑肌),呈膨胀性生长,多为单发,多发者仅占2%~3%。瘤体可呈球形、卵圆形,少数为不规则形(分叶状、多发结节状、马蹄形、生姜形及螺旋形等),大小不一(0.2~17 cm),多数小于5 cm。其生长方向不一,绝大部分在食管壁内,亦可呈息肉状向腔内或壁外凸出,或呈哑铃状向两侧生长,因而可表现为壁间型、腔内型、骑跨型和腔外型,其中以骑跨型多见。食管平滑肌瘤的一个重要特征是不侵犯黏膜及黏膜下层,瘤体所在区黏膜层连续完好,较大者可使局部黏膜纹伸展变宽、变平,甚至消失,内部可发生囊性变,有时有钙化现象,但极少发生恶变。

发生于食管颈段的平滑肌瘤(病例1-7-3)较少见。颈部常规超声检查:源于食管颈段管壁(主要见于黏膜下层、肌层内)的实性结节或肿块,呈圆形、椭圆形或不规则形,多数境界清晰,但缺乏完整的包膜回声,表面黏膜或(和)外膜被托起呈拱桥状,连续性好,内部呈中低回声,小者回声均匀,大者回声不均,管腔可受压呈弧形变窄,周围食管壁厚度及回声正常。饮水试验(超声实时动态观察):结节较小时,可见病区食管腔扩张不受限,液体通过顺利;肿块较大时,可见病区食管腔扩张受限,液体及气泡通过时流速减慢,有间断突然开放现象。CDFI检测:结节较小时,多数无明显血流信号;肿块较大时,可见丰富点条状血流信号。凭此表现很容易与PD鉴别。

2.食管颈段恶性肿瘤

食管恶性肿瘤中食管癌占绝大多数,其发生于食管颈段者较少。

食管颈段恶性肿瘤(病例1-7-4)常见声像图表现为食管正常回声结构消失,管壁环周性不均匀增厚,边缘不规则,短轴切面可见该区管腔强回声偏心或消失。CDFI检测示管壁增厚区血流信号较丰富。饮水试验实时动态观察,可见该区管壁僵硬,扩张受限。单纯性小PD对食管不产生压迫[15],不造成食管回声结构的消失及管腔的偏心性改变。较大PD虽可以压迫食管,造成局部食管变窄,但饮水试验实时动态观察可见该区管壁平滑,无明显增厚,扩张尚可,壁外可见与管腔相通的膨出囊。

五、颈部转移性淋巴结

PD可能被误诊为甲状腺结节,在甲状腺癌患者中也可能被误诊为颈部转移性淋巴结。另外，甲状腺癌切除术后以高回声为表现的转移性淋巴结也需要与 PD 鉴别[43]。饮水试验可见 PD 的大小及内部回声发生动态变化，而颈部转移性淋巴结无此征象[1]，较易实现二者的鉴别诊断。

六、气管憩室

气管憩室是一种少见的气管源性含气囊肿，可分为先天性和获得性两类[53,54]。在应用高频超声诊断 PD 时，可能发现甲状腺床附近的气管憩室，由于气管憩室和咽食管憩室的超声表现有一些共同之处，因此需要考虑二者的鉴别诊断。

先天性气管憩室多见于男性，憩室多数较小，且通向气管的开口也较小，好发于声带下方 4~5 cm 处气管右后侧壁，有类似气管的解剖结构，包括气管壁、平滑肌及柱状上皮。

获得性气管憩室可发生于任意位置，多见于气管上段，常发生于胸廓入口的右侧壁或后壁[55]，可能是该部位解剖缺陷所致。胸廓入口处为胸内外气管的转变点，该处食管倾向位于气管的左后侧，因此该处气管的右侧壁相对薄弱。当长期出现气管内压力增加时，容易在该处形成向气管腔外膨出的憩室。这种憩室多数较大，且开口也较大，表现为圆形或卵圆形囊泡，内含气体或液体，其腔壁主要由气管上皮构成，不含平滑肌和软骨[55]。

气管憩室患者多数无明显症状，常在体检或其他疾病诊治时被发现。部分患者可能由于憩室内痰液潴留而出现气管慢性炎症或压迫症状。由于气管憩室的症状、体征无特异性，诊断主要依赖影像学检查。

多层螺旋 CT 检查能够明确气管憩室的位置、大小、开口和起源。气管憩室的主要 CT 表现为局部气管壁缺损，缺损口大小不等，缺损区气管旁可见圆形、卵圆形或不规则形的含气囊肿，或腔隙与气管缺损处相通，囊内有不规则线状、索条状分隔，外缘多呈不规则分叶状，壁厚薄不一[53,56]。凭借此特征性 CT 表现即可鉴别气管憩室与 PD。食管造影术亦有助于气管憩室、咽憩室与 PD 的鉴别[53]。

但就气管憩室的超声诊断而言，由于此病较少见，大多数超声医生对此缺乏认识，加上病灶的形态及内部回声常与甲状腺结节伴钙化或咽食管憩室表现类似，因此被误诊的可能性极大。Kim 等[57]报道了 2 例颈部超声发现的气管憩室，主要表现为甲状腺右叶后下方低回声病灶，内部伴有点状强回声。

笔者曾遇到 1 例位于甲状腺峡部后方的气管憩室(病例 1-7-5)。患者为女性，48 岁，先后在我院和另外两家医院多次行颈部甲状腺高频彩超检查，术前均诊断为甲状腺峡部实性结节伴钙化(TI-RADS① 分类：4a 类)。术中常规探查甲状腺，但未

---

① TI-RADS：thyroid image reporting and data system，甲状腺影像报告与数据系统，按恶性风险程度对甲状腺结节进行分类和管理。

发现可疑病灶。术中请求耳鼻咽喉科会诊,亦未考虑到气管憩室可能性。术后经多次超声和CT检查,最终确诊为食管憩室。

该例术前在我院和他院进行了多次超声检查均被误诊为甲状腺峡部实性结节伴钙化,术后几次超声复查亦未能明确诊断,教训较为深刻。该病灶所处部位及内部回声虽然酷似甲状腺峡部结节伴钙化(单凭二维超声声像图及CDFI表现确实很难与之鉴别),但内部回声变化较大,每次检查均有所不同。该例之所以被误诊,主要是因为医生缺乏对气管憩室超声诊断的认识。笔者对比术前和术后我院4次超声检查的资料发现,每次超声检查所见病灶的内部回声均有所不同,内部的强回声时多时少(CT检查提示为气体和少许钙化性结构),有时集中,有时分散。强回声区的数量与位置在不同阶段有明显的变化,即具有一定的流变性特征,临床上主要见于含有气体的囊性或囊实性结构。

笔者分析认为,与PD相比,气管憩室的超声表现有以下几个特点:①在探头加压、嘱患者做吞咽动作时动态观察,病灶大小、形态及内部回声通常不发生明显改变。②平卧位或侧卧位、饮水后吞咽、连续动态观察无明显液气混合物进入囊内,囊腔内气体强回声无增多现象。③食管颈段管壁及管腔无明显异常。因此,对于超声检查过程中遇到的病灶位置较为特殊且声像图表现不典型的可疑憩室,可行多次检查对照,从病灶内部回声是否发生明显变化着手寻找诊断线索。必要时,建议行CT检查辅助鉴别。

典型病例

病例 1-7-1

甲状腺乳头状腺癌

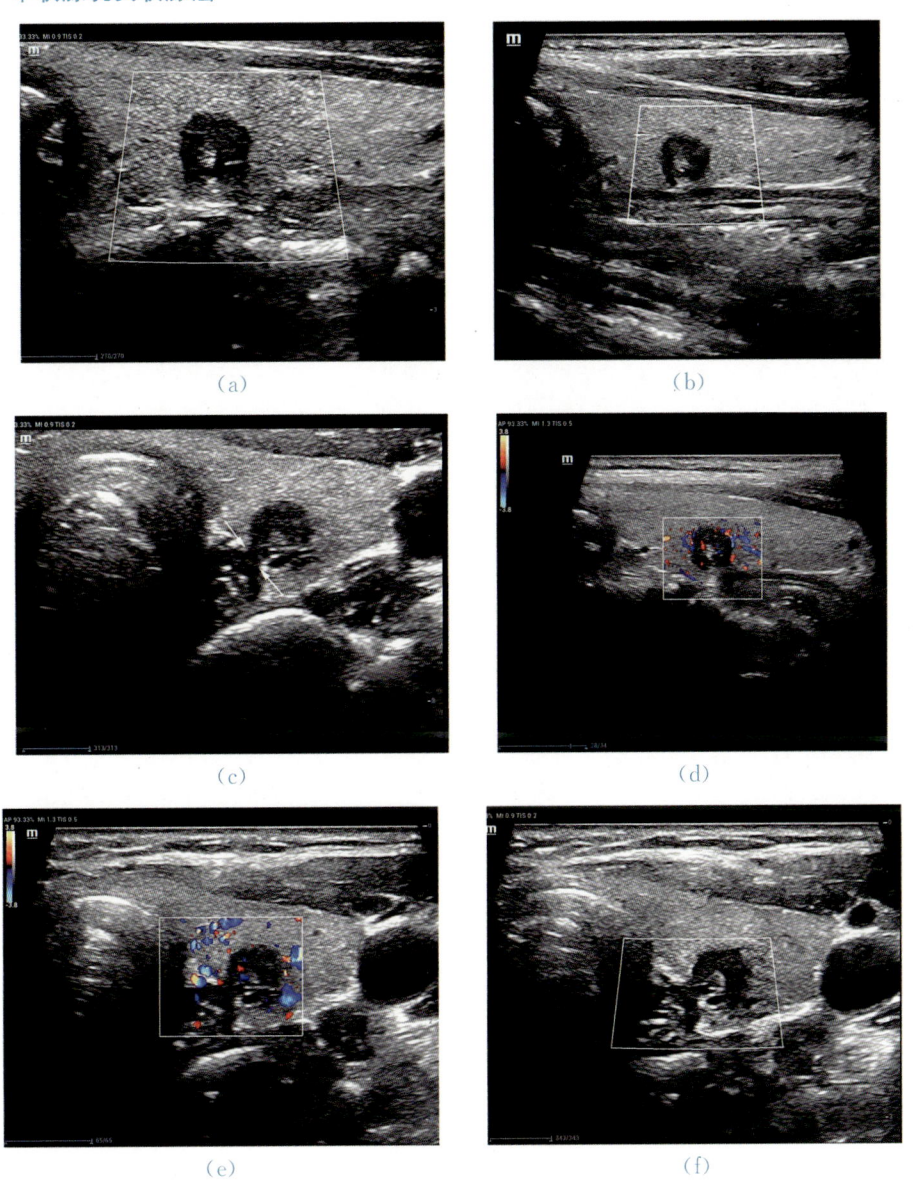

患者女,44岁,平素无症状,体检发现。

仰卧位,高频线阵超声探头检查,取甲状腺左叶长轴(a,b,d)与短轴切面(c,e,f)图像示:(a~e)甲状腺左叶大小为 5.1 cm×2.3 cm×2.2 cm(上下径×左右径×前后径),轮廓线清晰,表面光滑,形态正常,甲状腺上、下极及前后缘处动静脉形成的条状无回声结构清晰,中部背侧(深层,食管颈段左前方)腺体内可见实性结节,呈低回声,大小为 0.8 cm× 0.7 cm×0.8 cm(上下径×左右径×前后径),前后径/左右径>1,边界清晰,边缘可见分叶,无晕环征,内部回声不均匀,中部可见无后方声影的局灶强回声,其内后缘与甲状腺包膜有部分接触,该区包膜高回声线不连续,与毗邻的食管上段前侧壁局部外膜分界不清(↘),余之甲状腺腺体回声正常。CDFI 检测示结节内可见点条状血流信号(Adler 半定量分级:Ⅱ~Ⅲ级),呈边缘为主型血管。(f)左侧卧位,饮水后吞咽、动态观察,可见结节活动度明显下降,其大小、形态及内部回声无变化。食管颈段肌壁显像清晰,管腔未见明显受压。同侧颈部Ⅳ区、Ⅵ区未见明显增大变形淋巴结。

超声提示:甲状腺左叶中部(深层)背侧实性结节伴点状钙化(TI-RADS 分类:4c 类),结节与甲状腺包膜有部分接触,紧邻包膜高回声线消失,与毗邻的食管上段前侧壁局部外膜分界不清。结合临床,参照美国癌症联合委员会的分期标准(2002 年),考虑乳头状肿瘤(PT$_3$ 期)可能。

术后病理诊断:甲状腺左叶乳头状腺癌并侵及包膜。

病例 1-7-2

甲状旁腺癌

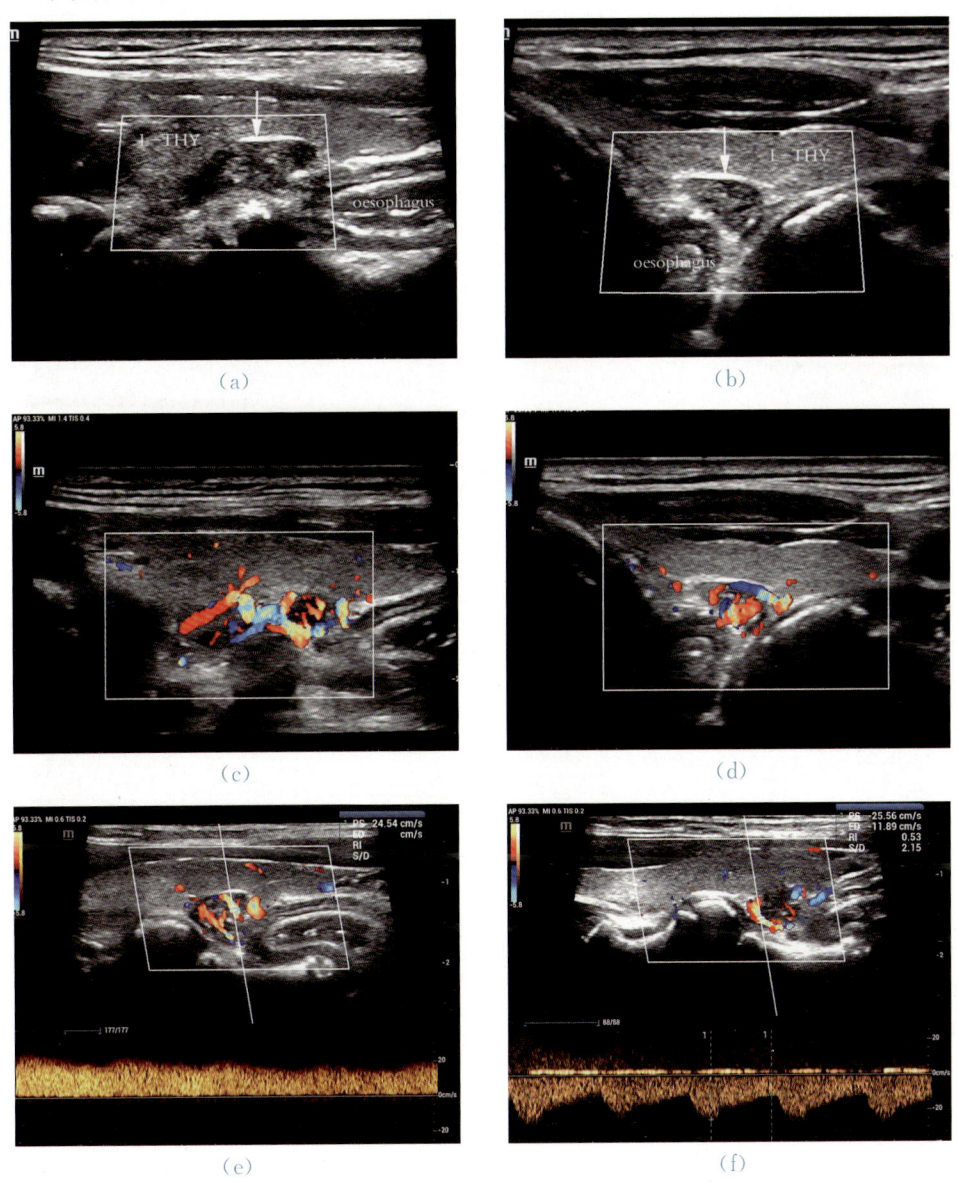

L-THY—甲状腺左叶；oesophagus—食管。

患者男，59岁，平素无明显症状，体检发现。

仰卧位，高频线阵超声探头检查，取咽食管结合部、食管颈段长轴(a,c,e,f)与短轴切面(b,d)图像示：甲状腺左叶中部背侧、食管颈段左前方见一混合性回声结节(↓)，形态近似椭圆形，大小为 1.3 cm×1.0 cm×0.8 cm(上下径×左右径×前后径)，凸入甲状腺后方腺体，前缘与甲状腺组织分界清晰，部分区域边缘粗糙；后缘大部分区域边界清晰，边缘粗糙，内部回声不均匀，以低回声结构为主，兼有少许极低回声与点絮状强回声区，后方回声无明显衰减。探头加压、嘱患者做吞咽动作时动态观察，可见结节质地软，与甲状腺运动不同步，但大小、形态及内部回声未发生明显改变。CDFI检测示结节内部血流信号丰富（Adler半定量分级：Ⅲ级），似火海征（多提示存在甲状腺功能亢进的可能），仔细观察可见该结节滋养动脉主要从甲状腺上动脉发出，沿结节的上极进入且呈粗细不等的树叉样分支。PW检及动脉和静脉型流速曲线，PSV（peak systolic velocity，收缩期流速峰值）为25.5 cm/s，RI（resistive index，阻力指数）为0.53。食管颈段显像清晰，管腔未见明显受压。同侧颈部Ⅳ区、Ⅵ区未见明显增大变形淋巴结。

超声诊断：甲状腺左叶中部背侧、食管颈段左前方实性不均质结节（富血流型），考虑左侧上甲状旁腺占位性病变（腺癌待除外）。

术后病理诊断：甲状旁腺癌。

病例 1-7-3

食管上段平滑肌瘤（骑跨型）

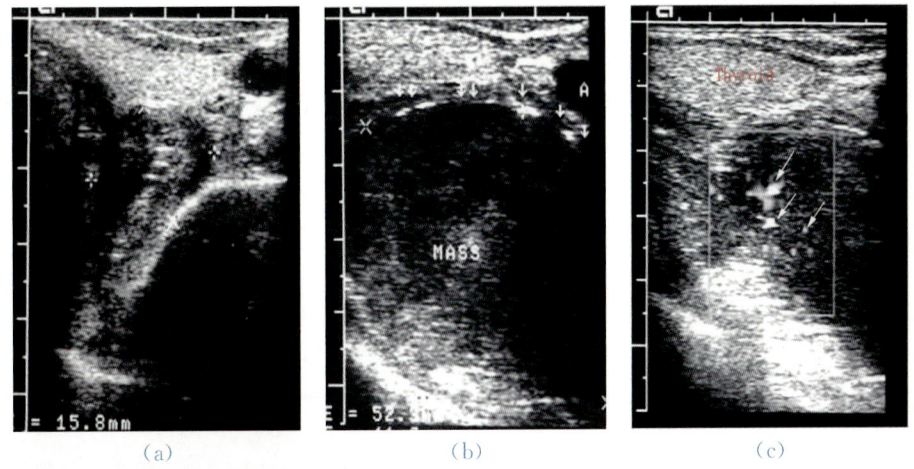

(a)　　　　　　　(b)　　　　　　　(c)

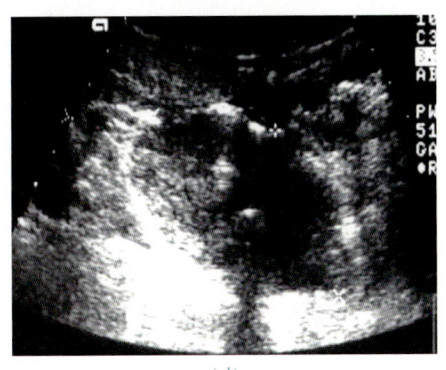

(d)

Thyroid—甲状腺；A—颈总动脉；
MASS—肿块。

患者男,66岁,吞咽哽咽感半年多,逐渐加重。

仰卧位,高频线阵超声探头(a~c)与常规腹部超声探头(d)检查,取食管颈段长轴(b,c,d)与短轴切面(a)图像示:(a,b)左锁骨上区及颈部淋巴结无增大。食管颈段开口处管壁及管腔显像正常,稍下方食管形态失常,管腔、黏膜及管壁均前移、弯曲呈拱桥状,后壁黏膜下可见一向管腔内隆起的椭圆形实性肿块,沿食管长轴分布,大小约 5.2 cm×4.7 cm×4.1 cm(上下径×左右径×前后径),边界清晰,无明显包膜回声,内部以低回声为主,兼有少许中高回声区,未见钙化及囊性回声,后壁后方回声增强,肿块表面黏膜层回声薄而连续,呈强弱不一的弧线状回声(↓),与对侧管壁黏膜紧贴,周围及对侧管壁未见增厚,黏膜及壁结构回声正常。(c)CDFI检测示肿块内血流信号丰富(↙)。PW检及动脉型流速曲线,PSV 为 21 cm/s,RI 为 0.57。(d)常规腹部超声探头扫查见肿块外形及边缘轮廓清晰,与周围组织分界明显。嘱患者饮水后吞咽、动态观察,可见肿块区管腔狭窄,扩张受限,液体在肿块前缘偏流。

超声诊断:食管颈段黏膜下实性占位(骑跨型),考虑为间叶性肿瘤(平滑肌类肿瘤)。

X线造影:切线位见食管颈段后壁凸入腔内的半球状充盈缺损,其上下缘与正常食管壁分界清晰且呈钝角,钡剂在肿物前缘偏流,管腔弧形前移且明显狭窄,该区黏膜皱襞被压平,连续性存在。

X线诊断：食管颈段腔外型占位致局部管腔狭窄。

内镜检查：食管颈段稍下方可见向管腔内凸起的较大半球状隆起，直径约5 cm，活检钳触之质硬，无活动，表面黏膜充血、水肿，血管网在其上呈跨越状态，病区食管腔受压狭窄，镜身难以通过。

内镜诊断：食管上段黏膜下病变致管腔狭窄，鉴于镜身不能通过狭窄区，中下段食管及胃部情况难以观察，建议采用其他手段进一步观察。

手术见肿物位于食管颈段稍下方右后壁，大小为5.0 cm×4.5 cm×4.0 cm（上下径×左右径×前后径），源于管壁肌层，向管腔内、外凸出，表面黏膜充血。

术后病理诊断：食管平滑肌瘤。

病例 1—7—4

食管上段髓质型癌并贲门周围淋巴结转移

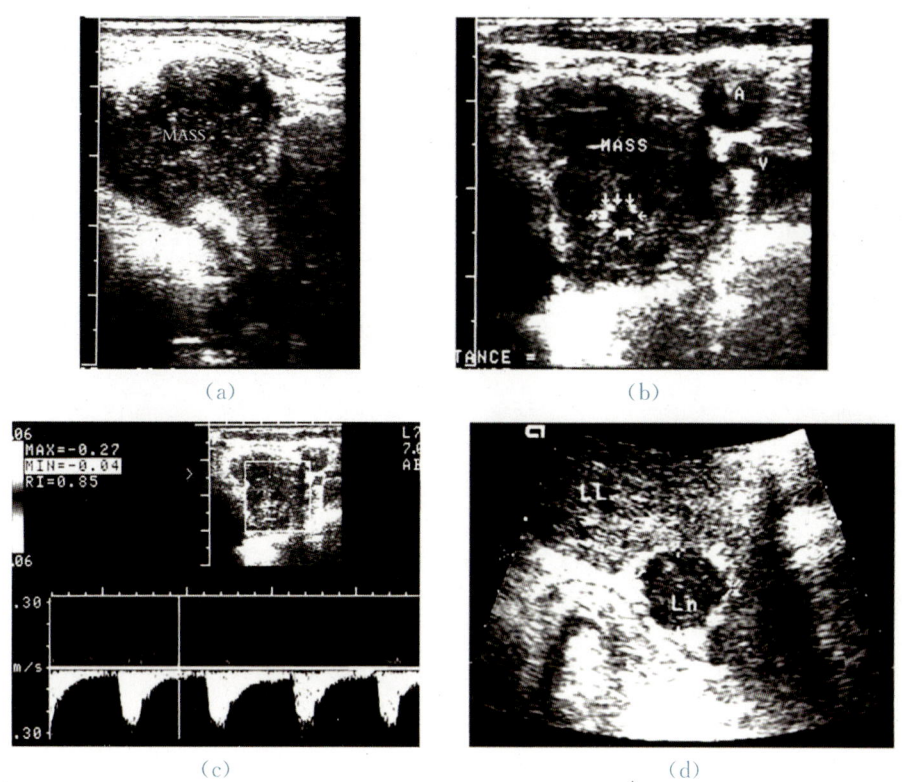

A—颈总动脉；V—颈内静脉；MASS—肿块；LL—肝左叶；Ln—淋巴结。

患者男，73岁，进行性吞咽困难3月余。

仰卧位，高频线阵超声探头检查，取食管颈段长轴(a)与短轴切面(b,c)图像示：(a)食管颈段入口处下方约1.3 cm处管壁结构失常，局部管壁增厚呈肿块样，大小为2.9 cm×3.3 cm，形态不规则，边界清晰，边缘粗糙不平，内部回声不均匀，以实性低回声为主，兼有少许细点状高回声。(b)食管壁全周性增厚，回声减低，层次消失，管腔狭窄(↓)。(c)CDFI检测示肿块内血流信号丰富。PW检及高阻动脉型流速曲线，PSV为27 cm/s，RI为0.85。

空腹时，常规超声探头检查，取食管胃结合部长轴切面(d)图像示：贲门周围见一实性结节，大小为2.4 cm×2.3 cm，呈类圆形，有包膜，表面有轻微分叶，边缘粗糙，边界清晰，内呈低回声。

超声诊断：①食管颈段管壁全周性肿块样增厚并管腔狭窄，考虑中晚期食管癌可能。②贲门周围淋巴结增大，考虑食管癌转移可能。

内镜检查：距门齿18～30 cm处之食管前壁见一不规则肿物，表面满布污秽物，管腔狭窄明显，局部蠕动消失。

内镜诊断：食管上段不规则肿物，考虑恶性肿瘤可能。

活检病理诊断：食管鳞癌，Ⅱ级。

病例 1－7－5

特殊部位气管憩室伴炎症

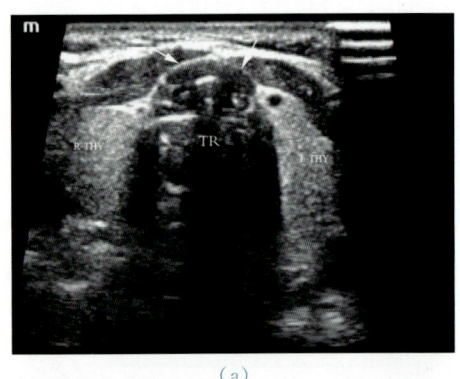
(a)

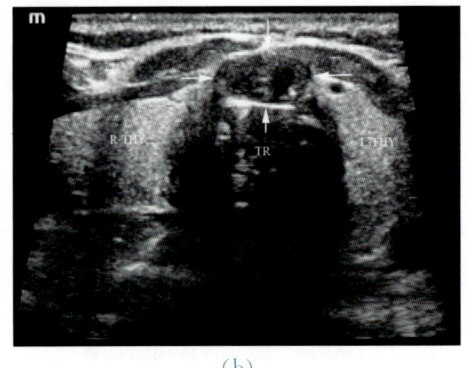
(b)

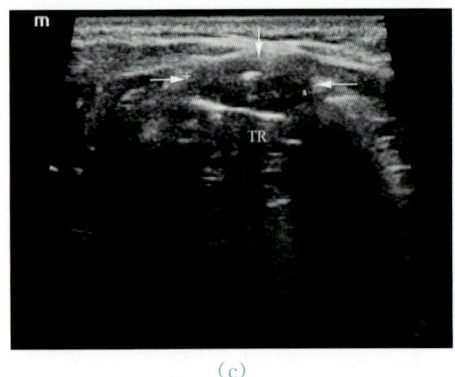
(c)

R-THY—甲状腺右叶；TR—气管；
L-THY—甲状腺左叶。

患者女，48岁，平素无症状，体检发现。

1. 第一次检查

仰卧位，高频线阵超声探头检查，取甲状腺峡部短轴（a，b）与长轴切面（c）图像示：甲状腺峡部局部增厚膨隆（前后径为 0.8 cm），包膜连续完整，该区腺体内可见一实性混合性回声结节，形态近似椭圆形（箭头处），大小为 1.6 cm×1.2 cm×0.7 cm（上下径×左右径×前后径），边界清晰，边缘欠规则，局部可见薄层半环形低回声带围绕，内部回声不均匀，以实性低回声为主，兼有多处点絮状强回声（部分回声后方伴有彗星尾征）。CDFI 检测示结节周边可见点状血流信号（Alder 半定量分级：Ⅰ级）。

超声诊断：甲状腺峡部实性结节伴钙化（TI-RADS 分类：4a 类）。

2. 第二次检查

手术后 6 个月超声复查所见：仰卧位，高频线阵超声探头检查，取甲状腺峡部横切面（d～f，h）与纵切面（g，i）图像，可于气管软骨环前方—甲状腺峡部后方区见一实性混合性回声结节，大小为 2.3 cm×1.3 cm×0.7 cm（上下径×左右径×前后径），大部分边界清晰，边缘粗糙，横切面显示病灶呈蝌蚪形（箭头处），其"尾部"似连于食管颈段前壁（e），纵切面时病灶亦显示为蝌蚪形（但"尾部"朝向头侧，"头部"朝向下方），内部回声不均匀，以实性低回声为主，兼有多处点絮状强回声、管壁样高回声及裂隙状无回声区。CDFI 检测示结节周边可见丰富点条状血流信号，呈环状分布（Alder 半定量分级：Ⅲ级）。该结节后方与气管软骨环分界清晰，前方挤压甲状腺峡部组织致其明显变薄且显像不清。探头加压、嘱患者做吞咽动作时动态观察，未见病灶大小、形态及内部回声发生明显改变。

超声诊断：颈前中下1/3正中区（气管软骨环前方—甲状腺峡部后方）实性结节并钙化样征象。结合临床，考虑少见类型肌纤维组织来源病变可能。

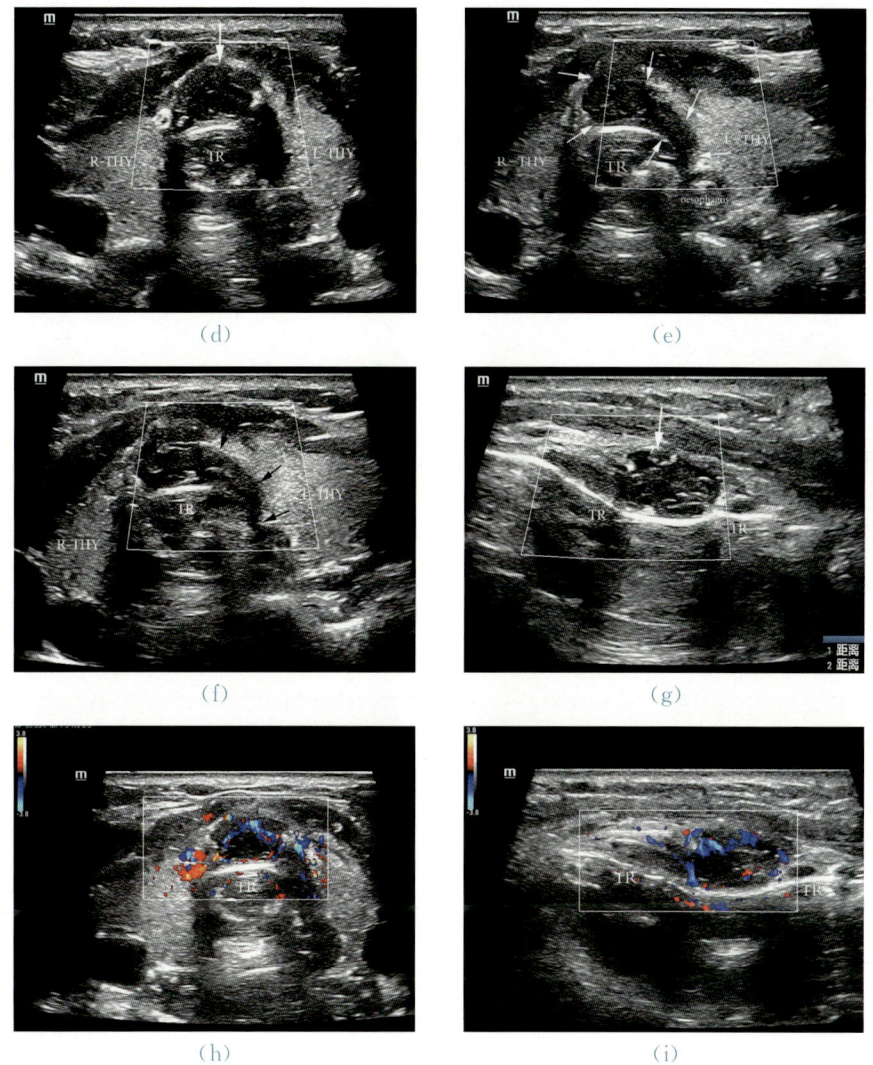

R-THY—甲状腺右叶；TR—气管；L-THY—甲状腺左叶；oesophagus—食管。

3. 第三次检查

手术后12个月（j～m）超声复查所见：病灶所在部位、形态（↓）、大小及周边血流状态与手术后6个月超声复查所见大体一致。

4. 第四次检查

手术后30个月（n～q）超声复查所见：病灶所在部位、形态（↓）、大小及周边血流状态与手术后6个月及12个月超声复查所见大体一致，但此次复查意外发现一个特别重要的征象。在探头加压、嘱患者做吞咽动作时动态观察，未见病灶大小、形态及内部回声发生明显改变，但患者咳嗽时有气体流向病灶（p中红↓）。这一发现使得此次超声诊断（考虑来源于咽部、咽食管结合部或气管的憩室）接近了疾病的真相。

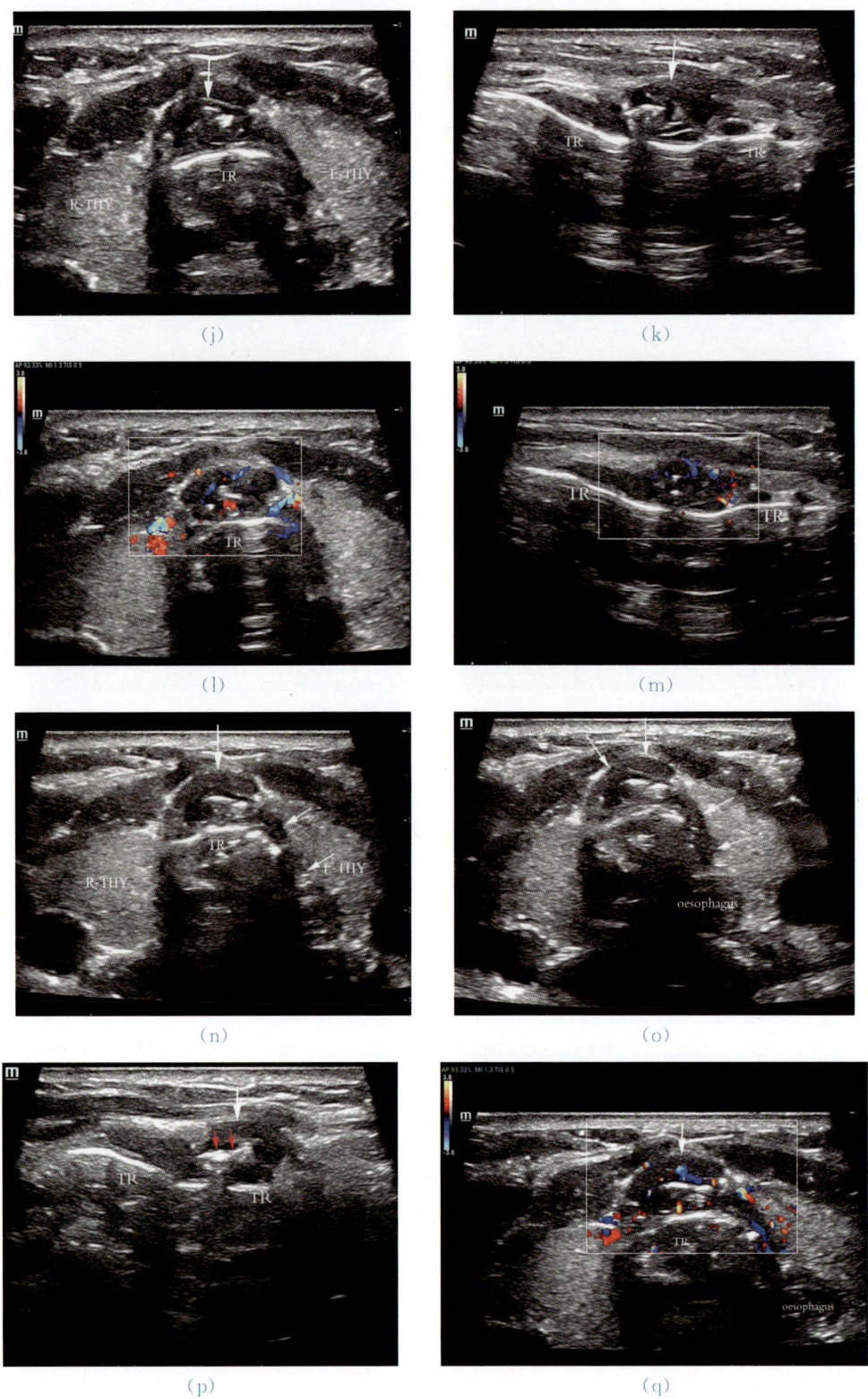

(j) (k) (l) (m) (n) (o) (p) (q)

R-THY—甲状腺右叶；TR—气管；L-THY—甲状腺左叶；oesophagus—食管。

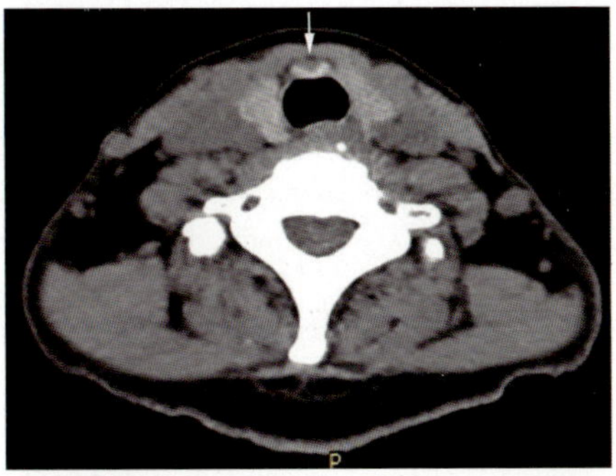

(r1) 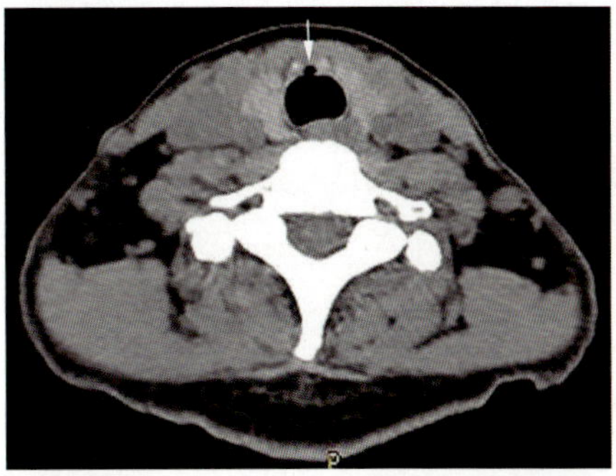　　　　　　　　　　(r2)

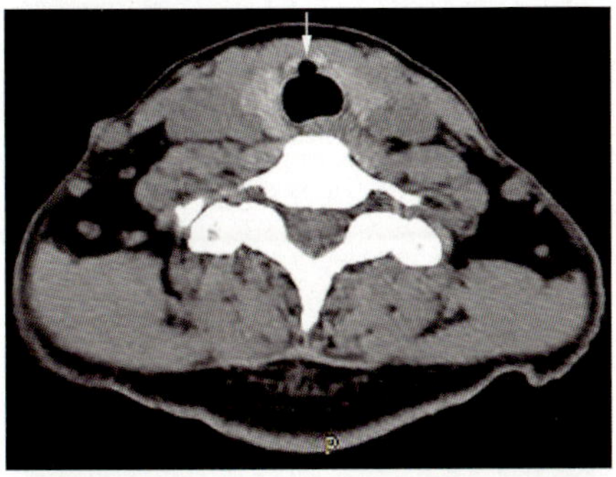

(r3) 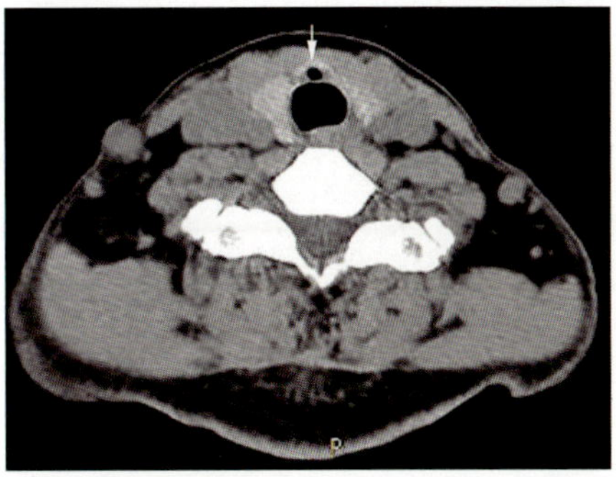　　　　　　　　　　(r4)

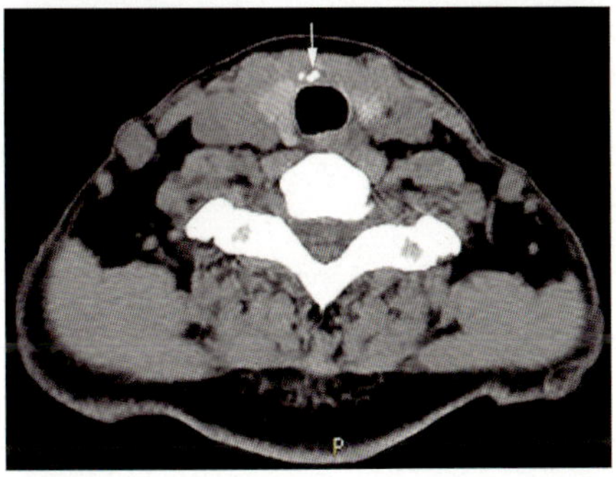

(r5) 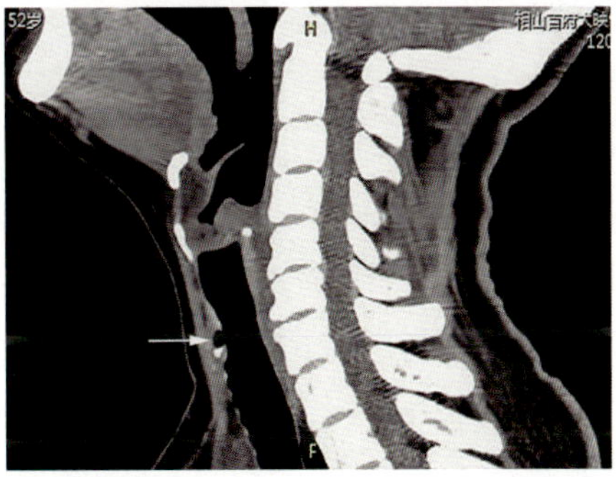　　　　　　　　　　(s)

同期 CT 检查平扫(r1~r5 为横断面图像,s 为矢状位图像)示:气管上段前壁(甲状腺峡部后方)局部缺损,口径约 0.3 cm,其前方可见卵圆形含气囊肿(与缺损处相通),外缘呈不规则分叶状,壁厚薄不一,囊内有不规则线状、索条状分隔及高密度影。

CT 诊断:气管上段前壁(甲状腺峡部后方)气管憩室并囊壁少许钙化。

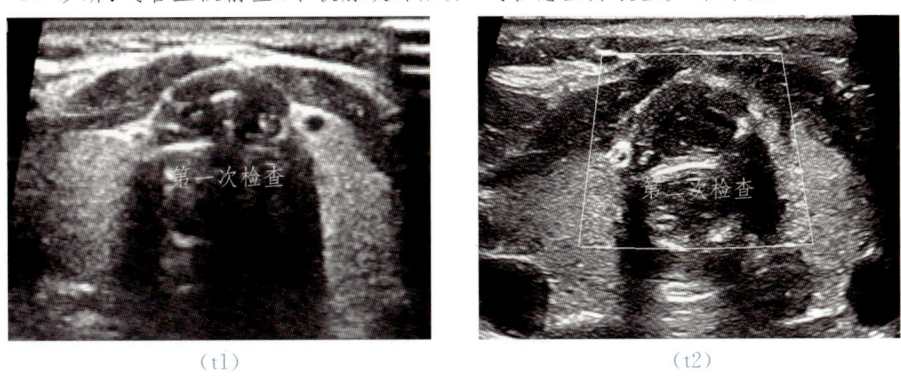

(t1)　　　　　　　　　　(t2)

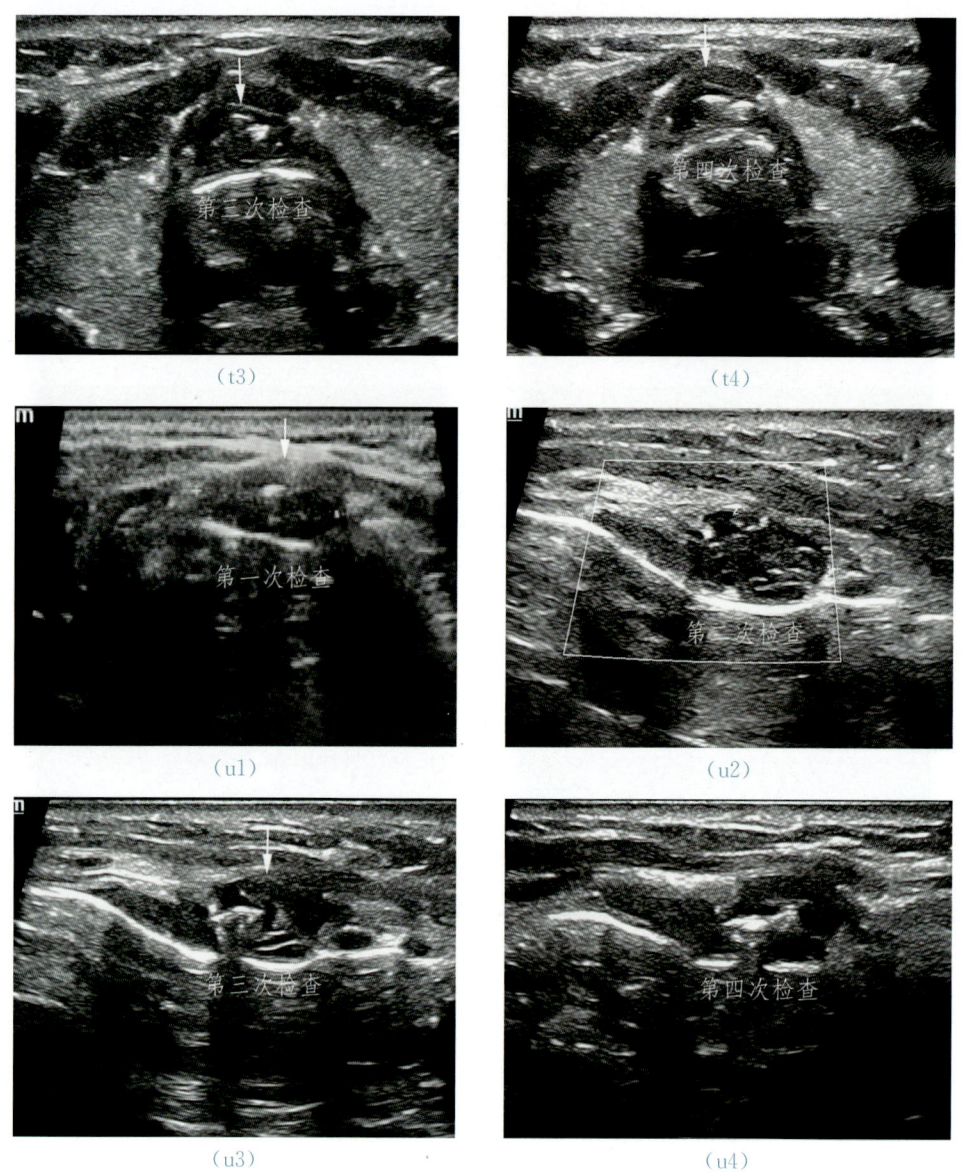

(t3) (t4)

(u1) (u2)

(u3) (u4)

对4次超声检查所见(t1～t4为横切面图像,u1～u4为纵切面图像)进行对比,可见每次超声检查所见病灶的内部回声均有所不同,内部的强回声区数量及分布区域在不同阶段有明显的变化,时多时少,有时集中,有时分散,具有一定的流变性特征。此征象极少见于甲状腺实性结节。

第8节　咽食管憩室的超声诊断报告模板

一、颈部左侧单纯性 PD（Killian-Jamieson 憩室）

仰卧位，高频线阵超声探头检查，于甲状腺左叶中下部背侧、靠近食管上段见一类囊性中等回声/低回声/无回声/高回声/夹杂有气体强回声的混合性回声结节，呈圆形/椭圆形/蝌蚪形/长茄形/梨形，大小为＿＿＿＿cm×＿＿＿＿cm×＿＿＿＿cm（上下径×左右径×前后径），向甲状腺后方腺体内突出，前缘与甲状腺包膜分界清晰，边缘见稍厚且宽窄不一的半环形高低回声相间的层状结构围绕/边缘见薄厚均一的包膜回声（呈低回声，类似声晕），内后缘部分区域边界不清，内部回声不均匀，可见气体强回声集聚，后方伴彗星尾征/以＿＿＿＿回声为主，夹杂有少许＿＿＿＿回声或＿＿＿＿回声，部分点状强回声后方伴彗星尾征。CDFI 检测示内部无明显血流信号，但可见彩色闪烁伪像，包膜区可见少许点状或条状血流信号。

探头加压、嘱患者做吞咽动作时观察，可见病灶大小、形态及内部回声发生改变，与甲状腺运动不同步。

左侧卧位、饮水后吞咽、连续动态观察，可见病灶内后方与食管颈段前壁/外侧壁之间有颈口通向食管腔，开口最大径为＿＿＿＿cm，病灶与后方食管壁存在延续关系，液气混合物进出憩室囊，憩室囊大小及回声状态发生动态改变，原来集聚的高回声或强回声结构被分散，显示为许多散在的点状强回声且出现漂移现象，内部无回声区增多。食管颈段管腔无明显受压/轻微受压/明显受压。

超声诊断：颈部左侧单纯性 PD（Killian-Jamieson 憩室，Ⅰ期/Ⅱ期/Ⅲ期/Ⅳ期）。

二、颈部右侧单纯性 PD（Killian-Jamieson 憩室）

仰卧位，高频线阵超声探头检查，于甲状腺右叶中下部背侧、气管软骨环右侧见一类囊性中等回声/低回声/无回声/高回声/夹杂有气体强回声的混合性回声结节，呈圆形/椭圆形/蝌蚪形/长茄形/梨形，大小为＿＿＿＿cm×＿＿＿＿cm×＿＿＿＿cm（上下径×左右径×前后径），凸入甲状腺后方腺体，前缘与甲状腺包膜分界清晰，边缘见稍厚且宽窄不一的半环形高低回声相间的层状结构围绕/边缘见薄厚均一的包膜回声（呈低回声，类似声晕），内后缘部分区域边界不清，内部回声不均匀，可见气体强回声集聚，后方伴彗星尾征/以＿＿＿＿回声为主，夹杂有少许＿＿＿＿回声或＿＿＿＿回声，部分点状强回声后方伴彗星尾征。CDFI 检测示内部无明显血流信号，但可见彩色闪烁伪像，包膜区可见少许点状或条状血流信号。

探头加压、嘱患者做吞咽动作时观察，可见病灶大小、形态及内部回声发生改变，与甲状腺运动不同步。

侧卧位、饮水后吞咽、连续动态观察,可见液气混合物通过憩室囊左后方区进入憩室囊(其颈口显示不清),囊腔内气体强回声增多且出现潮汐样流动漂移现象。食管颈段管腔无明显受压/轻微受压/明显受压。

超声诊断:颈部右侧单纯性 PD(Killian-Jamieson 憩室,Ⅰ期/Ⅱ期/Ⅲ期/Ⅳ期)。

三、颈部左侧单纯性 PD(Zenker 憩室)

仰卧位,高频线阵超声探头检查,于甲状腺左叶中下部背侧、食管颈段左前方见一类囊性中等回声/低回声/无回声/高回声/夹杂有气体强回声的混合性回声结节,呈圆形/椭圆形/蝌蚪形/长茄形/梨形,大小为＿＿＿cm×＿＿＿cm×＿＿＿cm(上下径×左右径×前后径),凸入甲状腺后方腺体,前缘与甲状腺包膜分界清晰,边缘见稍厚且宽窄不一的半环形高低回声相间的层状结构围绕/边缘见薄厚均一的包膜回声(呈低回声,类似声晕),内后缘部分区域边界不清,内部回声不均匀,可见气体强回声集聚,后方伴彗星尾征/以＿＿＿回声为主,夹杂有少许＿＿＿回声或＿＿＿回声,部分点状强回声后方伴彗星尾征。CDFI 检测示内部无明显血流信号,但可见彩色闪烁伪像,包膜区可见少许点状或条状血流信号。

探头加压、嘱患者做吞咽动作时观察,可见病灶大小、形态及内部回声发生改变,与甲状腺运动不同步。

左侧卧位、饮水后吞咽、连续动态观察,可见液气混合物通过咽食管结合部左后壁一开口进出憩室囊(开口最大径为＿＿＿cm)/液气混合物通过咽食管结合部左后方颈口进出憩室囊(难以直接显示开口状态),憩室囊大小及内部回声因液气混合物进入而发生动态改变,囊腔内原来集聚的高回声或强回声结构被分散,显示为许多散在的点状强回声且出现潮汐样流动漂移现象。食管颈段管腔无明显受压/轻微受压/明显受压。

超声诊断:颈部左侧单纯性 PD(Zenker 憩室,Ⅰ期/Ⅱ期/Ⅲ期/Ⅳ期)。

四、颈部复杂性 PD(合并感染或肿瘤)

仰卧位,高频线阵超声探头检查,于甲状腺左叶中下部背侧、食管颈段左前方/甲状腺右叶中下部背侧、气管软骨环右侧见一类囊性中等回声/低回声/无回声/高回声/夹杂有气体强回声的混合性回声结节,呈圆形/椭圆形/蝌蚪形/长茄形/梨形/不规则形,大小为＿＿＿cm×＿＿＿cm×＿＿＿cm(上下径×左右径×前后径),凸入甲状腺后方腺体,前缘与甲状腺包膜分界清晰,边缘见厚而不均的半环形高低回声相间的层状结构围绕/边缘见明显增厚且不均匀的包膜回声(呈低回声,类似声晕),内后缘部分区域边界不清,内部回声不均匀,可见气体强回声集聚,后方伴彗星尾征/以＿＿＿回声为主,夹杂有少许＿＿＿回声或＿＿＿回声,部分点状强回声后方伴彗星尾征。CDFI检测示内部无明显血流信号,但可见彩色闪烁伪像,增厚囊壁区可见丰富环状或条状血流信号。

探头加压、嘱患者做吞咽动作时观察,可见病灶大小、形态及内部回声发生改变,与甲状腺运动不同步,患者主诉压痛明显。

左侧/右侧卧位、饮水后吞咽、连续动态观察,可见液气混合物通过咽食管结合部(左前侧壁/后外侧壁)一开口进出憩室囊(开口最大径为_____cm)/液气混合物通过咽食管结合部左后方区进出憩室囊(难以直接显示开口状态),憩室囊大小及内部回声因液气混合物进入而发生动态改变,囊腔内原来集聚的高回声或强回声结构被分散,显示为许多散在的点状强回声且出现潮汐样流动漂移现象。食管颈段管腔无明显受压/轻微受压/明显受压。

超声诊断:颈部左侧/右侧复杂性PD(Killian-Jamieson憩室/Zenker憩室,Ⅰ期/Ⅱ期/Ⅲ期/Ⅳ期)。结合临床,考虑PD合并感染或肿瘤可能。

参考文献

[1] 高珊,徐勤,韩若凌,等.咽食管憩室的诊断及治疗[J].中华耳鼻咽喉头颈外科杂志,2012,47(12):1004－1007.

[2] 王龙,曹杰,丁平,等.Killian-Jamieson憩室伴食道重度狭窄1例[J].世界华人消化杂志,2015,23(10):1695－1698.

[3] JIANG L,HU B,WANG Z.Sonographic diagnosis features of Zenker diverticulum [J/OL].European Journal of Radiology,2011,80(2):e13－e19.

[4] 姜立新,胡兵,王燕.高频超声诊断Zenker憩室的临床价值[J/CD].中华医学超声杂志:电子版,2010,7(11):22－24.

[5] MCGRATH E E,MCCABE J,ODUDU A. Zenker'S diverticulum [J]. QJM-An International Journal of Medicine,2008,101(9):747－748.

[6] 张蔚韩,贾瑞珍,许迎建.无症状咽食管憩室超声诊断分析[J/CD].中华医学超声杂志:电子版,2016,13(4):308－310.

[7] 徐洋.13例咽食管憩室的影像对比分析[J].临床医药文献杂志,2017,4(16):3092－3093.

[8] 刘海珍,郁春红,李照喜.咽食管憩室超声漏误诊分析[J/CD].中华医学超声杂志:电子版,2012,9(7):634－635.

[9] 吕淑兰,罗克文,谢轶.超声对咽食管憩室的临床诊断价值分析[J].中外医疗,2018,37(3):25－27.

[10] 胡文筘,吴刚,袁建军,等.咽食管憩室的超声诊断价值[J].中华超声影像学杂志,2014,23(12):1054－1056.

[11] 雷荣强,钱林学,胡向东.动态高频超声在咽食管憩室诊断中的应用[J].中国医学装备,2017,14(12):1－4.

[12] 卓晓英,鹿皎,侯秀敏,等.高频超声结合超声造影诊断咽食管憩室的价值[J].徐州医科大学学报,2019,39(11):823－826.

[13] 骆韵青,章燕锋,于尚坤,等.高频超声结合饮水试验在咽食管憩室诊断中的应用[J].中国超声医学杂志,2014,30(7):664－666.

[14] 马湛.高频超声诊断咽食管憩室应用价值[J].医药论坛杂志,2010,31(9):92－93.

[15] 高晓强,荣阳,白娟,等.咽食管憩室的影像诊断价值与临床研究[J].中国医药指南,2016,14(18):59－60.

[16] 高虹,李雪飞,刘春芝.咽食管憩室误诊为甲状腺肿物4例病例分析[J].中国实验诊断学,2016,20(12):2133－2134.

[17] 刘士龙,冯程,刘涛,等.高频超声诊断咽食管憩室[J].中国介入影像与治疗学,2016,13(2):126-127.

[18] 顾秀芬.咽食管憩室的超声诊断[J].现代中西医结合杂志,2008,17(16):2527.

[19] 栗小艳,王旸,唐杰,等.咽食管憩室的超声诊断价值[J].中国医学影像学杂志,2014,22(12):912-913,917.

[20] 邹曙东,朱铖,王昊,等.咽食管憩室确诊前后 B 超分析[J].浙江医学教育,2011,10(3):63-64.

[21] 张玉良,纪园园,舒凯.超声对咽食管憩室的诊断价值[J].临床超声医学杂志,2014,16(11):788-789.

[22] 边学海,付庆锋,李婧婷,等.咽食管 Killian-Jamieson 憩室的超声诊断分析[J].中国超声医学杂志,2019,35(6):563-566.

[23] TANG S-J, TANG L, CHEN E, et al. Flexible endoscopic Killian-Jamieson diverticulotomy and literature review(with video)[J]. Gastrointestinal Endoscopy,2008,68(4):790-793.

[24] 周伟生,黄耀华.咽造影诊断咽憩室(附 34 例报告)[J].中华放射学杂志,1996,30(6):407-409.

[25] 高万峰,石富,于兰,等.Killian-Jamieson 憩室误诊为结节性甲状腺肿[J].临床误诊误治,2010,23(6):557.

[26] 肖淑芬,李红霞,陈坤.咽食管憩室误诊为颈部及甲状腺肿物二例临床分析[J].临床误诊误治,2014,27(4):43-44.

[27] DEFRIEND D E,DUBBINS P A. Sonographic demonstration of a pharyngoesophageal diverticulum[J]. Journal of Clinical Ultrasound,2000,28(9):485-487.

[28] EKBERG O,NYLANDER G. Lateral diverticula from the pharyngo-esophageal junction area[J]. Radiology,1983,146(1):117-122.

[29] 李文灿,王争鸣,于志峰,等.颈部手术发现咽食管憩室的诊断及治疗[J].临床医学,2010,30(5):69-70.

[30] 张云,马聪敏,任金武.CT 诊断咽食管憩室 1 例[J].中国临床医学影像杂志,2019,30(11):831-832.

[31] RODGERS P J,ARMSTRONG W B,DANA E K. Killian-Jamieson diverticulum:a case report and a review of the literature[J]. Annals of Otology, Rhinology & Laryngology,2000,109(11):1087-1091.

[32] VIRÓS PORCUNA D,ZARRAONANDÍA ANDRACA I,LEÓN VINTRÓ X,et al. Tratamiento endoscópico combinado vs. abierto en el divertículo de Zenker[J]. Acta Otorrinolaringológica Española,2009,60(6):396-401.

[33] TRINGALI S,PIERRILLAS P,CÉRUSE P,et al. Traitement endoscopique des diverticules de Zenker à la pince autosuturante[J]. Annales d'Otolaryngologie et Chirurgie

Cervico-faciale,2008,125(3):128-133.

[34] BERGERON J L,LONG J L,CHHETRI D K. Dysphagia characteristics in Zenker's diverticulum [J]. Otolaryngology—Head and Neck Surgery,2013,148(2):223-228.

[35] WALTS A E,BRAUNSTEIN G. Fine-needle aspiration of a paraesophageal diverticulum masquerading as a thyroid nodule [J]. Diagnostic Cytopathology,2006,34(12):843-845.

[36] 田海英,徐栋. 超声误诊咽食管憩室1例 [J]. 临床超声医学杂志,2017,19(2):118.

[37] KWAK J Y,KIM E-K. Sonographic findings of Zenker diverticula [J]. Journal of Ultrasound in Medicine,2006,25(5):639-642.

[38] 陈旭兰,王飞. 咽食管憩室误诊为甲状腺结节1例 [J]. 武警医学,2019,30(11):997-998.

[39] KECK T,ROZSASI A,GRÜN P M. Surgical treatment of hypopharyngeal diverticulum(Zenker's diverticulum)[J]. European Archives of Oto-Rhino-Laryngology,2010,267(4):587-592.

[40] 宋宴鹏,粘琦玉,葛桂霞. 超声诊断咽食管憩室炎1例 [J]. 中国临床医学影像杂志,2015,26(2):147.

[41] KIM J,KIM Y J,KIM E-K,et al. Incidentally found pharyngoesophageal diverticulum on ultrasonography [J]. Yonsei Medical Journal,2002,43(2):271-273.

[42] 董嘉文,毛建强,曹宪伟. 咽食管憩室的高频超声图像特征分析 [J]. 临床超声医学杂志,2019,21(3):237-238.

[43] MARCY P-Y,BENISVY D,POISSONNET G,et al. Zenker's diverticulum: the diagnostic power of ultrasound [J]. Thyroid,2010,20(11):1317-1318.

[44] MERCER D,BLACHAR A,KHAFIF A,et al. Real-time sonography of Killian-Jamieson diverticulum and its differentiation from thyroid nodules [J]. Journal of Ultrasound in Medicine,2005,24(4):557-560.

[45] KIM H K,LEE J I,JANG H W,et al. Characteristics of Killian-Jamieson diverticulamimicking a thyroid nodule [J]. Head Neck,2012,34(4):599-603.

[46] 胡炳仁,屠金夫,张维建. 颈部食管憩室误诊为甲状腺结节一例 [J]. 中华普通外科杂志,2011,26(2):119.

[47] 陈洪耀,奚美敏. 咽食管憩室误诊为甲状腺肿瘤1例 [J]. 临床超声医学杂志,2006,8(8):506-507.

[48] 赵忻. 超声误诊咽食管憩室为甲状腺恶性肿瘤1例 [J]. 新疆医学,2019,49(12):1250-1251.

[49] 陈勇,张钧,方旭昊. 咽食管憩室超声检查误诊为甲状腺肿瘤 [J]. 临床误诊误治,2010,23(1):54.

[50] 徐健,吴庆梅,文飞.咽食管憩室超声误诊为甲状腺占位1例[J].临床超声医学杂志,2016,18(12):819.

[51] PANG J C,CHONG S,NA H I,et al. Killian-Jamieson diverticulum mimicking a suspicious thyroid nodule:sonographic diagnosis [J]. Journal of Clinical Ultrasound,2009,37(9):528—530.

[52] Komatsu M,Komatsu T,Inove K. Ultrasonography of Zenker's diverticulum:special reference to differential diagnosis from thyroid nodules [J]. European Journal of Ultrasound,2000,11(2):123—125.

[53] 谢冬,姜格宁,徐志飞.气管支气管憩室的诊断进展[J].国际呼吸杂志,2012,32(3):233—235.

[54] 何忠良,陈国兴,宣浩军,等.气管憩室的外科治疗[J].浙江中西医结合杂志,2016,26(8):747—749.

[55] CEULEMANS L J,LERUT P,DE MOOR S,et al. Recurrent laryngeal nerve paralysis by compression from a tracheal diverticulum [J]. Annals of Thoracic Surgery,2014,97(3):1068—1071.

[56] 刘华,李子平,吴励,等.气管憩室影像表现探讨[J].罕少疾病杂志,2013,20(3):8—10.

[57] Kim Y-J,Kim E-K,Kim J,et al. Paratracheal air cysts:sonographic findings in two cases [J]. Korean Journal of Radiology,2003,4(2):136—139.

第 2 章
贲门失弛症

贲门失弛症(achalasia of cardia,AC)是一种食管运动障碍性疾病,以食管缺乏蠕动和食管下括约肌(lower esophageal sphincter,LES)松弛不良为特征。其确切病因不明,可发生于任何年龄,以成年人多见,平均发病年龄为 45 岁左右。通常情况下,AC 表现为长期缓慢、由轻至重的渐进性发展过程,平均病程为 7 年左右,常见临床症状有吞咽困难、体重减轻、餐后反食、夜间呛咳以及胸骨后不适或疼痛。目前,临床诊断 AC 首选高分辨率食管测压法(high-resolusion manometry,HRM),X 线造影则作为常规影像学手段使用。资料表明,常规经体表超声检查对诊断 AC 有重要临床价值,超声显示率可达 100%。AC 的超声表现具有特征性,超声诊断符合率可达 95%。

早、中期 AC 常见超声表现:空腹时常规检查可见食管下段扩张,管腔内少量潴留物。吞咽后可见食管下段收缩乏力,蠕动减弱,食管胃结合部(esophagogastric junction,EGJ)形态失常,外径无明显增大,管壁轻微对称性局限性增厚,多数结构清晰,EGJ 管腔狭窄且紧闭,与扩张食管下段呈鸟嘴样或萝卜根样。饮水后检查可见食管下段或中下段管腔增大,早期前后径<3.5 cm,中期前后径为 3.5～6.0 cm,EGJ 狭窄且形态固定。连续动态观察,可见食管内液体在狭窄处通过受阻并滞留,食管下段有微弱蠕动或显示对称性小幅度收缩环,贲门间歇性小幅度开放(开放时最大前后径:早期≥1.5 cm,中期为 1.0～1.5 cm),液体间断喷入胃内。胃充盈良好,贲门区呈喇叭口样形态。

晚期 AC 常见超声表现:空腹时常规检查可见食管全段或食管中下段显著扩张、延长,食管颈段气体聚集,食管全段显示大量以高回声为主的潴留物。EGJ 形态失常,外径无明显增大,多数管壁无增厚,结构清晰,EGJ 管腔狭窄且紧闭,与扩张食管下段呈圆锥样或鸟嘴样。饮水后检查可见食管全段或食管中下段扩张,内径>6.0 cm,食管下段管壁近 LES 处显示袋状或尖角状局限性膨出囊,EGJ 狭窄且形态固定。连续动态观察,可见食管内液体在狭窄处通过受阻并滞留,食管下段蠕动消失,狭窄区长时间不弛张,偶见间歇性小幅度开放(开放时最大前后径<1.0 cm),少量液体间断喷入胃内。胃充盈不良或长时间不充盈,贲门区呈喇叭口样形态。

第1节　贲门失弛症的临床概述

一、AC 的流行病学特点

AC 是以食管的蠕动消失、吞咽时 LES 不能正常舒张或完全不松弛、食管体部蠕动消失、食管扩张、LES 静息压力增大为特征的疾病。按形成原因可分为两类：一类为原发性 AC，系食管神经肌肉病变所致食管运动功能障碍性疾病；另一类为继发性 AC，系食管恶性肿瘤的浸润、糖尿病并发的自主神经病、迷走神经相关性疾病、硬皮病和美洲钩虫病等疾病所致 LES 无法舒张的疾病。2002 年，世界胃肠病学大会明确将 AC 列入食管运动障碍疾病。在我国，AC 以原发性居多，继发性较少。本章所述内容主要为原发性 AC。

AC 的发病率约为 0.8/100 000/年[1]，约占食管疾病的 4.2%，无明显性别差异，可见于任何年龄，以成年人多见，平均发病年龄为 45 岁左右[1,2]，15 岁以前（甚至 1 岁以内）发病者约占 5%。朱尚勇等[3]报道 29 例 AC 患者，发病年龄为 15～72 岁，平均 37 岁。李吉昌等[4]报道 38 例 AC 患者，发病年龄为 18～59 岁，平均 35 岁。王建鑫等[5]报道 57 例 AC 患者，男性 30 例，女 27 例，男女比例为 1.1∶1，发病年龄为 11～82 岁（平均 40.2 岁），其中 25～60 岁占 80.5%。

二、AC 的发生部位

AC 主要累及 EGJ 和食管体部，典型者存在 LES 高压、松弛不全（残存压力增大）和食管体部停止蠕动等症状。

三、AC 的主要病因、发病过程和病理特点

1. AC 的主要病因

AC 的确切病因不明，有学者推测可能与病毒感染、自身免疫与遗传、情绪与精神等因素有关[6,7]。目前研究提出，AC 主要是食管纵行肌和环形肌之间的肌间神经丛受病毒以及自身免疫等因素影响，出现节后神经元炎症性损害[8-10]、神经节细胞和迷走神经运动核细胞功能障碍所致，并非由 LES 平滑肌纤维本身退行性变化造成。章建全等[11]调查发现，多数 AC 患者为遭受严重的精神创伤后突然发病，或长期精神紧张焦虑而在不知不觉中发病。

2. AC 的发病过程和病理特点

正常人群的 LES 存在三种不同的压力：蠕动开始时 LES 收缩产生的收缩压、不

完全静息状态下LES产生的静息压和蠕动停止后LES松弛时产生的松弛压[12]。当吞咽食物时,食团上端食管出现收缩波,食团下端食管出现舒张波,食团因此被顺利推送至胃内。在此过程中,食管蠕动的强度比较低(10～40 mmHg),并且每次蠕动时间大体一致。对于AC而言,这一正常的生理机制被打破,70%～80%的患者食管蠕动后LES不松弛或者仅存在不完全性松弛,另有20%～30%的患者蠕动后LES压力可以降至基线水平,但松弛时间较短(通常小于6 s)[13,14]。

AC的发展是一个长期缓慢、由轻到重的渐进性过程,平均病程为7年左右[3,4]。早期,LES失弛缓呈间歇性发作,尚可缓慢通过食物,食管内潴留物不多;中晚期,LES失弛缓持续发作,不能很好松弛,甚至完全不松弛,食管体部出现失蠕动和运动不协调,食物从开始的进多出少发展为只进不出,甚至出现反食,大量食物潴留于食管,只有当食管内压超过LES压力时,滞留物才在重力作用下缓慢通过。长此以往,食管全段被动性扩张、延长、弯曲,可能诱发炎症、溃疡、憩室或癌变。有报道指出,AC患者食管癌的发生率为1.7%～16.7%[15],较普通人群高7倍[16]。

有学者根据X线造影所见食管的扩张程度对AC进行临床分期,内径<3.5 cm、3.5～6.0 cm、>6.0 cm分别对应早、中、晚期[17],一些晚期患者的食管扩张程度可达10 cm。根据高分辨率食管测压结果,可将AC分为三型[18]:Ⅰ型为经典型AC,食管体部压力增大不明显,LES松弛异常;Ⅱ型为压力明显增大的AC;Ⅲ型为伴有食管痉挛的AC。

AC的大体病理:EGJ管腔由上到下对称性逐渐变窄,呈圆锥样、鸟嘴样、笔尖样、倒塔样或萝卜根样。病理组织学最明显的变化主要表现为LES肌层的肥厚(以环形肌层增厚最为显著)、肌纤维局灶性纤维化、肌间神经丛变性、抑制性神经元减少甚至缺如,常同时合并食管炎和黏膜下腺体萎缩[19]。

四、AC的临床表现

AC的标志性症状是进食流质食物(90%～95%)或固体食物(95%以上)时吞咽困难[20]、烧心和胸痛(17%～95%)以及食物潴留食管引起的反流(59%～64%)[1]。多数患者早期症状不明显,常见主诉是进食缓慢,进食固体食物时需要用水送下,有时持续数年或数月。突然发病者多与情绪紧张、进食冷饮等有关。后期表现出明显的食物嵌塞症状,进食固体和液体食物时都存在吞咽困难,需要通过改变体位(站立位,采取伸直颈部和耸肩的方式)、大量饮水、减缓进食速度、不断用力吞咽、深呼吸以及采取Valsalva动作,缓解胸骨后阻塞感,进食过程中或餐后多出现反胃与胸痛,甚者夜间入睡后出现食管内容物反流(带有臭味)。其他症状还有体重减轻、口臭、烧心、夜间口腔食物残渣积存以及咳嗽或窒息、急性气管梗阻、不能打嗝、餐后晕厥、龋齿、哮喘和肺炎等。值得一提的是,大多数青壮年患者虽有吞咽困难,病程持续数年,但全身状况可不受影响,此与食管癌患者迥然不同。一些年轻的AC患者可能以胸痛为常见症状[21,22],且女性患者比男性患者更为常见。幼儿或少数成人患者可能因梗阻严重、呕吐剧烈引起营养障碍,进而影响发育,使体重下降。

典型 AC 的临床病程可分为三期:①早期,以吞咽困难、反胃和胸骨后痛为主要症状。②中期(代偿期),以食管运动障碍为特征,吞咽时食管无蠕动。由于食管扩张,容量增加,此期吞咽困难或稍有减轻。③晚期(失代偿期),食管极度扩张,以夜间反流和肺误吸以及消瘦、恶病质等为主要症状。

贲门失弛症临床症状评分系统(Eckardt)评分是评价 AC 患者症状(主要针对吞咽困难、反流、胸骨后疼痛、体重下降 4 种症状)严重程度的简单方法,常作为 AC 患者初始诊断和随访评估的一部分,但评分情况需要与 X 线造影和食管测压等检查的结果相结合。

由于 AC 在临床上少见,且早期症状不明显,患者往往经历多年才能确诊[5]。以往临床诊断 AC 的标准为:①典型的临床表现,病史至少 6 个月。②内镜除外食管或食管下段、贲门、胃底的器质性病变,如肿瘤、炎性狭窄等。③X 线造影显示食管下段漏斗样狭窄,边缘光滑(似鸟嘴样改变),其上方食管腔明显扩张。④食管测压显示 LES 基础压增大,吞咽后不松弛或松弛不完全,松弛时间<6 s,食管体部运动异常,重症患者可完全失蠕动。对于早期患者而言,以上诊断方法并不敏感,因为早期患者食管测压结果可能完全正常,需要采取激发试验进一步诊断。

AC 在临床上可分为不同亚型,2014 年新版芝加哥食管动力障碍分类标准(芝加哥分类 4.0)提供了一种系统的分类方案[23]。与利用传统食管测压法和 X 线造影分型的方法相比,该方案更加稳妥和标准化。目前,该方案已被临床广泛采用。

五、AC 的临床诊断手段

目前,AC 的临床诊断手段主要有食管测压[包括传统食管测压和高分辨率食管测压(HRM)][5,18,24-26]、超声内镜[27]、X 线平片和 X 线造影(包括传统的 X 线造影和定时食管钡剂造影)[28]、内镜[17]、超声[3,4,11,29-31]、放射性核素检查[17]、CT 和磁共振成像(magnetic resonance imaging,MRI)等。其中,HRM 是诊断 AC 的首选方法。有研究表明,常规经体表超声对诊断 AC 有重要临床价值[3,4,31],超声显示率可达 100%,超声诊断符合率可达 95%。

六、AC 的治疗方式及预后

AC 最理想的治疗方式应当是在无创的情况下恢复 LES 的功能,但较难实现。目前,主要通过降低 LES 张力、解除功能性梗阻治疗 AC,临床使用方法包括药物治疗、肉毒杆菌素注射治疗、气囊扩张术、内镜或 X 线监视下支架植入术、经口内镜下食管括约肌切开术、腹腔镜 Heller 肌切开术、传统手术(贲门肌切开术)等。

药物治疗仅仅应用于临床症状轻微或者无法耐受其他治疗方法的患者。

内镜下局部注射肉毒杆菌毒素治疗 AC 安全性高,并发症较少,痛苦少,操作简单,适用于老年患者及无法耐受外科手术的患者,近期疗效确切[32](接受 1 次肉毒素注射治疗后,1 个月内的有效率为 65%～90%),但远期疗效不佳,仅能维持 6～9 个月[9]。

内镜下气囊扩张治疗相对安全,已广泛用于临床,被认为是最有效的非手术治疗 AC 的方法。据 Boeckxstaens 等[33]报道,气囊扩张术后 1 年和 2 年的成功治愈率分别为 90% 和 86%。

与气囊扩张治疗相比,内镜[34]或 X 线监视下支架植入治疗远期疗效往往较好。经口内镜食管下括约肌切开术治疗 AC 近期疗效较好,但远期疗效尚不肯定[35]。

腹腔镜 Heller 肌切开术联合胃底折叠术治疗是目前手术治疗的首选方案,具有疗效佳、创伤小等优点[5]。

传统手术治疗曾是治疗此病最有效的方法(有效率为 70%～90%),但由于创伤大、恢复时间长和并发症严重,目前更多应用于气囊扩张治疗失败或者急性穿孔的患者[36],并且正逐步被胸腔镜或者腹腔镜下的微创手术替代。

第2节 贲门失弛症的超声检查方法

贲门失弛症(AC)有独特的临床病理学和超声影像表现特征。规范的超声检查可以提供详细的临床诊断信息。朱尚勇等[3]研究指出,常规经体表超声不但有助于评估食管的整体扩张状况及其严重程度,而且可以清晰显示腔内、腔外及管壁的情况(通过观察食管壁的收缩情况及食管内容物的移动幅度等,可以评估食管的蠕动功能),因而在AC的诊断中具有极其重要的临床价值。由于AC的轻重程度不同,检查时不仅要做到有的放矢(重点观察EGJ的狭窄与开放程度),而且要总体评价食管近端的扩张、潴留情况。对于重型患者,应对食管全段(包括颈段、胸段、腹段和EGJ)进行观察。

一、应用仪器

彩色多普勒超声诊断仪(凸阵、小凸阵或扇扫探头,频率为2.0~5.0 MHz;高频线阵探头,频率为5~12 MHz)。

二、检查前准备

□空腹8~12 h。
□纯净水及热水各250 mL,备用。
□高枕一个(厚度为30~40 cm)。

三、检查探头的选择

通常先使用常规腹部探头(凸阵探头)检查EGJ和食管腹段,若发现可疑性重型AC征象,则分别选择高频线阵探头、扇扫探头观察食管颈段与食管胸段管腔情况。

四、超声检查切面、步骤与方法

1.空腹时EGJ与食管全段的检查

(1)食管腹段和EGJ的超声检查

患者体位和所用超声检查切面见《经腹超声诊断胃肠道疾病图解(卷1 食管胃结合部腺癌与进展期胃癌)》[37]第2章"AEG①的超声检查方法"中"四、超声检查切面、

---

① AEG:adenocarcinoma of esophagogastric junction,食管胃结合部腺癌。

步骤与方法"。

(2)食管颈段的超声检查

临床上将食管入口(咽食管结合部平面)至胸骨柄上缘的颈静脉切迹(主动脉弓上缘)平面之间的一段食管定义为食管颈段(也称食管上段)。食管入口(起始端)是咽食管结合部的临界点,声像图上表现为扁圆形的边界清晰的环形回声。由于咽部缺乏管壁回声,而食管起始端有明显的管壁回声,借此可确认食管的入口处。食管颈段下缘可凭借胸骨柄上缘的声影确定[38]。其中间的部分位于甲状腺左叶的内侧后方并紧贴甲状腺左叶的背面。超声检查食管颈段时,取仰卧位并垫高颈肩部,充分暴露检查区,选用高频线阵探头,采用横切、纵切及斜切面,经气管左侧或右侧途径或以甲状腺左叶为透声窗观察食管颈段管腔是否扩张及有无潴留物。

(3)食管胸段的超声检查

临床上将食管胸段分为上、中、下三段:上段自胸廓上口至主动脉弓平面,中段自主动脉弓至肺下静脉平面,下段指肺下静脉以下。食管胸段位置深在,处于胸廓和两肺的包围之中,经体表超声检查的难度较大。超声检查食管胸段时,通常分两步进行,一般先检查上段(通过胸骨上窝区),然后再检查中下段(通过胸骨左旁区)。

①受检者取仰卧位,肩部垫枕,头后仰。将探头,置于胸骨上窝,适当倾斜探头使声束指向胸廓内,沿着食管颈段向下追踪扫查,可获得食管胸段(上段)的图像[39]。

②受检者取左侧卧位、仰卧位,双手置于头顶。选用扇扫探头,将探头纵向置于左侧第3～5肋间,沿胸骨左侧进行检查,取心尖或胸骨旁左心两腔心切面及不规则左室长轴切面,显示左房和主动脉弓后方的食管长轴切面,取心尖四腔心切面及大动脉短轴切面,显示食管短轴图(位于左房后方、脊柱左缘、降主动脉右侧)[40],以获得食管胸段(中下段)的图像。

2.饮水时食管全段和EGJ的实时动态观察

取半坐位,嘱患者分别连续饮用纯净水与热水,使用常规腹部超声探头沿食管腹段和EGJ长轴动态观察液体通过贲门的情况,以评估EGJ柔软性及开放度,再次观察食管胸段及颈段扩张的情况。空腹时AC患者食管胸腹段已扩张,因此,饮水试验的饮水量应根据空腹时所看到的食管扩张情况而定,不宜一次性饮水过量。

对所有可疑性AC患者,可一次性连续饮用纯净水200 mL左右,采取半坐位连续观察5～10 min。如EGJ间歇性张开,水流间断性通过,通常不需要追加饮水,30 min后重复观察一次(食管腔有无液体滞留)即可[11]。如EGJ始终不弛张,水流不能通过,可嘱患者加饮热水(水温达到患者勉强可以接受的程度)200 mL左右,然后实时动态观察食管内液体通过EGJ进入胃腔的情况。有报道指出,饮用热水可促使EGJ舒张,超声实时动态观察可见食管腹段内液体间歇性通过EGJ进入胃腔[29],此对于经体表超声诊断轻中型可疑性AC有一定帮助。

对于首次接受超声检查的患者,通常在饮水试验后 30 min 再次观察食管腔和 EGJ 的舒张情况,以明确饮水后食管潴留物的存量和 EGJ 的开放情况。

3.用药后实时动态观察

为观察 AC 患者食管腹段及 EGJ 狭窄区的弛缓情况,在饮水试验后(间隔 30 min 重复观察)可嘱患者舌下含服硝酸异山梨酯(5 mg)、口服硝苯地平(0.5 mg)或肌注盐酸山莨菪碱(10 mg),15~20 min 后进一步行超声实时动态观察。超声所用体位及切面同上。

五、测量内容

①空腹状态下,纵断面测量狭窄区(EGJ)的上下径(长度)、前后径(厚度)、壁厚以及扩张区食管的最大前后径。

②饮水状态下,EGJ 开放时的最大前后径及扩张区食管的最大前后径。

第 3 节 贲门失弛症的基本超声表现

一、正常食管的基本超声表现

食管全长约 25 cm，通常分为颈段、胸段和腹段三部分。由于食管各段所处的位置深浅不同，且周围的毗邻脏器各异，因此经体表超声对食管各段的显示能力亦有所不同。

1.食管颈段的超声表现

食管颈段长约 5 cm，位置表浅，除前方的气管与后方的脊柱外，周围无其他结构可对超声检查造成影响，因此食管颈段的显像效果通常较好，超声显示率为 100%。朱尚勇等[38]详细描述了正常食管颈段的超声表现：肌性的管状结构，纵切呈上细下粗的长管状，横切呈前后略扁的扁圆形。管壁多呈 5 层回声结构，厚约 0.2 cm 且各处均匀一致，层次清晰，由内向外呈 3 层高回声与 2 层低回声相间排列，分别代表黏膜层界面反射、黏膜、黏膜下层、肌层及外膜界面反射；少数人管壁可呈 7 层回声结构，即在肌层的低回声层中多出一层高回声层，系肌层内的结缔组织分隔所致。常态下管腔前后壁相贴，回声不均匀，既有黏膜面形成的强回声（纵切面呈线状，横切面呈扁圆形），也有少许气体或黏液分布形成的点絮状强回声或低回声。吞咽时实时动态观察，可见管腔瞬间扩张，管径增粗，管壁增厚，混杂着气体的内容物自上而下进入食管胸段。在检查过程中，用探头推压食管颈段，显示管壁柔软，可发生左右移位和变形。CDFI 检测管壁极少显示血流信号。

2.食管胸段的超声表现[39]

食管胸段为食管颈段的延续，上起自胸骨柄的颈静脉切迹水平，下止于膈肌的食管裂孔，其大部分位于左心房及主动脉弓后方、脊柱左缘或前方、降主动脉右侧，是整个食管中最长的一段，长约 18 cm。食管胸段穿行于体内深处，周围有两肺、脊柱及胸廓等含气及骨架结构包围，严重影响超声检查效果，其中有 5～6 cm 的区段（左支气管后方的食管段）无法显示。

在超声像图上，食管胸段纵切呈略向后弯曲的长管状，横切呈前后略扁的圆形结构，形似纽扣状，管壁厚约 0.4 cm。正常食管胸段上部的回声与食管颈段相同，其管壁多呈高低相间的 5 层结构，而食管胸段中下段的回声则呈 3 层回声，由内向外依次为高、低、高回声，管腔回声多样化，可显示为连续的或断断续续、呈串珠状分布的稍粗的单线状高回声（前后壁管壁紧贴所致），或 2～3 条平行排列的多线状高回声

（前后壁管壁不相贴所致）。吞咽时实时动态观察，可见管腔内含有气体的内容物（强回声，后方常伴彗星尾征）自上而下的运动过程。CDFI检测示食管胸段管壁无血流信号。

3.食管腹段的超声表现

食管腹段虽然位置深在，但由于前方的肝左叶可提供较好的透声窗，故显像效果多数较好。

4.饮水试验动态观察所见

正常人饮水试验前食管腔和EGJ闭合[11]，饮水或喝藕粉糊后可见食管中上段管腔扩张及管壁蠕动，食管下段及EGJ迅速扩张，管腔内容物（强回声[40]）迅速通过EGJ流入胃腔，随后食管腹段及EGJ收缩紧闭，食管下段腔内无内容物潴留[30]。

二、AC的基本超声表现

1.空腹状态超声检查所见

(1)早期患者

EGJ管壁对称性局限性增厚且紧闭，管腔狭窄，有时狭窄不明显，仅显示壁结构模糊，形态失常，食管近段轻微扩张或无明显扩张，腔内少量内容物存留，内部透声多数清晰。自主吞咽后见食管近段收缩乏力，蠕动减弱。

(2)中、晚期患者

EGJ管壁对称性局限性增厚且紧闭，管腔狭窄，食管近段扩张、延长，食管颈段可见气体聚集，食管胸、腹段内可见大量内容物潴留。潴留物成分复杂（由食物残渣、流质、水、唾液和空气等组成），内部回声杂乱，多表现为弥漫性粗大的点絮状高回声与无回声或低回声相间。如潴留物中流质和水所占的比例较大，则以无回声为主，内部点絮状强回声相对稀疏，扩张的食管后方透声较好；如潴留物中固体成分含量多且特别稠，则内部点絮状强回声粗大且密集，无回声区较少，内透声极差，后方回声衰减或出现宽大声影。嘱患者快速变换体位或在体外利用探头使患者胸腹部连续振动，可见其中点状强回声小幅度缓慢移动（给人以糊状或胶冻样的感觉）[3]。腹主动脉及膈肌脚因之显示不清，严重扩张的食管可挤压腹主动脉并向肝尾叶后方区伸展。自主吞咽后可见食管扩张区无明显收缩及蠕动。

无论是早期AC，还是中、晚期AC，在无明显合并症时，狭窄处之上食管壁均无明显增厚，甚至显示变薄，肌层回声多无异常。

2.饮水试验动态观察所见

(1)EGJ狭窄区形态及开放状态

饮水试验时超声检查，可见EGJ狭窄区呈圆锥样、鸟嘴样、漏斗样、笔尖样、倒塔样、萝卜根样等形状[3,4,29],且固定不变,狭窄的尖端常终止于结合部,潴留物与其内液体在该处受阻并明显滞留于食管近段。连续动态观察,可见轻、中型患者的狭窄区LES间歇性小幅度开放,管壁柔软,食管内容物中的液体及其内点状强回声结构间断地、队列式(一个接一个)地缓慢通过狭窄区而进入胃内[3],部分患者饮水试验显示水流通过时呈喷射状,而重型患者的狭窄区则长时间不弛张。

(2)狭窄区管壁增厚及回声状态

常见狭窄区管壁对称性轻微弥漫性均匀增厚(0.41~0.87 cm)[3,4,30],管壁外径正常或缩小,其中心部为管腔及内容物和黏膜界面形成的强回声,多数黏膜线显示清晰连续,少数显像不清,纵切面可见狭窄上、下区分别与扩张段食管黏膜回声、胃黏膜回声相延续;中层为EGJ肌层的低回声(与正常人相比,回声无明显减低),其向上与扩张段食管壁肌层回声相延续,向下与胃壁肌层回声相延续;外层为浆膜层和周围组织界面共同形成的纤细、光滑、清晰、连续的强回声线,向上与扩张段食管壁外膜层回声相延续,向下与胃壁浆膜层回声相延续[29],其与毗邻脏器界限清晰。当AC合并明显炎症时,可见局部管壁或黏膜增厚,回声不均匀,表面附着小息肉样高回声团。对所有AC患者,应注意观察管壁有无明显的非对称性不规则增厚或僵硬,黏膜有无破坏及结节,以发现有无合并肿瘤或明显炎症的可能性。

(3)狭窄区上方食管扩张征象

AC造成的食管扩张现象较普遍,饮水后扩张更加明显,扩张的食管壁无增厚或变薄。随病情加重,食管扩张由下段扩张、中下段扩张发展至全段扩张,严重者可见食管扩张、延长、扭曲、变形,甚至呈较大囊状[3],短轴切面呈典型的囊肿样回声。当患者饮水至不能再饮时,食管最宽者可达5.1 cm[4,11],少数极重度扩张食管的末端(狭窄区上缘)可变得较为圆钝,管壁可见局限性向外膨出的囊袋状结构(假性憩室)。饮水试验后30 min再次观察,几乎所有患者的食管中均滞留有多少不等、杂乱不均的固态和气液结构回声。

(4)食管下段收缩及蠕动情况

嘱患者饮水、实时动态观察食管下段,可见食管内的潴留物回声并无明显的向下移动现象,轻、中型患者食管下段有微弱蠕动或显示对称性小幅度收缩环,重型患者食管下段蠕动完全消失,多数扩张的食管壁无收缩现象,极少数可见无规律的微弱收缩。

(5)狭窄区下方贲门结构的形态及回声

多数患者胃充盈良好,贲门区维持喇叭口样形态,贲门后壁与胃底内侧壁构成向腔内突入的尖峰状皱襞(贲门切迹)。取食管下段长轴切面观察,胃腔充盈后常可见食管扩张区、狭窄区与贲门三者构成上、下膨大而中间细窄的束腰形,贲门与胃体黏膜连续、光滑。亦有少数患者胃部长时间不充盈。

3.用药后动态观察所见

嘱患者舌下含服硝酸异山梨酯(5 mg)、口服硝苯地平(0.5 mg)或肌注盐酸山莨菪碱(10 mg),15 min 后实时动态观察可见 EGJ 开始弛缓,30 min 后弛缓达最大程度,弛缓维持时间平均为 2 h[11]。

第4节 贲门失弛症的超声诊断质量保证

临床实践表明,超声影像工作者只要对 AC 的发展过程、临床表现、病理特点和超声声像图表现有一定认识,一般不难诊断此病。由于此病的发展过程一般较长,轻重程度不一,临床治疗方案的选择必须具有针对性。对于久病、食管重度扩张的患者,单纯的扩张术或肌层切开术都无法治愈,须采用食管部分切除术及缝缩(缩窄、缩短)术;若食管已极度扩张,须切除食管,行食管再造术(空肠或结肠移植)治疗[41],其他治疗手段可能难以奏效。因此,经体表超声对 AC 的诊断不能仅满足于发现此病,更重要的是对疾病的类型、分期及有无并发症等作出判断,为临床提供更加丰富的信息,以满足临床治疗方案选择的需求。对于 AC 而言,高质量的超声诊断主要体现在以下三个方面:

一、明确的类型判断

根据形成原因,临床上将 AC 分为原发性(真性)AC 和继发性(假性)AC。两种 AC 的临床表现、发展过程、超声声像图表现均有所不同(表2-4-1),治疗手段也不同。超声诊断必须严加鉴别,以提供准确的第一手资料,避免误诊误治。

表2-4-1 原发性 AC 与继发性 AC 的超声鉴别诊断

鉴别点	原发性 AC	继发性 AC
1.病因	不明	明确,如肿瘤、炎症、药物等
2.病史	慢性病程,平均7年左右,病情缓慢,进行性加重	病史较短,平均6个月,病情急剧加重
3.食管扩张程度	通常较严重,直径多在4.0 cm以上,最小直径为3.5 cm	一般较轻,直径多在3.5 cm以下
4.狭窄处*形态	对称性狭窄,呈圆锥样、鸟嘴样、漏斗样、笔尖样、倒塔样或萝卜根样,多数形态自然,边缘光整,横切面呈扁圆形,中心小而居中	多数呈非对称性狭窄,形态不典型、不规则,边缘不光整,横切面呈不规则形,中心大而偏移
5.狭窄处*范围及管壁增厚情况	狭窄处范围一般较小,管壁呈均匀性轻微增厚,回声中等或偏高且均匀	狭窄处范围一般较大,管壁呈明显的非均匀性增厚,回声减低且不均匀,有时可见结节或肿块分布
6.饮水试验	狭窄处呈间歇性弛张或紧闭状态	持续性狭窄
7.药物试验	狭窄处短期弛张	狭窄处无弛张

注:* 狭窄处指食管胃结合部狭窄处。

二、明确的分期判断

AC 在临床上多数表现为长期缓慢、渐进性发展且不断加重的过程,按病变发展过程可分为早期(病例 2-4-1 和病例 2-4-2)、中期(病例 2-4-3)和晚期(病例 2-4-4 和病例 2-4-5)三个阶段。

令狐恩强等[42]通过对近 1000 例 AC 病例的内镜分析,将内镜下 AC 的表现分为三型,见表 2-4-2。此分型实际上反映的就是 AC 由轻到重不同阶段的内镜下表现,从内镜学的角度体现了 AC 的演变过程,对 AC 的超声分期有借鉴意义。

表 2-4-2 AC 的内镜下分型

分型	内镜下表现
Ling Ⅰ 型	食管腔扩张,食管管壁呈直线,没有迂曲,管壁平滑
Ling Ⅱ 型	食管腔扩张、迂曲,充分注气后食管出现环形结构或半月形结构
Ling Ⅱ$_a$ 型	食管腔扩张,充分注气后食管出现细环形结构,无半月形结构
Ling Ⅱ$_b$ 型	食管腔扩张,出现半月形结构,半月形结构中点不超过管腔 1/3
Ling Ⅱ$_c$ 型	食管腔扩张,出现半月形结构,半月形结构中点超过管腔 1/3
Ling Ⅲ 型	食管腔扩张,且有憩室形成
Ling Ⅲ$_a$ 型	憩室结构主要出现在食管左侧壁
Ling Ⅲ$_b$ 型	憩室结构主要出现在食管右侧壁
Ling Ⅲ$_c$ 型	食管左右侧壁均有憩室结构

目前,AC 的影像分期标准尚未统一,临床多采用 X 线造影的研究结果,即根据食管扩张内径(<3.5 cm、3.5~6.0 cm、>6.0 cm)将 AC 分为早期、中期、晚期。有关 AC 的超声分期判断标准研究尚少。殷军[30]根据超声所见贲门开放时的最大前后径(>1.5 cm、1.0~1.5 cm、<1.0 cm)和食管下段最大扩张径(2.5~3.4 cm、3.5~4.4 cm、≥4.5 cm),将 AC 分为轻型、中型、重型,其以中型多见,轻型和重型相对较少。实践表明,经体表超声检查可以直观地显示 AC 患者病变食管的扩张范围和程度,借此对 AC 进行分期判断不仅简便可行,而且诊断符合率较高。

结合 X 线造影、内镜与既往超声诊断研究情况,笔者主张采用以下参考指标对 AC 进行分期,见表 2-4-3。

表 2-4-3 AC 的超声分期及主要参考指标

分期	主要参考指标
早期	食管下段管腔无扩张或扩张,直径<3.5 cm,EGJ 呈狭窄状态。饮水试验可见水流呈条状或线状通过狭窄部位(EGJ)进入胃内,EGJ 开放时最大前后径>1.5 cm

续表

分期	主要参考指标
中期	食管中下段管腔明显扩张甚至发生迂曲,直径为 3.5～6.0 cm,EGJ 呈明显狭窄状态。饮水试验(仅在饮水量较多时)可见有水流呈条状或线状通过狭窄部位(EGJ)进入胃内,EGJ 开放时最大前后径为 1.0～1.5 cm。
晚期	①食管颈段、胸段、腹段管腔均高度扩张伴迂曲,直径>6.0 cm,管腔内可见明显的潴留物,EGJ 呈严重狭窄状态。 ②食管腔最大扩张径>6.0 cm 或≤6.0 cm,左、右侧壁或双侧壁(多位于狭窄部稍上方区)显示憩室样回声。 ③饮水试验显示水流难以通过狭窄部位(EGJ)进入胃内,用药后观察 EGJ 开放时最大前后径<1.0 cm。 只要具备①②③项中的 2 项即可判断为晚期 AC

三、明确的并发症判断

作为一种良性疾病,AC 具有进行性加重的特点,其发展过程较缓,明确诊断时平均病程为 7 年左右。因此,一些中晚期患者可能并发内压性憩室、肿瘤等并发症,超声诊断时应注意观察。

1.AC 并发内压性(假性)憩室

内压性憩室是 AC 最常见的并发症,也是内镜和临床判断 AC 发展至晚期的重要依据,其诊断对于临床治疗方案的选择至关重要。当 AC 并发内压性憩室时,单纯行任何一种手术都难以奏效[43]。AC 并发假性憩室主要与食管下括约肌(LES)持续痉挛、管腔狭小造成食管腔不断扩大且压力持续升高有关。

当 AC 并发内压性憩室(病例 2-4-4)时,可见以下超声表现:①AC 呈晚期阶段表现,食管扩张程度极其严重,形态多呈 S 形。②LES 上区、食管下段一侧或两侧管壁局部呈囊状、尖角状或半月形向外膨出,大体位于扩张食管轮廓之外,大小为 1～4 cm。③形状固定不变。④憩室壁结构及内部回声与邻接食管壁及管腔内潴留物回声一致。

2.AC 并发食管癌

有研究发现,AC 患者发生食管癌的比例约为 5%。在 5 年随访期间,大约有 2% 的 AC 发展为癌症,可能是食物残渣和唾液淤滞引起食管黏膜的慢性炎症导致上皮增生所致,也可能是非合理的治疗引起胃食管反流,从而导致 Barrett 食管和腺癌的发生。AC 并发癌症时,可能显示 EGJ(狭窄区)管壁局限性不规则性增厚[3]、回声减低。

典型病例

― 病例 2-4-1 ―

原发性贲门失弛症（早期）

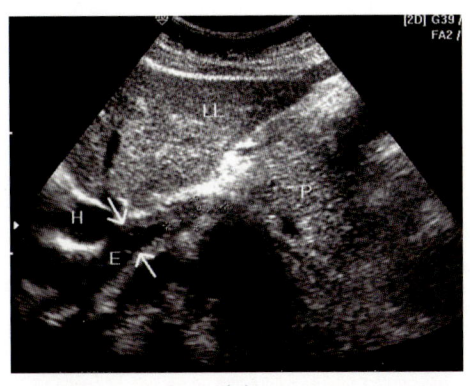

(a)

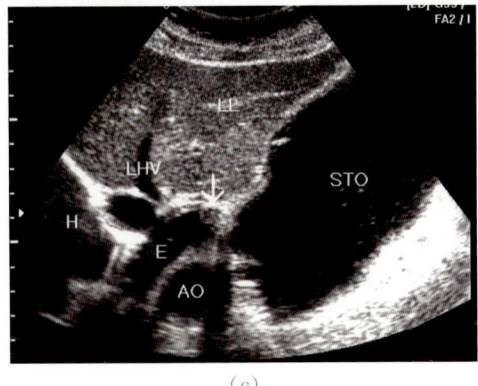

(b)

(c)

LL—肝左叶；P—胰体；H—心；E—食管；
STO—胃腔；LHV—肝左静脉；AO—腹主动脉。

患者，女，38岁，吞咽困难、反胃和胸骨后痛6月余。

空腹时，仰卧位，常规腹部超声探头检查，取EGJ长轴切面(a)图像示：食管下段轻微扩张，管腔内少量液体存留，内部透声清晰，自主吞咽后见食管下段收缩乏力，蠕动减弱。EGJ外径无明显增大，但形态失常，管壁轻微对称性局限性增厚（厚度为0.5 cm），管壁结构清晰，黏膜面回声粗糙、连续性好，肌层回声无明显减低，浆膜层高回声线连续性好，与毗邻脏器界限清晰，EGJ管腔紧闭，与扩张食管下段呈鸟嘴样。

连续饮水后，半坐位，常规腹部超声探头检查，取EGJ长轴切面(b,c)图像示：食管下段管腔增大，前后径为2.5 cm，EGJ狭窄且形态固定。连续动态观察，可见食管内液体在狭窄处通过受阻并滞留，食管下段有微弱蠕动且显示对称性小幅度收缩环，贲门间歇性小幅度开放（开放时最大前后径≥1.5 cm），液体间断喷入胃内。胃充盈良好，贲门区呈喇叭口样形态，贲门后壁与胃底内侧壁间可见凸入腔内的尖峰状皱襞（贲门切迹），贲门与胃体黏膜连续性好。

超声诊断：原发性贲门失弛症（早期）。

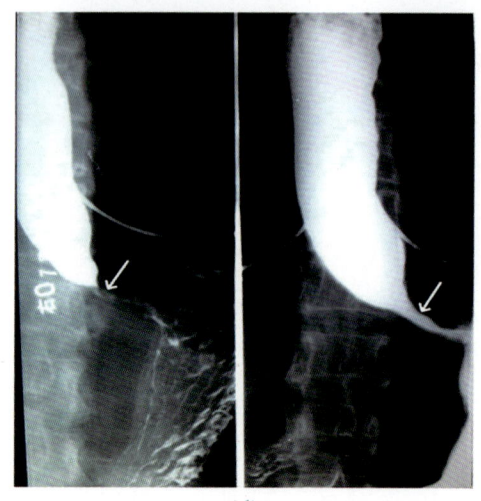

(d)

X线造影(d)图像示：造影剂通过贲门受阻，管腔突然狭窄呈鸟嘴样(↙)，食管下段管壁光滑，无蠕动，近侧食管轻度扩张。

X线造影诊断：原发性贲门失弛症（早期）。

病例 2—4—2

左心功能不全、左侧胸腔积液、胆石症并贲门失弛症（早期）

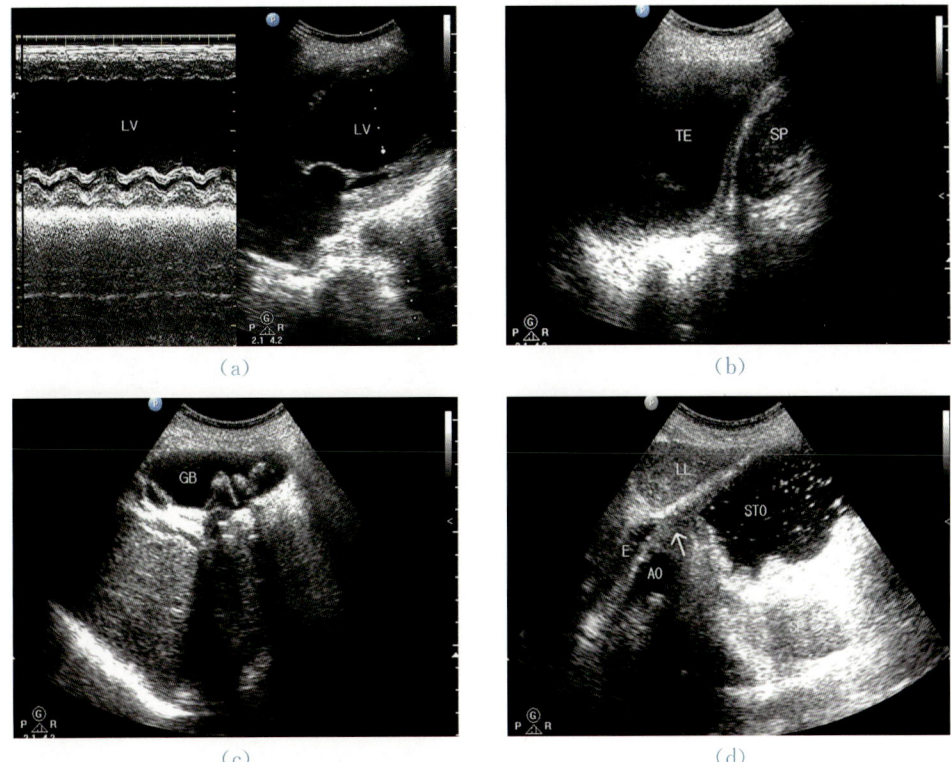

(a) (b) (c) (d) (e)

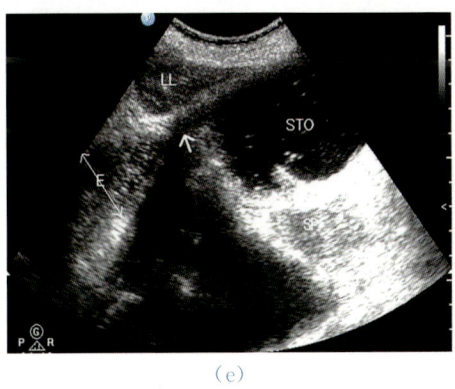

LV—左心室；TE—胸腔积液；SP—脾；
GB—胆囊；LL—肝左叶；E—食管；
STO—胃腔；AO—腹主动脉。

患者，女，60 岁，自述心脏病史 1 年多，常感胸闷、心慌、气喘、呼吸困难，临床用药后好转。另有吞咽困难、胸痛、反胃病史 2 年多。

空腹时，仰卧位，常规腹部超声探头检查，取左心腔长轴切面(a)、脾上缘水平左侧肋间斜切面(b)及右上腹胆囊长轴切面(c)图像示：(a)左心增大，前壁运动幅度低平。(b)左侧胸腔积液(TE)。(c)胆囊慢性炎症并多发性结石。

连续饮水后，半坐位，常规腹部超声探头检查，取 EGJ 长轴切面(d,e)图像示：食管中下段管腔增大，前后径为 3.0 cm，管腔内液体存留，内部透声差，EGJ 外径无明显增大，但形态失常，管壁轻微对称性局限性增厚（厚度为 0.5 cm），管壁结构模糊，黏膜面显像不清，肌层回声无明显减低，浆膜层高回声线连续性好，与毗邻脏器界限清晰，EGJ 狭窄且管腔紧闭，与扩张食管下段呈鸟嘴样。连续动态观察，可见 EGJ 狭窄且形态固定，食管内液体在狭窄处通过受阻并滞留,食管下段收缩乏力,蠕动减弱,贲门间歇性小幅度开放(开放时最大前后径为 1.5 cm),液体间断喷入胃内。胃充盈良好,贲门区呈喇叭口样形态,贲门后壁与胃底内侧壁间可见凸入腔内的尖峰状皱襞(贲门切迹),贲门与胃体黏膜连续性好。

超声诊断:①左心增大并前壁运动异常,建议心脏超声专项检查。②左侧胸腔中至大量积液。③胆囊慢性炎症并多发性结石。④原发性贲门失弛症(早期)。

X线造影诊断:原发性贲门失弛症(早期)。

病例 2—4—3

原发性贲门失弛症（中期）

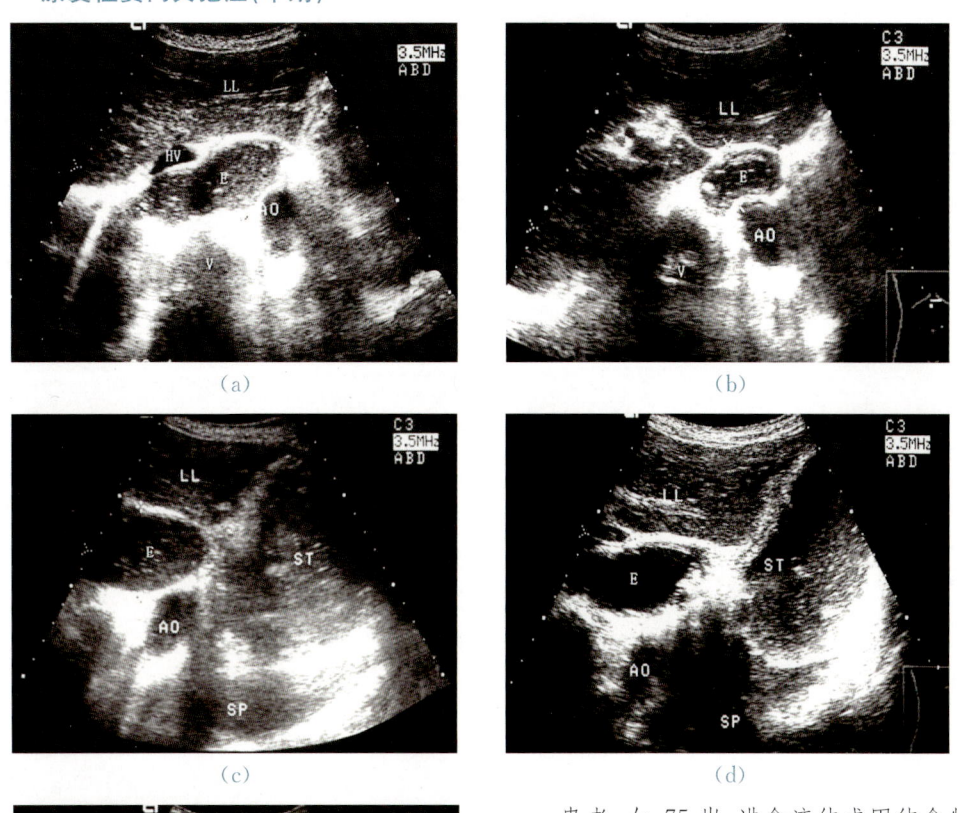

LL—肝左叶；HV—肝静脉；AO—腹主动脉；
E—食管；V—脊柱；ST—胃腔；SP—脾。

患者，女，75岁，进食液体或固体食物时吞咽困难、胸痛、反胃，渐进性加重5年多。

空腹时，仰卧位，常规腹部超声探头检查，取EGJ长轴切面(a)与短轴切面(b)图像示：食管下段明显扩张，管腔内液体存留，内部透声差（分布有点絮状高回声结构），自主吞咽后见食管下段收缩乏力，蠕动减弱。EGJ外径无明显增大，但形态失常，管壁轻微对称性局限性增厚（厚度为0.4 cm），管壁结构清晰，黏膜面回声粗糙、连续性好，肌层回声无明显减低，浆膜层高回声线连续性好，与毗邻脏器界限清晰，EGJ管腔紧闭，与扩张食管下段呈圆锥样。

连续饮水后，半坐位(c,d)与仰卧右前斜位(e)，常规腹部超声探头检查，取EGJ长轴切面图像示：食管内液体在狭窄处通过受阻并滞留，食管下段显示对称性小幅度收缩环(e)，贲门间歇性小幅度开放（开放时最大前后径为1.1 cm），液体间断喷入胃内。胃充盈良好,贲门区呈喇叭口样形态,贲门后壁与胃底内侧壁间可见凸入腔内的尖峰状皱襞(贲门切迹),贲门与胃体黏膜连续性好。

超声诊断:原发性贲门失弛症(中期)。

X线造影诊断:原发性贲门失弛症(中期)。

临床行X线监视下气囊扩张治疗,6个月后超声复查EGJ扩张尚好。

病例 2-4-4

原发性贲门失弛症（晚期）

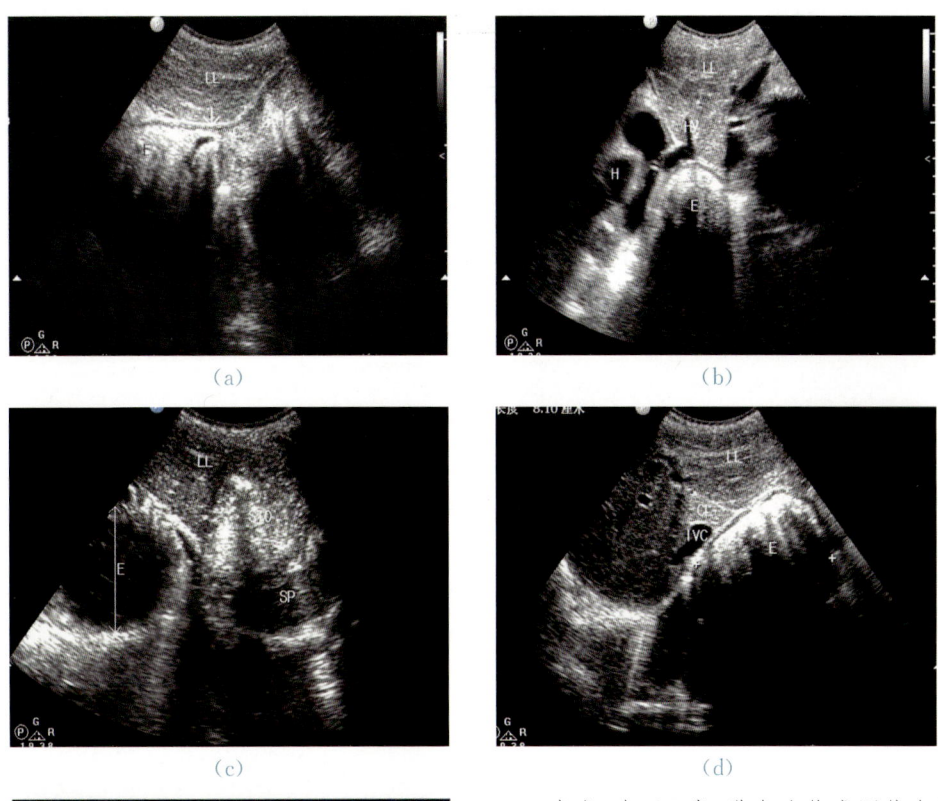

(a)　(b)　(c)　(d)

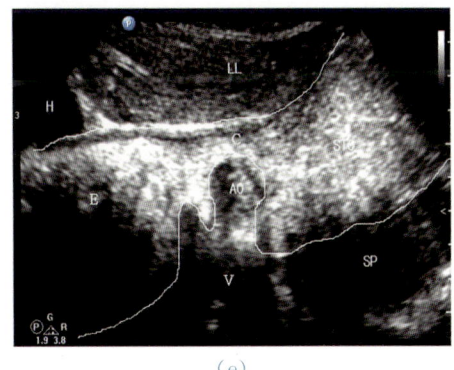

(e)

LL—肝左叶；STO—胃腔；C—贲门；
E—食管；CL—肝尾叶；IVC—下腔静脉；
HV—肝静脉；H—心；AO—腹主动脉；
SP—脾；V—脊柱。

患者，女，85 岁，进食液体或固体食物时吞咽困难、胸痛、反胃 7 年多，体重减轻、口臭、烧心、夜间入睡后出现食管内容物反流并咳嗽 1 年多。

空腹时，仰卧位，常规腹部超声探头检查，取 EGJ 长轴切面（a）与短轴切面（b）图像示：食管中下段显著扩张、延长，管腔内显示大量以高回声为主的潴留物，内部回声杂乱且透声差，后方回声明显衰减（伴有宽大声影），自主吞咽后见食管下段无明显蠕动。EGJ 形态失常，外径无明显增大（长度为 1.6 cm，最大前后径为 0.9 cm），管壁未见增厚（厚度为 0.3 cm），结构清晰，黏膜面显像不清，肌层回声无明显减低，浆膜层高回声线连续性好，与毗邻脏器界限清晰，EGJ 管腔狭窄且紧闭，与扩张食管下段呈鸟嘴样。狭窄处之上区食管壁无明显增厚，肌层回声无异常。腹主动脉及膈肌脚显示不清。嘱患者快速变换体位或利用探头使患者胸腹部连续振动,可见点状或团状强回声结构小幅度缓慢移动。

连续饮用纯净水后,半坐位,常规腹部超声探头检查,取EGJ长轴切面(c)与短轴切面(d)图像示:食管中下段显著扩张、延长并扭曲变形,前后径为6.2 cm,EGJ狭窄且形态固定。连续动态观察,可见食管内液体在狭窄处通过受阻并滞留,食管下段蠕动消失,贲门口始终不弛张。胃长时间不充盈。

肌注盐酸山莨菪碱(10 mg)15 min并饮用少量热水后,半坐位,常规腹部超声探头检查,取EGJ长轴切面(e)图像示:食管胸段、腹段高度扩张、延长且扭曲变形,最大管径达7.6 cm,管腔内见大量高回声潴留物,食管下段后壁近LES处可见尖角样膨出囊(大小为0.8 cm×1.7 cm),EGJ狭窄且间歇性开放(开放时最大前后径为1.0 cm),食管内潴留物间断喷入胃内,胃腔内显示高回声结构充盈。

超声诊断:原发性贲门失弛症(晚期)并食管下段后壁(狭窄部稍上方区)憩室。

X线造影诊断:原发性贲门失弛症(晚期)。

术后病理诊断:原发性贲门失弛症(晚期)。

病例 2-4-5

原发性贲门失弛症(晚期)

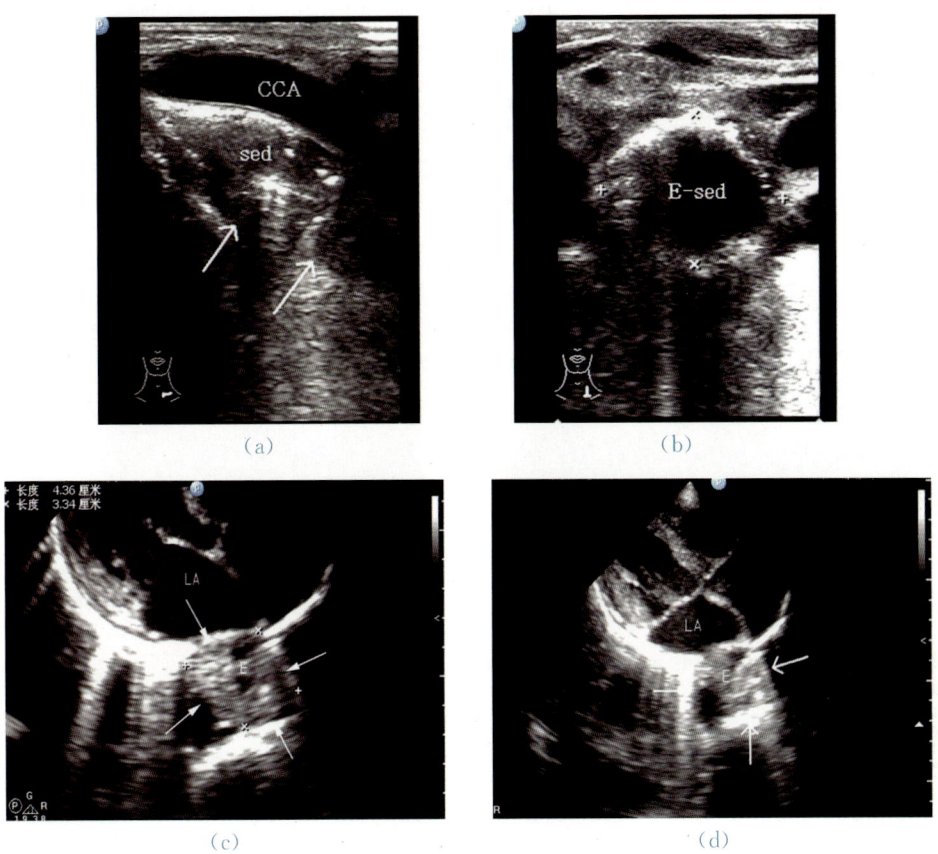

CCA—颈总动脉;sed/E-sed—食管-沉积物;LA—左心房;E—食管。

患者,男,70岁,自28岁开始有间断性吞咽困难史;先后到多家医院就诊,均未能明确病因;其间,胃镜检查提示"浅表-萎缩性胃炎"。此后40年,症状虽持续存在(时轻时重),但未到医院检查。近1年来,症状明显加重,仅能进食极少流质,出现严重营养不良、消瘦、贫血、恶液质及腹水等体征。

他院彩超检查提示:大量腹水,脾厚,双肾轻度积水,胃壁稍增厚,肝、胰、脾未见明显占位。

腹水细胞学检查提示:细胞退变严重,未见恶性肿瘤细胞。

为进一步查找病因,患者来我院行彩超会诊。

空腹时,仰卧位,高频线阵超声探头检查,取食管颈段长轴(a)与短轴切面(b)图像示:食管颈段明显扩张(↗),内见大量潴留物及气体聚集。

空腹时,仰卧位,扇扫探头检查,取心尖四腔心切面(c,d)图像示:左心房后方食管胸段明显扩张(箭头处),食管腔内大量内容物潴留,回声杂乱。

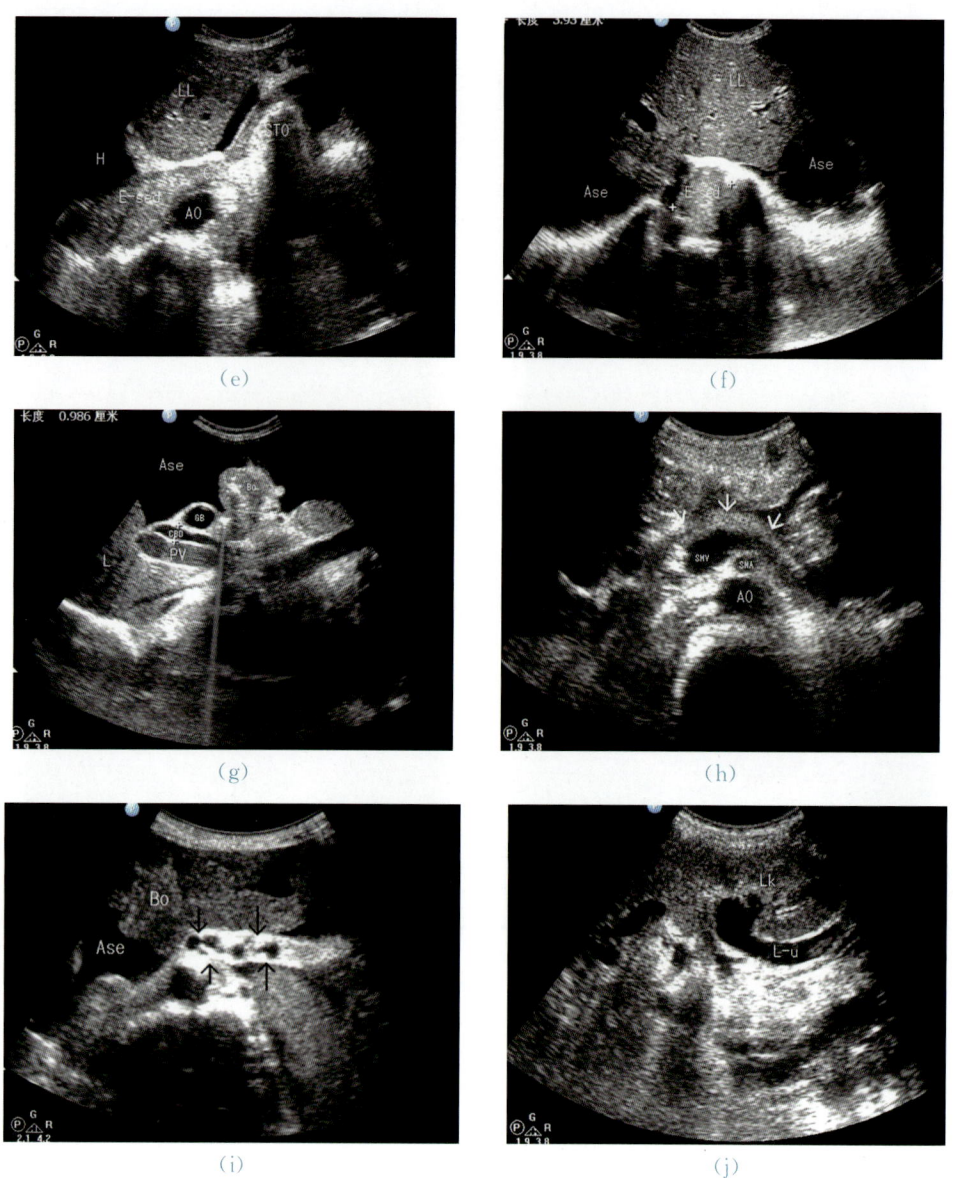

(e) (f) (g) (h) (i) (j)

LL—肝左叶;STO—胃腔;H—心;AO—腹主动脉;E-sed—食管沉积物;L—肝;
C—贲门;Ase—腹水;PV—门静脉;CBD—胆总管;GB—胆囊;Bo—肠管;
SMV—肠系膜上静脉;SMA—肠系膜上动脉;Lk—左肾;L-u—左输尿管。

空腹时,仰卧位,常规腹部超声探头检查,取EGJ长、短轴切面(e,f)、第一肝门门静脉长轴切面(g)、胰腺水平切面(h)、肠系膜根部短轴切面(i)、左肾盂-输尿管移行部长轴切面(j)图像示:(e,f)食管下段显著扩张,管腔内见大量中高回声潴留物,内部透声差,后方回声未见衰减,EGJ严重狭窄但外径不增大,管壁未见增厚,回声无明显减低,浆膜面连续性好,其与扩张食管下段呈萝卜根样。上腹腔间隙可见腹水。(g)腹膜腔积液,肝门部结构显示清晰,胆囊缩小,胆囊壁无水肿、增厚。(h)胰腺水平切面示腹膜后无明显脂肪组织回声,胰腺缩小,胰管不清晰(↓)。(i)肠系膜根部血管周围无脂肪回声。(j)左肾盂及输尿管上段轻微积水。

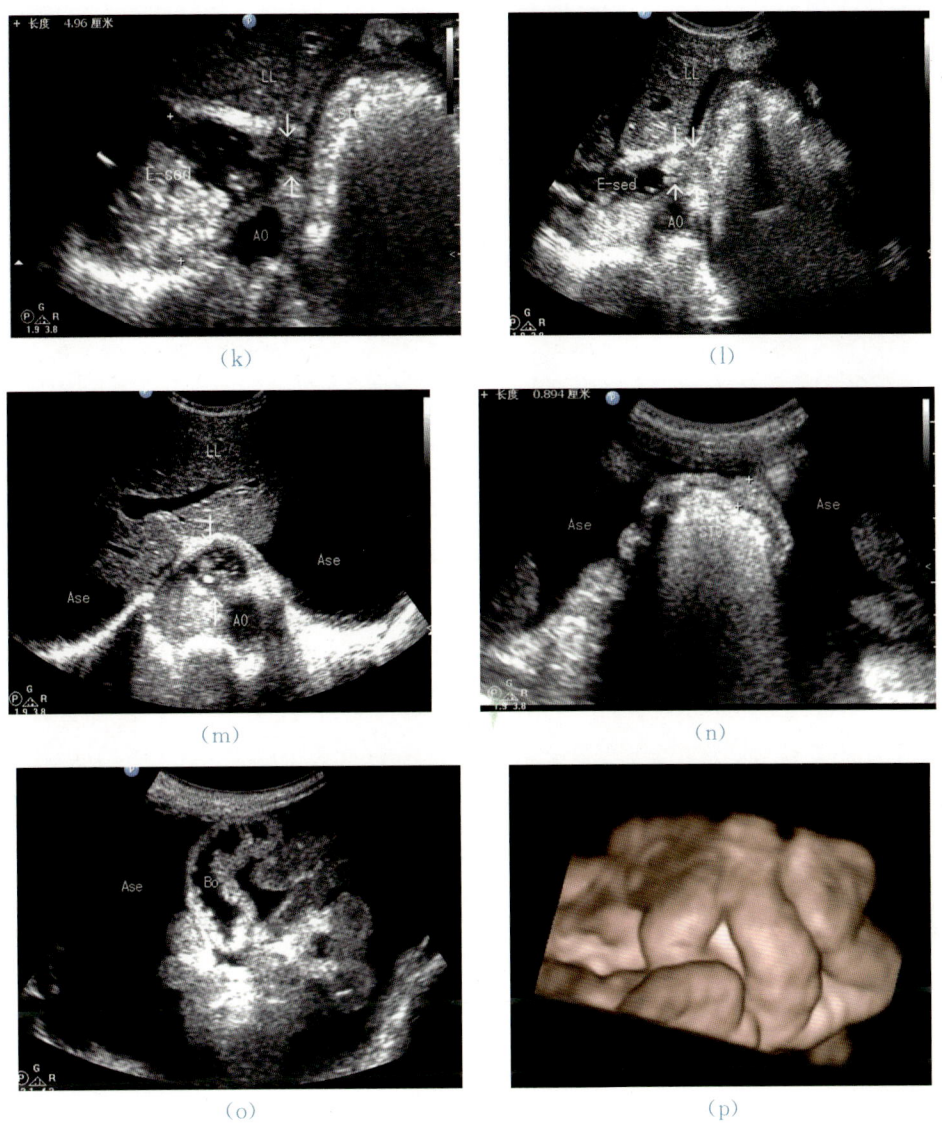

LL—肝左叶；E-sed—食管-沉积物；AO—腹主动脉；Ase—腹水；STO—胃腔；Bo—肠管。

连续饮用纯净水后，半坐位或仰卧位，常规腹部超声探头，取 EGJ 长、短轴切面（k～m）、胃体上部短轴切面（n）、上腹部部分小肠长轴切面（o）图像示：（k，l）食管下段高度扩张呈囊状（最大管径为 7.0 cm）并液体存留，管壁结构可见，黏膜层粗糙且回声增高，EGJ 狭窄。连续动态观察，可见食管下段无蠕动，贲门口长时间不弛张（↓）。（m）贲门口偶有间歇性开放，少量食管内潴留物喷入胃内。（n）胃体积缩小，胃腔内显示高回声结构及气体充盈。（o）肠管漂浮于腹水中，部分节段管腔内充以液性回声，肠壁未见增厚。

三维容积超声探头检查，小肠表面成像（p）示：小肠呈盘曲状，表面光滑。

超声诊断：①重型食管失弛症。②胃体积缩小，壁弥漫性轻度增厚。③胆囊及胰腺缩小。④大量腹水。⑤腹膜形成物（肠系膜、大网膜等）及腹膜后脂肪缺乏。⑥双肾盂并输尿管上段轻微积水。

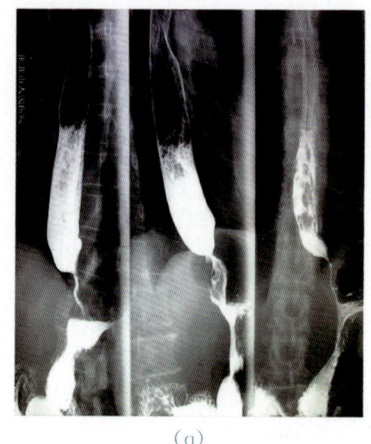 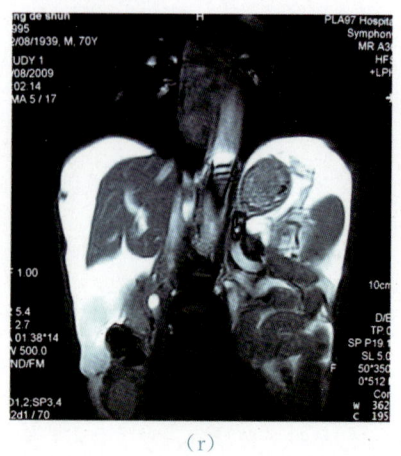

(q)　　　　　　　　　　　　　　（r）

X线造影(q)示：食管远端严重狭窄呈鸟嘴样，狭窄段上方食管腔明显扩张，管壁无蠕动，贲门长时间不开放。

X线诊断：原发性贲门失弛症(重度)，中下段食管炎。

MRI检查(胸腹结合部冠状面成像，r)图像示：显著扩张的食管在EGJ处突然变窄，管壁薄而均匀、光整，可见腹水。

MRI诊断：①原发性贲门失弛症（晚期）。②腹腔内积液。③左侧肾积水，梗阻平面可能位于肾盂-输尿管移行区。④胆囊体积缩小，壁厚，慢性炎症不除外。

临床最后诊断：原发性贲门失弛症(晚期)，严重营养不良致大量腹水，胃缩小(长期不充盈造成)并慢性炎症，胰腺萎缩，脂肪匮乏，输尿管中下段受大量腹水压迫排泄不畅致轻微肾积水。

第5节 贲门失弛症患者的超声随访

AC一般由胃肠病学专家和外科医生进行治疗,治疗的方法和手段多样。治疗AC的难点在于,无论采用何种治疗方案,治疗后都可能出现不同程度的复发。因此,术后检测和治疗效果的评价非常重要。治疗前,经体表超声检查能够对AC实现明确诊断,且具有简便、无创、可多次重复检查、患者易于接受的优点。治疗后,在临床疗效评价中,经体表超声检查亦具有重要作用:比较患者治疗前、后食管扩张与EGJ狭窄的情况,及时反馈患者病情恢复或进展方面的信息,以供临床参考。因此,对于所有经体表超声检查发现且经临床治疗的AC患者,及时或定期进行超声随访复查是可行且必要的。

一、临床治疗后患者的状态

1.EGJ即时松弛,1~2 h后恢复紧闭状态

EGJ即时松弛,1~2 h后恢复紧闭状态,通常见于药物治疗的情况。药物治疗通常仅作为AC的辅助治疗手段,可暂时性地松弛食管下括约肌,不能阻止病情进展,一旦停药,症状复现。餐前(超声检查前)20~30 min口服或舌下含服硝酸异山梨酯、硝苯吡啶、丁溴东莨菪碱或消旋山莨菪碱等药物后,超声检查可见EGJ松弛,食管内的部分潴留物通过该区缓慢进入胃内,食管扩张程度减轻。此状态持续1~2 h后消失,EGJ恢复紧闭状态。

2.EGJ一段时间内松弛,数周或数月后恢复紧闭状态

AC是以食管下括约肌松弛功能受损、食管蠕动波减少或消失、食管同步收缩为特征的罕见的原发性食管动力障碍性疾病[44],其主要病理特点是吞咽时食管体部平滑肌缺乏蠕动(收缩)、食管下括约肌不能完全松弛及EGJ压力升高[14]。因此,如果治疗方案不能从根本上解除食管下括约肌失弛的问题,那么只能算是姑息疗法的一种,有可能短期或中长期内治疗效果较好,但之后难免复发。术后超声复查通常会发现,治疗后EGJ呈松弛状态,数月后恢复紧闭状态。

内镜监视下将肉毒杆菌毒素注入失弛的食管下括约肌,第2天行超声检查,采用饮水试验可见水流通过EGJ的状态与正常人几乎相同[11]。通常情况下,首次注射后EGJ的松弛状态可持续6个月左右。

在X线或内镜监视下对AC行气囊扩张术治疗后第2天行超声检查,采用饮水试验可见水流顺利通过EGJ,其状态与正常无异[11]。但在气囊扩张治疗后的长期复

查过程中，部分患者可能再次显示食管扩张及 EGJ 狭窄现象（术后复发征象），提示需要再次治疗。气囊扩张术是 Heller 肌切开术失败后的首选治疗方法，治疗后超声复查所见与上述类似。

在 X 线或内镜监视下行支架植入治疗 10 天后（大约在支架取出后 3 天）行超声复查，采用饮水试验可见水流顺利通过 EGJ，其状态与正常人无异。此状态多数维持时间较短。在之后的复查过程中，部分患者可能在数月内即显示食管扩张及 EGJ 狭窄现象（复发征象）。这主要是因为支架在狭窄处的支撑时间短，且不能充分扩张失弛的 EGJ。

3.EGJ 长时间内松弛，部分患者数年后复发

手术治疗一直被认为是治疗 AC 最有效的手段。目前，临床采用的手术方法繁多，包括经口内镜下食管括约肌切开术、腹腔镜 Heller 肌切开术（原发性 AC 患者的首选治疗方法）以及传统手术（贲门肌切开术）治疗等。

目前研究表明，内镜下食管括约肌切开术、腹腔镜 Heller 肌切开术治疗 AC 均是安全、可行和有效的治疗方法。术后 3 个月超声复查，采用饮水试验可见多数患者食管扩张及 EGJ 狭窄现象得到缓解或消失，且可以维持较长时间，部分患者可能在数月或数年后出现复发征象。

对不宜行扩张术、拒绝扩张术或扩张术不能治愈而以传统手术（贲门肌切开术）治疗的 AC 患者，术后 3 个月超声复查，采用饮水试验可见 70% 以上患者的食管扩张及 EGJ 狭窄现象得到缓解或消失，部分患者可能在术后复查过程中仍显示食管扩张及 EGJ 狭窄现象（系术后复发或术后并发症瘢痕性食管狭窄征象）或食管下段憩室。Zhou 等[45]报道一组 AC 患者，术后检查结果显示食管扩张处的前后径平均减小 2.2 cm，而狭窄处的前径增大 0.84 cm。张伟民[31]观察了 1 例 AC 造成的重度食管扩张患者，术后 3 个月超声复查显示扩张的食管颈段管径由 5 cm 减小至 3 cm。该作者认为，利用超声定期检查术后患者食管颈段及 EGJ 的状态，可作为评价术后病情转归的重要方法之一。

二、超声复查的时间及注意事项

AC 治疗后超声复查的时间因治疗方法的不同而异，通常需要遵从临床的建议。一般情况下，药物治疗者可以在初次服药后 15~20 min 观察一次。如长期服药治疗，可 3~6 个月复查一次。对于行肉毒杆菌毒素注入治疗或气囊扩张治疗者，可予治疗之后次日复查一次，之后 3 个月复查一次。对于行支架植入者，可在支架取出后 3 天复查一次，之后 1 个月或 2 个月复查一次。对于行 Heller 肌切开术治疗者，可在术后 3~6 个月复查一次。

在超声复查过程中，对于复发性 AC 的诊断应注意与胃食管反流、炎症或消化性溃疡导致的 EGJ 狭窄相鉴别。胃食管反流、炎症或消化性溃疡造成的 EGJ 管壁增厚

通常不均匀、不规则且呈非对称状态，EGJ的形态极少显示典型的圆锥样或鸟嘴样。

需要强调的是，对多次施行LES扩张术或进行食管肌切开术后的患者，经体表超声复查时，应注意有无严重的食管反流病和反流性食管炎的可能性，特别注意有无食管癌征象。由于食管长期失弛会使其发生鳞状细胞癌和食管腺癌的危险性增加，因此，超声检查时应特别注意食管下段和EGJ管壁增厚的情况。对于短期内迅速消瘦、吞咽困难呈进行性加重的患者，应观察食管壁有无明显的非对称性不规则增厚或僵硬、有无黏膜破坏及有无结节。通常情况下，AC患者的EGJ（狭窄区）管壁多呈程度较轻的对称性弥漫性均匀增厚。如发现管壁呈局限性不规则性增厚，应考虑癌肿的可能[3]，建议及时采取手术治疗。

第6节 贲门失弛症检查方法的比较与评价

目前,临床诊断 AC 所采用的物理学和影像学方法主要有食管测压、X 线平片和 X 线造影、内镜、超声内镜、超声、放射性核素检查、CT 和 MRI 检查等。其中,HRM 是临床诊断 AC 的首选方法。

一、超声

近年来,随着经体表超声诊断 EGJ 疾病研究的深入,越来越多 EGJ 疾病在常规超声检查时被发现。对于 AC 而言,由于 LES 病理生理改变导致远端管腔狭窄,狭窄处之上食管扩张、延长、迂曲,食物潴留,因此超声检查易于发现。

1.超声诊断 AC 的优点

实践表明,空腹与饮水后采用卧位、半坐位检查,无需其他特殊条件,常规经体表超声即可顺利检出漏斗状的狭窄段以及狭窄处上方食管的扩张性改变,超声显示率和诊断符合率近 100%[3,4,31],而且方法简单、安全,广为患者接受。更为优越的是,超声是一种实时动态的显像方法,特别对于中重型患者,食管内的潴留物可充当天然造影剂,帮助评估食管的蠕动功能:于吞咽后静观食管,潴留物回声并无向下移动现象,扩张的食管壁亦无收缩现象,这些均为食管蠕动消失的指征。所以,采用经体表超声检查可以不受限制地在自然状态下观察食管的动力学状态、管壁有无收缩、内容物的移动幅度、贲门口开放情况、管壁厚度、胃部各区的结构层次及其与腔外周围组织器官的关系,在诊断上可顺利与假性贲门失弛症(有类似失弛症的临床表现,可见于胃底或食管下段的癌肿、白血病的浸润和梗阻、胰腺假性囊肿的压迫等)鉴别,在治疗上可引导、监测气囊扩张,也可以作为无创性随访的手段用于评价治疗效果。

目前普遍认为,常规经体表超声检查可对绝大多数的 AC 作出明确诊断,具有极其重要的临床应用价值[3],可作为筛选此病及随访观察的首选方法,能够取代传统的 X 线造影检查[4]。笔者曾遇见 2 例典型的假性失弛症被 X 线造影和胃镜检查误诊并误治的病例,教训深刻。1 例为 28 岁女性[《经腹超声诊断胃肠道疾病图解(卷1 食管胃结合部腺癌与进展期胃癌)》[37]中病例 17-14],他院 X 线造影及 2 次胃镜检查均诊断为食管失弛缓症并给予扩张治疗,3 次超声检查均未能提示贲门情况(第三次超声报告"双侧卵巢实性占位"),后经本院检查证实为浸润溃疡型贲门癌 Ⅳ 期(T4N0M1)伴卵巢转移。另 1 例为 65 岁女性(病例 2-7-4),实为胃恶性淋巴瘤浸润贲门、膈肌及心包,但 X 线造影及胃镜检查均误诊为 AC。李吉昌等[4]报道的 38 例 AC 中,X 线造影误诊 2 例,均为胃癌浸润贲门及 EGJ 的黏膜下层形成的假性失弛症,而超声均作出了正确诊断。

2.超声诊断 AC 的缺点

比较而言,常规经体表超声诊断 AC 有诸多优点,但也存在一定局限性:①不能显示食管全貌,不能检测食管内压。②对于一些并发症,如食管早期癌、呼吸系统病变(吸入性肺炎、慢性支气管哮喘)、食管黏膜病变(渗出、糜烂、溃疡、出血或穿孔)等,难以诊断。③若患者体型特殊、肝左叶短小、肺气肿严重,可能直接影响检查效果。

二、食管测压

长期以来,食管测压(包括传统测压法和 HRM)不仅被认为是诊断此病的常用检查方法[46],而且被认为是诊断 AC 的金标准。食管测压对 AC 的诊断有较大帮助。食管压力可作为药物治疗后疗效评价、扩张术和食管肌切开术后功能评价的一种量化指标。目前,HRM 被认为是诊断 AC 的首选方法。与传统测压法相比,HRM 更容易操作,且诊断符合率可提高 2 倍。

1.食管测压诊断 AC 的优点

对于 AC 患者,利用食管测压可以准确、快速地观察食管体部和 LES 的运动以及压力情况[24,25]。测压时显示食管中下段蠕动消失,吞咽时平均食管峰值压力高于 2.9 kPa。王建鑫等[5]分析认为,LES 松弛率下降和食管体部的非推进性同步收缩波是 AC 的特征性动力学表现,但 LES 压力增大和食管体部蠕动波幅减小不是诊断的必备条件。

2.食管测压诊断 AC 的缺点

食管测压虽可获得食管各段的压力变化曲线,却不能获得食管形态学改变的信息,较难鉴别由癌肿引起的假性失弛症,且对重症患者(食管极度扩张和扭曲)存在空间定位困难的问题,难以将测压导管准确地插入 LES 区进行测压,故存在一定局限性[3]。

三、X 线平片

1.X 线平片诊断 AC 的优点

对病程较长的晚期 AC 患者,X 线平片能够提供一些诊断线索:通常可以发现食管向纵隔右上方膨出,或食管严重扩张、弯曲引起纵隔增大,食管内因食物和液气潴留形成液-气平面,大部分患者胃腔变小或显示不清。

2.X 线平片诊断 AC 的缺点

对早中期 AC,仅凭 X 线平片往往难以发现阳性征象。

四、X 线造影

目前,用于诊断 AC 的 X 线造影方法包括传统 X 线造影和定时食管钡剂造影。

1.传统 X 线造影

长期以来,传统 X 线造影被公认为确诊晚期 AC(需要采取食管切除术治疗)的最佳方法,诊断准确率可达 95%[47]。

(1)传统 X 线造影诊断 AC 的优点

与食管测压相比,X 线造影可提供食管的大体解剖学和形态学方面的信息;与内镜相比,X 线造影对食管的解剖学特征显示更加全面,包括食管直径、食物和唾液的存留、食管体的乙状结肠样外观以及食管远端和食管胃结合部的形状等。

(2)传统 X 线造影诊断 AC 的缺点

X 线造影诊断 AC 的敏感性差[48]。多数情况下,利用 X 线造影易鉴别 AC 与疤痕狭窄和肿瘤。但是,当贲门癌表面较光滑时,仅凭 X 线造影表现可能会将其误诊为 AC。另外,X 线造影不能显示管壁厚度和了解贲门周围组织结构情况,且有时由于受内因或外因的影响,对早期或一些轻型患者(在狭窄不明显、管腔无明显潴留物的情况下,常常表现轻微乃至完全正常)存在漏诊、延误诊断的可能。

AC 的 X 线表现

X 线造影多数可清晰显示中晚期 AC 的特异性征象,常见表现为食管胃结合部平滑地逐渐变窄(内腔直径为 0.1～0.8 cm),钡剂滞留于食管胃结合部之上的食管腔内,伴有食管近段扩张。

早期:食管下段呈边缘光滑的漏斗状狭窄,食管中、下段扩大但不严重,食管壁蠕动减弱,钡剂呈细流状通过 LES 缓慢进入胃内,或伴有多个同步使管腔闭塞收缩的螺丝锥样表现或痉挛表现。

晚期:食管下段狭窄呈鸟嘴样改变,食管全段扩张,甚至延长、迂曲(呈 S 形,近似乙状结肠的形态),蠕动消失或仅有无规则的微弱收缩,腔内潴留物较多,常见分层现象,也可以发现单个或多个大小不一的食管远段憩室。

2.定时食管钡剂造影

定时食管钡剂造影(timed barium esophagogram,TBE)是一种可重复评估食管排空能力的技术,通过测量口服钡剂后 1 min、3 min 和 5 min 食管存钡高度,估计钡剂排空量。

(1)TBE 诊断 AC 的优点

与传统 X 线造影相比,TBE 对 AC 的诊断和疗效评价更有意义。有研究表明,食管潴留是 AC 治疗失败的良好预测指标。

(2)TBE 诊断 AC 的缺点

TBE 对检查技术要求较高,方法复杂。

五、内镜

1.内镜诊断 AC 的优点

内镜检查对确定有无恶性肿瘤有重要意义[17],对大多数 AC 可以明确诊断,而且能够将其与假性贲门失弛症(继发性痉挛)和机械性梗阻鉴别开来。内镜下活组织检查可有效排除食管胃结合部恶性肿瘤。有研究发现,长期 AC 患者发生食管癌的风险会增加[49]。

2.内镜诊断 AC 的缺点

有研究认为,内镜在 AC 诊断中作用有限:对于合并贲门癌或其他原因造成的假性失弛的患者,可能由于食管胃结合部高度狭窄,镜身不能通过,难以显示胃内情况,或因内镜医生缺乏警惕性而造成误诊(尤其容易对年轻患者错误定性)。对于少数晚期患者,内镜检查前若没有充分准备(如置管灌洗),可能只看到大量液体和食物碎渣滞留在食管腔,且有导致吸入性肺炎的风险。

AC 的内镜下表现

食管腔扩大、弯曲、延长,管壁松弛,体壁无蠕动或显示有幅度微小的收缩运动,有时可见多个轮廓的收缩环,食管腔内有食物、液体潴留,食管黏膜正常或出现弥漫性充血、水肿、糜烂等炎症性改变,严重者可见溃疡,LES 持续痉挛且管腔狭小,黏膜完整,无疤痕组织或肿瘤,有时可发现黏膜增厚、癌变或局部管壁向外膨出形成假性憩室。当施以轻中度压力时,狭窄处突然开放,内镜可顺利通过狭窄处进入胃腔。

六、超声内镜

超声内镜(endoscopic ultrasonography,EUS)可获得消化道壁及其邻近组织和脏器的高分辨率图像,被认为是最具应用潜力的技术。近年来,有关 EUS 用于诊断 AC 的报道不断增多[27]。

1.EUS 诊断 AC 的优点

将 EUS 用于诊断 AC,一次检查可同时获得管腔、管壁和管外的信息,可判断 LES 和食管体部管壁是否增厚。

2.EUS 诊断 AC 的缺点

虽然 EUS 可以帮助医生评估 EGJ 肌壁的厚度,但并非所有 AC 都有管壁增厚的现象,加上EUS需要专门设备,操作难度大,检查时患者有明显不适,因此其普及应用受到一定限制[3]。

> **原发性AC的超声内镜表现**
>
> EGJ呈同心圆和对称性增厚,增厚区局限于食管下段固有肌层相应的回声区,尤以内环形肌增厚明显,据此可与继发性AC相鉴别[27]。

七、放射性核素检查

放射性核素检查主要利用(^{99m}Tc)硫化锝胶体使食管显像,分别测定食管上、中、下段通过时间。对于AC诊断而言,放射性核素检查操作简便,不需要插管,对病变具有定位诊断意义[17]。但是,受条件限制,中小型医院无法开展放射性核素检查。

第 7 节　贲门失弛症的超声鉴别诊断

AC 以吞咽困难为主要临床表现,影像学表现多数具有特征性。但由于医生认识不足(特别是对一些轻型或非典型患者),可能发生误诊。戚译天等[50]报道 4 例术前 X 线造影和胃镜误诊为 AC 的患者,2 例术中证实为贲门癌,1 例术中证实为食管下段间质瘤,1 例在入院后经多科会诊考虑为硬皮病并发食管蠕动功能减退,避免了外科手术。因此,在临床实践中对于所遇不典型或疑似的 AC 患者,要认真考虑鉴别诊断问题,避免误诊误治。

超声诊断原发性 AC 简便易行,可有效弥补 X 线造影、内镜检查和食管动力学检查之不足,关键在于操作者要有充分的认识。对于原因不明的吞咽困难、慢性发病、非进行性或间歇性发作,特别是青年患者,应首先考虑此病的可能。需要特别指出的是,无论是何种原因造成的食管狭窄,在直径≤1.3 cm 的情况下,均会出现典型的吞咽困难症状。对于一些可疑的 AC 患者,超声检查应考虑与以下疾病的鉴别诊断。

一、炎性狭窄

当较严重的化学性、药物性或反流性食管炎造成反复的食管溃疡时,食管呈局限性、节段性狭窄(病例 2-7-1 和病例 2-7-2),其中以反流性食管炎多见,病变多数由下而上呈渐进性改变,以管壁增厚和管径增粗为特征,管壁增厚区及狭窄段常大于痉挛性狭窄,管腔强回声(主要为黏膜层回声)不均匀或变细、变形、中断、消失[51],但狭窄程度一般较轻,无典型鸟嘴样形态。饮水试验中,多数患者可见 EGJ 弛张及液体流动征象,有时可见胃液反流入食管腔。如为较严重的食管腐蚀伤造成的食管瘢痕狭窄,病变段食管可仅表现为一实质性的条索状物,且疤痕组织的挛缩可导致原先增粗的食管逐渐变细,不再保持正常食管横切时的扁圆形,多呈不规则形[51]。该类患者多数病史较短,多为 8 个月以内。

二、继发性 AC(肿瘤浸润性狭窄)

AC 与癌的关系越来越被重视,其中两方面研究较为深入：一是恶性肿瘤造成的继发性 AC,占全部 AC 的 2.4%~4%；二是在长期 AC 的基础上发生的恶性肿瘤(继发性恶性肿瘤)。

继发性 AC 的病因以直接侵犯食管下段的胃癌(Siewert Ⅲ型 AEG)或食管胃结合部腺癌(Siewert Ⅱ型 AEG,伴或不伴 Barrett 食管)最为常见。偶见由食管中下段癌侵及 EGJ(Siewert Ⅰ型 AEG)引起的继发性 AC,罕见乳腺、肝、前列腺、肺、胸膜、胰腺、子宫颈和子宫体等部位肿瘤转移所致继发性 AC。副肿瘤效应（以小细胞肺癌为主）以及淋巴瘤等亦可能引起继发性 AC。

发生于食管下段、EGJ 处的恶性肿瘤不仅可以造成食管和 EGJ 的机械性梗阻，而且可因瘤细胞在食管及贲门黏膜下浸润并破坏食管下括约肌的神经支配而使食管产生功能性梗阻，因而容易被误诊为 AC。有研究表明，根据临床表现以及 X 线造影、内镜、食管测压等检查结果，食管下段、EGJ 处的恶性肿瘤引起的继发性 AC 有时很难与原发性 AC 相鉴别[28]。

经体表超声对继发性 AC 的诊断必须有高度的警惕性：①如果为食管中下段癌侵及 EGJ（Siewert Ⅰ型 AEG）引起的继发性 AC，通常患者年龄较大，临床症状存续时间较短，且常伴有体重减轻，超声检查可见食管下段狭窄范围一般较长，管壁多数不规则，黏膜表面凹凸不平，伴有肿块或溃疡，食管近端扩张程度较轻（病例 2－7－3）。若吞咽困难的病史较短，患者年龄大于 55 岁，远端狭窄的节段＞3.5 cm，且近端扩张不明显或没有扩张，应考虑假性失弛的可能。②如果为胃癌侵犯 EGJ（Siewert Ⅲ型 AEG）或 EGJ 腺癌（Siewert Ⅱ型 AEG）引起的继发性 AC，空腹时超声检查可见食管腔不扩张，EGJ 前后径增大，形态不规则，管壁增厚，呈低回声改变，饮水时动态观察可见食管下段轻度扩张，水流连续且较缓慢地通过狭窄区（EGJ）流入胃内，水流轨迹发生弯曲或偏转，且较正常人变细[11]。

利用经体表超声可以辨认 EGJ 管壁的层次结构并测量其厚度[11]，评估进展期肿瘤浸润 EGJ 管壁与贲门或（和）膈肌的情况（病例 2－7－4）。

三、食管硬皮病

食管硬皮病系混合性结缔组织病，病理上表现为平滑肌层的进行性萎缩（代之以纤维组织），病变区以黏膜下层或肌层为主。因平滑肌功能障碍导致食管运动功能障碍，食管硬皮病与 AC 有类似的食管蠕动缺陷；超声检查可发现食管蠕动消失，管腔扩张，但 LES 可以完全松弛，贲门开放顺利，同时可见无任何限制的胃食管反流、食管炎或晚期食管狭窄现象。

四、EGJ 外压性狭窄

造成 EGJ 外压性狭窄的原因很多，如下后纵隔肿瘤、纵隔纤维化、感染、外科手术或大的胰腺假性囊肿等。一些恶性肿瘤仅通过外压就可以引起继发性食管失弛缓，但与肿瘤浸润性狭窄表现不同。EGJ 外压性狭窄超声主要表现为狭窄区呈非对称性，贲门开放不受限，可见明显外因（狭窄区周围分布有囊性或实性肿块）。

五、食管裂孔疝

食管裂孔疝与 AC 在超声表现上明显不同。食管裂孔疝常见超声表现有膈肌裂孔增大，贲门松弛、扩大，疝囊多于胃充盈后出现，且大小、形态可变。

典型病例

— 病例 2-7-1 —

EGJ 炎性狭窄

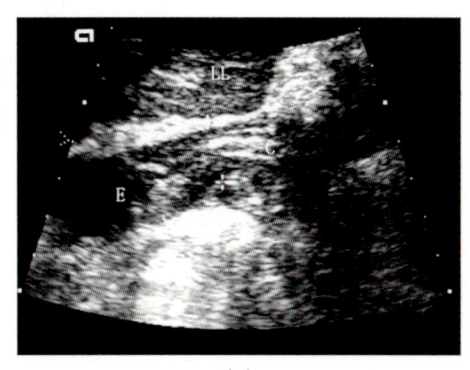
(a)

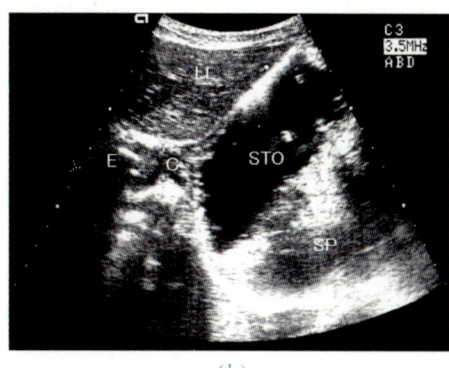
(b)

LL—肝左叶；C—贲门；E—食管；STO—胃腔；SP—脾。

患者女,76 岁,长期慢性反流性食管炎病史 10 余年,吞咽困难 1 年多。

空腹时,仰卧位,常规腹部超声探头检查,取 EGJ 长轴切面(a)图像示:食管下段管腔内少许潴留液,EGJ 外径稍增大,前后径为 1.3 cm,全节段管壁轻度均匀增厚,以后壁最为明显,长度为 3.2 cm,最厚处为 0.8 cm,壁结构回声不均匀,但层次可见,黏膜层回声粗糙,连续性存在,肌层回声无明显减低,浆膜面显示清晰(连续性好,呈弧带状高回声),其与食管下段不构成明显鸟嘴样形态。

连续饮水后,半坐位,常规腹部超声探头检查,取 EGJ 长轴切面(b)图像示:食管下段未见明显扩张,EGJ 管壁增厚状态无明显变化,管腔狭窄,开放受限,但水流可连续性通过,胃腔充盈良好,胃壁未见明显增厚或隆起性改变,贲门区呈喇叭口样形态。

超声诊断:EGJ 管壁轻度均匀增厚并管腔狭窄。结合临床,考虑为长期慢性反流性食管炎所致。

内镜诊断:食管下段、胃贲门部慢性炎症并轻度狭窄。

活检病理报告:黏膜慢性炎。

病例 2-7-2

药物性食管炎致 EGJ 狭窄及炎性肉芽肿

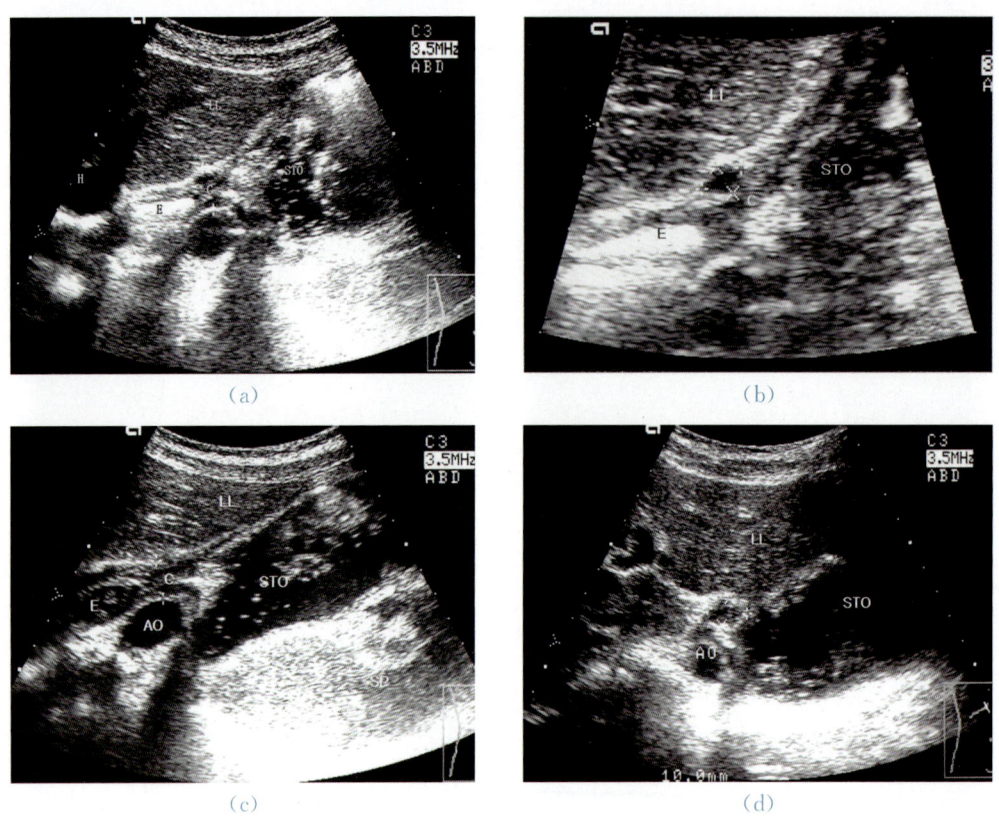

LL—肝左叶；C—贲门；E—食管；STO—胃腔；H—心；SP—脾；AO—腹主动脉。

患者女，33岁，长期空腹服用阿司匹林药物史5年多。吞咽困难6月余。

空腹时，仰卧位，常规腹部超声探头检查，取 EGJ 长轴切面(a,b)图像示：(a)胃内少量潴留液，食管下段管腔内可见团絮状强回声，EGJ 外径稍增大，前后径为1.3 cm，管壁轻度非均匀增厚，最厚处为0.7 cm，壁结构回声不均匀，但层次可见，黏膜层回声粗糙，连续性存在，肌层回声无明显减低，前壁见一低回声结节，边界不清，形态不规则，浆膜面显示清晰（连续性好，呈弧带状高回声），其与食管下段不构成明显鸟嘴样形态。贲门区胃壁轻度增厚。(b)将图像放大观察，可见 EGJ 前壁实性低回声结节分布于肌壁间，大小为1.0 cm×0.7 cm，无明显包膜回声，形态不规则，周缘黏膜层及浆膜层回声粗糙，连续性未见中断。贲门下方胃体前壁轻度均匀增厚(0.7 cm)。

连续饮水后，半坐位，常规腹部超声探头检查，取 EGJ 长轴切面(c)和短轴切面(d)图像示：(c)食管下段轻微扩张并少量液体积聚，EGJ 管壁增厚状态无明显变化，管腔轻微狭窄，开放略受限，水流可连续性通过，胃壁扩张良好，胃腔充盈良好，贲门区呈喇叭口样形态，贲门切迹存在。(d)EGJ 前壁见一实性低回声结节，无明显包膜回声，形态不规则，边缘粗糙。

超声诊断：①EGJ管壁轻度增厚并管腔轻微狭窄。②EGJ前壁肌层内实性小结节。结合临床，考虑为药物性食管炎致EGJ狭窄及炎性肉芽肿。

内镜诊断：食管中下段及胃贲门部慢性炎症并轻度狭窄。

活检病理报告：黏膜慢性炎并轻度肠上皮化生。

病例 2-7-3

食管中下段浸润溃疡型癌

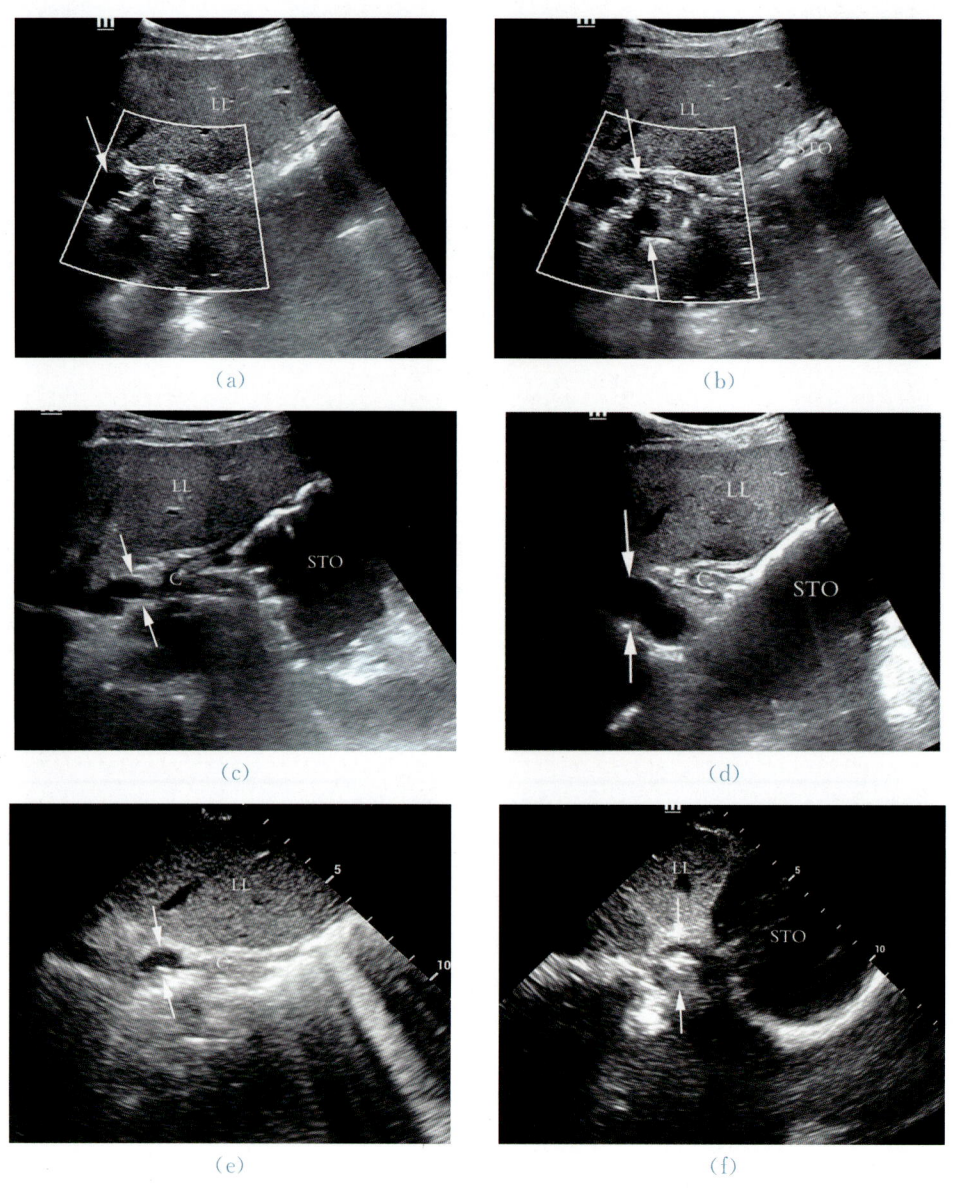

LL—肝左叶；C—贲门；STO—胃腔。

患者男，55岁，渐进性消瘦6月余，吞咽时胸部疼痛3月余。

空腹时，仰卧位，常规腹部超声探头检查，取EGJ长轴切面（a,b）图像示：EGJ中心与贲门口形态及内部结构回声未见明显异常，食管下段及EGJ上缘管壁结节样非均匀增厚（↓），最厚处为1.7 cm，内呈低回声，管腔未见扩张。

连续饮水后，半坐位，常规腹部超声探头（c,d）与扇扫探头（e,f）检查，取EGJ长轴切面（c,e）、斜切面（d）与短轴切面（f）图像示：食管下段未见扩张，食管下段及EGJ上缘管壁结节样增厚状态无明显变化(↓),食管腹段管壁增厚呈环周性(f),管腔未见明显狭窄,水流可连续性通过,胃腔充盈良好,胃壁未见明显增厚或隆起性改变,贲门区呈喇叭口样形态。

超声诊断:食管下段及 EGJ 上缘管壁结节样非均匀增厚。结合临床,考虑食管下段癌累及 EGJ 上缘可能。建议:CT 及内镜进一步检查。

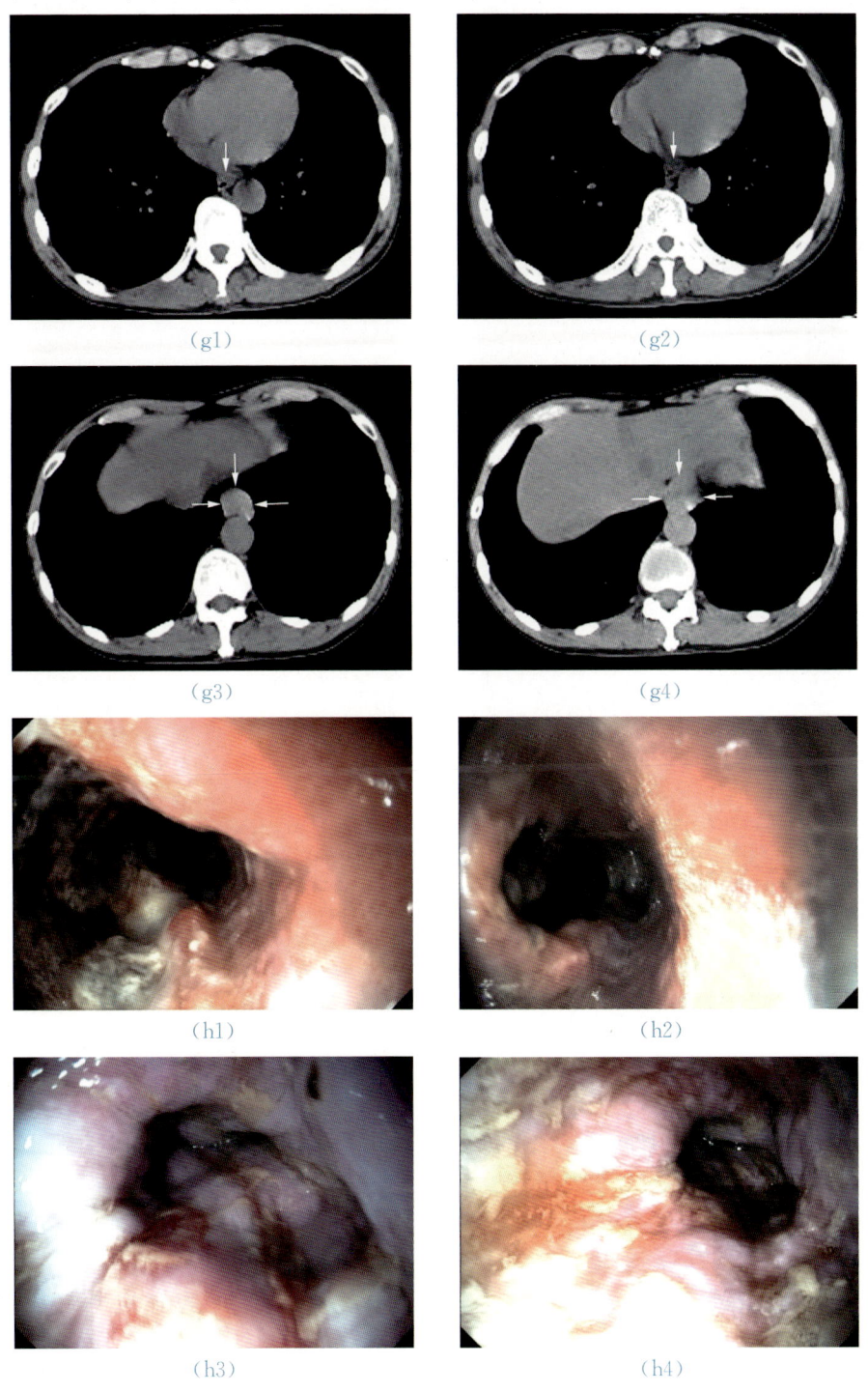

多层螺旋CT检查,横断面(g1～g4)图像示:食管中下段及腹段外径增大,形状不规则,管壁非均匀增厚,局部见结节样软组织密度影(↓),外侧壁尚光滑。

CT诊断:考虑食管占位性病变。

内镜检查(h1～h4)图像示:食管中部距门齿25～28 cm处见一浸润性溃疡性病变,浸润食管近2/3周,溃疡面充血坏死,周缘黏膜增生隆起,质地硬。

内镜诊断:食管中下段浸润溃疡型病变。

活检病理报告:食管鳞状细胞癌。

病例 2-7-4

贲门、胃底及胃体浸润型占位性病变侵犯膈肌

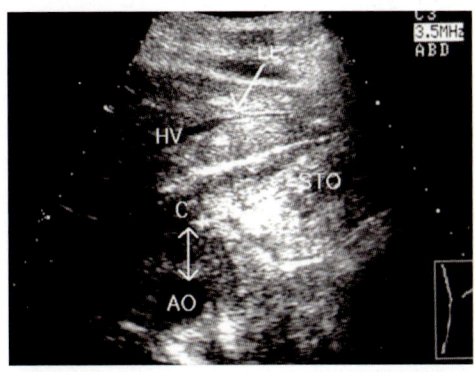

(a)

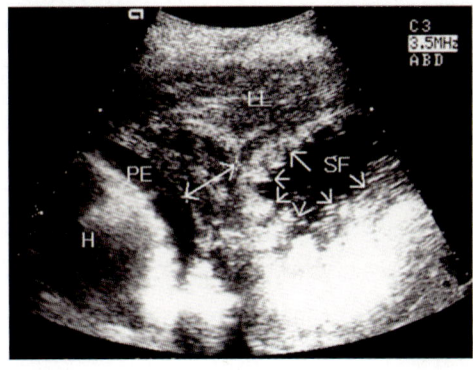

(b)

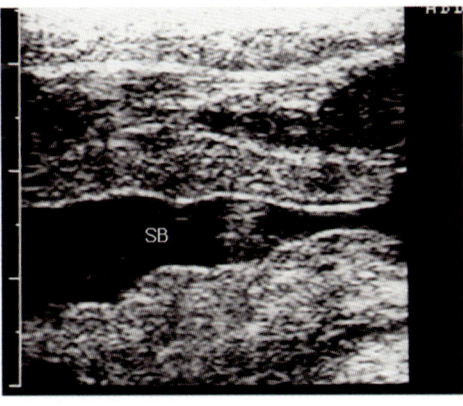

(c)

LL—肝左叶；C—贲门；HV—肝静脉；
STO/SB—胃腔；H—心；SF—胃底；
AO—腹主动脉；PE—心包积液。

患者女，65岁，上腹痛、饱胀不适、食欲下降、消瘦1年多，渐进性吞咽困难4个月。

X线造影检查提示贲门失弛症可能。

胃镜诊断：考虑贲门失弛症可能。因检查时镜身难以通过贲门，建议超声或CT进一步检查。

空腹时，仰卧位，常规腹部超声探头检查，取EGJ长轴切面(a)图像示：EGJ结构显像不清，贲门区胃壁增厚。膈肌脚（双箭头）明显增厚（1.8 cm），与周围分界不清，回声减低。

饮水后，仰卧位，常规腹部超声探头检查，取肝左叶—胃底—膈肌斜切面(b)图像示：胃腔内少量液体充盈，胃底及胃体壁弥漫性非均匀增厚，仍有一定扩张度，黏膜层变粗、隆起，呈鹅卵石样高回声（单箭头），毗邻处膈肌增厚（双箭头）呈团块状，边缘粗糙，与周围器官分界不清，回声明显减低。心包少量积液。

饮水后，仰卧位，高频线阵超声探头检查，取局部胃体壁纵切面(c)图像示：胃体前后壁均明显增厚（最厚处为2.2 cm），回声层次不清，以黏膜下层（第3层，中高回声）增厚为主，胃壁蠕动减弱。

超声诊断：①贲门、胃底及胃体大部弥漫性非均匀增厚（以黏膜下层为主）。②贲门周围膈肌增厚，与周围分界不清（浸润粘连征象）。③少量心包积液。结合临床，首先考虑浸润型占位（原发性胃淋巴瘤？）侵犯膈肌可能，进展期胃癌待除外。

CT诊断：贲门与胃底、体部胃壁增厚，贲门周围膈肌增厚，考虑浸润型占位性病变。

第 8 节　贲门失弛症的超声诊断报告模板

一、原发性 AC（早期/中期）

空腹时，仰卧位，常规腹部超声探头检查：食管下段轻微扩张/明显扩张，管腔内少量内容物/液体存留，内部透声清晰/差（分布有点絮状高回声结构），自主吞咽后见食管下段收缩乏力，蠕动减弱。EGJ 形态失常，外径无明显增大（长度为＿＿＿＿cm，最大前后径为＿＿＿＿cm），管壁未见增厚/轻微对称性局限性增厚（厚度为＿＿＿＿cm），结构清晰/模糊，黏膜面回声粗糙、连续性好/显像不清，肌层回声无明显减低，浆膜层高回声线连续性好，与毗邻脏器界限清晰，EGJ 管腔狭窄且紧闭，与扩张食管下段呈圆锥样/鸟嘴样/漏斗样/笔尖样/倒塔样/萝卜根样。

饮水后，半坐位检查：食管下段/中下段管腔增大，前后径为＿＿＿＿cm，EGJ 狭窄且形态固定。连续动态观察，可见食管内液体在狭窄处通过受阻并滞留，食管下段有微弱蠕动/显示对称性小幅度收缩环，贲门间歇性小幅度开放（开放时最大前后径为＿＿＿＿cm），液体间断喷入胃内。胃充盈良好，贲门区呈喇叭口样形态，贲门后壁与胃底内侧壁间可见凸入腔内的尖峰状皱襞（贲门切迹），贲门与胃体黏膜连续性好。

超声诊断：原发性 AC（早期/中期）。

二、原发性 AC（晚期）

空腹时，仰卧位，常规腹部超声探头联合高频线阵探头及扇扫探头检查：食管全段/食管中下段显著扩张、延长，食管颈段可见气体聚集，食管中下段/食管全段显示大量以高回声为主的潴留物，内部回声杂乱且透声差，后方回声明显衰减（伴有宽大声影），自主吞咽后见食管下段无明显蠕动。EGJ 形态失常，外径无明显增大（长度为＿＿＿＿cm，最大前后径为＿＿＿＿cm），管壁未见明显增厚/轻度对称性局限性增厚（厚度为＿＿＿＿cm），结构清晰/模糊，黏膜面回声粗糙、连续性好/显像不清，肌层回声无明显减低，浆膜层高回声线连续性好，与毗邻脏器界限清晰，EGJ 管腔狭窄且紧闭，与扩张食管下段呈圆锥样/鸟嘴样/漏斗样/笔尖样/倒塔样/萝卜根样。狭窄处之上的食管壁无明显增厚/变薄，肌层回声无异常。腹主动脉及膈肌脚显示不清/腹主动脉受挤压并向肝尾叶后方区伸展。嘱患者快速变换体位或利用探头使患者胸腹部连续振动，可见内部有点状或团状强回声小幅度缓慢移动。

饮水后，半坐位检查：食管全段/食管中下段显著扩张、延长、扭曲变形，前后径为＿＿＿＿cm，食管下段前壁/后壁/侧壁近 LES 处可见囊状/尖角状/半月形局限性膨出囊(大小为_____cm×_____cm),EGJ 狭窄且形态固定。连续动态观察,可见食管内液体在狭窄处通过受阻并滞留,食管下段蠕动消失,狭窄区长时间不弛张,偶见间歇性小幅度开放(开放时最大前后径为_____cm),少量液体间断喷入胃内。胃充盈不良/长时间不充盈,贲门区呈喇叭口样形态,贲门后壁与胃底内侧壁间可见凸入腔内的尖峰状皱襞(贲门切迹),贲门与胃体黏膜连续、光滑/粗糙不平。

超声诊断:原发性 AC(晚期)。

参考文献

[1] HOWARD P J,MAHER L,PRYDE A,et al. Five year prospective study of the incidence,clinical features,and diagnosis of achalasia in Edinburgh [J]. Gut,1992,33(8):1011-1015.

[2] MAYBERRY J F,RHODES J. Achalasia in the city of Cardiff from 1926 to 1977 [J]. Digestion,1980,20(4):248-252.

[3] 朱尚勇,陈立宏,冯旭,等. 超声在食管失弛缓症诊断中的应用 [J]. 中国超声医学杂志,2002,18(10):784-786.

[4] 李吉昌,李玉英,马进财,等. 贲门失弛缓症的超声诊断价值 [J]. 医学影像学杂志,2007,17(10):1066-1068.

[5] 王建鑫,尚占民,黄皖农,等. 贲门失迟缓症临床分析57例 [J]. 世界华人消化杂志,2010,18(27):2916-2919.

[6] PARK W,VAEZI M F. Etiology and pathogenesis of achalasia:the current understanding [J]. American Journal of Gastroenterology,2005,100(6):1404-1414.

[7] 黄秀强,曲波,李惠. 贲门失弛缓症的病因及发病机制研究进展 [J]. 胃肠病学和肝病学杂志,2016,25(1):97-100.

[8] GOLDBLUM J H,RICE T W,RICHTER J E. Histopathologic features in esophagomyotomy specimens from patients with achalasia [J]. Gastroenterology,1996,111(3):648-654.

[9] CHUAH S-K,HSU P-I,WU K-L,et al. 2011 update on esophageal achalasia [J]. World Journal of Gastroenterology,2012,18(14):1573-1578.

[10] GHOSHAL U C,DASCHAKRABORTY S B,SINGH R. Pathogenesis of achalasia cardia [J]. World Journal of Gastroenterology,2012,18(24):3050-3057.

[11] 章建全,陈晓华. 贲门失弛缓症的经腹超声诊断 [J]. 第二军医大学学报,2001,22(4):310-312.

[12] HIRANO I,TATUM R P,SHI G,et al. Manometric heterogeneity in patients with idiopathic achalasia [J]. Gastroenterology,2001,120(4):789-798.

[13] KATZ P O,RICHTER J E,COWAN R,et al. Apparent complete lower esophageal sphincter relaxation in achalasia [J]. Gastroenterology,1986,90(4):978-983.

[14] Mearin F, Malagelada J-R. Complete lower esophageal sphincter relaxation observed in some achalasia patients is functionally inadequate [J]. American Journal of Physiology-Gastrointestinal and Liver Physiology,2000,278(3):G376-G383.

[15] 毕英杰.1例食管贲门失弛缓症并发食管癌临床诊断[J].中国药物经济学,2014,9(8):263-264.

[16] 李西河,易玉海,王宗德,等.贲门失弛缓症并发食管癌[J].医学影像学杂志,1994,4(4):214-215.

[17] 商振宁,王京,徐红.贲门失弛缓症诊断检查研究进展[J].中国老年学杂志,2012,32(16):3611-3613.

[18] 康雪兰,张学彦.贲门失迟缓症的内镜下治疗进展[J].胃肠病学和肝病学杂志,2013,22(5):475-477.

[19] 向正国,张忠兵.贲门失弛缓症的病因、病理和发病机制研究进展[J].中华内科杂志,1999,38(7):494-496.

[20] MEIJSSEN M A C, TILANUS H W, VAN BLANKENSTEIN M, et al. Achalasia complicated by oesophageal squamous cell carcinoma: a prospective study in 195 patients [J]. Gut, 1992, 33(2): 155-158.

[21] ECKARDT V F, STAUF B, BERNHARD G. Chest pain in achalasia: patient characteristics and clinical course [J]. Gastroenterology, 1999, 116(6): 1300-1304.

[22] MIKAELI J, FARROKHI F, BISHEHSARI F, et al. Gender effect on clinical features of achalasia: a prospective study [J]. BMC Gastroenterology, 2006, 6: 12.

[23] GYAWALI C P, ZERBIB F, BHATIA S, et al. Chicago Classification update (V4.0): Technical review on diagnostic criteria for ineffective esophageal motility and absent contractility [J]. Neurogastroenterology and Motility, 2021, 33(8): e14134.

[24] TODORCZUK J R, ALIPERTI G, STAIANO A, et al. Reevaluation of manometric criteria for vigorous achalasia: Is this a distinct clinical disorder? [J]. Digestive Diseases and Sciences, 1991, 36(3): 274-278.

[25] GOLDENBERG S P, BURRELL M, FETTE G G, et al. Classic and vigorous achalasia: a comparison of manometric, radiographic, and clinical findings [J]. Gastroenterology, 1991, 101(3): 743-748.

[26] 李莉,彭丽华.高分辨率测压法在食管动力检测中的临床应用[J].胃肠病学和肝病学杂志,2011,20(3):279-282.

[27] Holloway R H. Esophageal ultrasonography: a new view on esophageal motility [J]. American Journal of Gastroenterology, 2007, 102(1): 146-148.

[28] SJOGREN P P, BANERJI N, BATTS K P, et al. Rare presentation of a gastrointestinal stromal tumor with spontaneous esophageal perforation: a casa report [J]. International Journal of Surgery Case Reports, 2013, 4(7): 636-639.

[29] 赵自建,赵磊.超声诊断贲门失弛缓症1例[J].中国医学影像技术,2012,28(4):651.

[30] 殷军.经腹超声对贲门失弛缓症的诊断价值[J].中国超声诊断杂志,2004,5

(2):109—112.

[31] 张伟民.贲门失弛缓症超声诊断价值探讨[J].当代医学,2013,19(16):106—107.

[32] ALLESCHER H D,STORR M,SEIGE M,et al. Treatment of achalasia: botulinum toxin injection vs. pneumatic balloon dilation:a prospective study with long-term follow-up [J]. Endoscopy,2001,33(12):1007—1017.

[33] BOECKXSTAENS G E,ANNESE V,DES VARANNES S B,et al. Pneumatic dilation versus laparoscopic Heller's myotomy for idiopathic achalasia [J]. New England Journal of Medicine,2011,364(19):1807—1816.

[34] 秦咏梅,张彩凤,刘竹娥,等.内镜下支架置入治疗贲门失迟缓症27例[J].世界华人消化杂志,2010,18(19):2043—2046.

[35] 周平红,姚礼庆,蔡明琰,等.经口内镜下肌切开术治疗贲门失弛缓症的初探[J].中华消化内镜杂志,2011,28(2):63—66.

[36] FERGUSON M K,REEDER L B,OLAK J. Results of myotomy and partial fundoplication after pneumatic dilation for achalasia [J]. Annals of Thoracic Surgery,1996, 62(2):327—330.

[37] 王子干.经腹超声诊断胃肠道疾病图解:卷1食管胃结合部腺癌与进展期胃癌[M].合肥:安徽大学出版社,2020:14—16.

[38] 朱尚勇,刘若川,杨红,等.食管颈部的超声解剖及声像图研究[J].中华超声影像学杂志,2001,10(7):435—437.

[39] 朱尚勇,杨红,刘若川,等.食管胸段的超声解剖及声像图研究[J].中华超声影像学杂志,2001,10(11):693—695.

[40] 王玲,林敏,崔友云,等.体表超声诊断中段食管癌[J].中国超声医学杂志,1998,14(5):20—22.

[41] 柴树荣,卢清鑫,许长庚.贲门失弛症的治疗方法与评价[J].临床荟萃,1999, 14(4):190—191.

[42] 令狐恩强,李惠凯.一种新的贲门失弛缓的内镜下分型[J/CD].中华腔镜外科杂志:电子版,2011,4(5):334—336.

[43] 单国际,邓成飞,徐艳秋.贲门失迟缓症合并食管膈上憩室1例[J].现代肿瘤医学,2010,18(12):2362.

[44] 王爽,刘冰熔.贲门失弛缓症的研究进展[J].世界华人消化杂志,2013,21(1): 75—81.

[45] ZHOU J-H,WANG R-W,JIANG Y-G,et al. Management of achalasia with transabdoinal esophagocardiomytomy and partial posterior fundoplication [J]. Diseases of the Esophagus,2006,19(5):389—393.

[46] ERGUN G A,KAHRILAS P J. Clinical applications of esophageal manometry and pH monitoring [J]. American Journal of Gastroenterology,1996,91(6):1077—1089.

[47] OTT D J,RICHTER J E,CHEN Y M,et al. Esophageal radiography and manometry:correlation in 172 patients with dysphagia [J]. American Journal of Roentgenology,1987,149(2):307-311.

[48] GOCKEL I,MÜLLER M,SCHUMACHER J. Achaiasia:a disease of unknown cause that is often diagnosed too late [J]. Deutsches Ärzteblatt International,2012,109(12):209-214.

[49] MAEYAERT S,PRINGOT J,SAMAIN J L,et al. Cancer of the oesophagus in achalasia [J]. Journal Belge de Radiologie - Belgisch Tijdschrift voor Radiologi,2013,96(1):46.

[50] 戚译天,黄海波,孙宏斌,等. 贲门失驰缓症误诊的常见原因分析 [J]. 中国实验诊断学,2014,18(9):1551-1552.

[51] 朱尚勇,姜海行,何云,等. 体表超声在食管腐蚀伤后瘢痕狭窄诊断中的应用 [J]. 中国超声医学杂志,2004,20(2):124-126.

第 3 章
食管裂孔疝

食管裂孔疝(hiatus hernia,HH)是指腹腔内脏器(如胃、肠、大网膜等,主要是胃)由膈肌食管裂孔进入膈肌上方引起心慌、胸闷、气喘、反酸、反流等临床症状的疾病。根据形成原因,HH可分为先天性HH和后天性HH,其中以后天性HH居多。按疝囊是否固定、EGJ在疝孔的位置以及疝囊的大小,可将HH分为五型:Ⅰ型(滑动型)、Ⅱ型(单纯食管旁型)、Ⅲ型(混合型)、Ⅳ型(巨大型多器官疝入型)、Ⅴ型(短食管型)。HH的临床症状多样,典型表现是反酸、胸骨后疼痛等胃食管反流症状。患者高发年龄多在40岁以上,平均70岁,女性稍多于男性。

HH的超声表现具有特征性。

Ⅰ型HH:EGJ结构及形态失常或显示不清,膈肌食管裂孔持续增大,平均左右径约3.0 cm,前后径约1.6 cm,膈上可见疝囊。半坐位观察,可见疝囊回复于膈下。

Ⅱ型HH:EGJ结构及形态显示,膈肌食管裂孔增大,膈上可见位置固定、液气相混合的疝囊回声。半坐位或站立位观察,可见膈上疝囊不消失。

Ⅲ型HH:膈食管裂孔明显增大,少部分胃结构位于其中,EGJ位于其前方,左胸腔内见大量液、气和食糜相混合的杂乱回声区。半坐位或站立位观察,可见该囊性结构不消失。

Ⅳ型HH:左上腹区无明显充盈的胃腔,膈食管裂孔增大,EGJ位于其前方,左侧或右侧胸腔内见巨大疝囊(呈大片混合性回声区,多数直径≥9 cm),大小、形态不随体位改变或呼吸运动发生变化。

Ⅴ型HH:EGJ结构及形态显示不清或消失,膈食管裂孔增大,膈上可见沿食管长轴分布且垂直向上伸展、上宽下窄的管状或囊状混合性回声结构,囊壁回声与胃肠壁一致。在深呼吸或做Valsalva动作时实时动态观察,可见该囊性结构的大小、形态无显著变化。半坐位或站立位观察,可见膈上囊性结构不消失。

HH三维超声表现:沿膈食管裂孔长轴观察,可见膈上蘑菇状或池塘样囊腔贯穿膈肌。从胃底内面向上观察疝孔,可见膈食管裂孔呈洞穴样或鱼口样,多数形态不规则,少数形态规则(见于疝口较小者),部分可见垅峭状胃黏膜呈扇贝纹样向疝口区集中。从膈面上方(纵隔方向)向下观察疝孔,可见膈食管裂孔位于膈面呈穿凿样孔洞,边缘钝、光滑,形态不规则。

第1节 食管裂孔疝的临床概述

一、HH 的流行病学特点

HH 是指腹腔内任何脏器(如胃、肠、大网膜等,主要是胃)由膈肌食管裂孔进入膈肌上方所引起的疾病,其主要以反酸、胸骨后疼痛等胃食管反流症状为主[1]。自 1853 年 Bowditch 首次公开报道 HH 以来[2],有关此病的临床诊断、治疗(特别是 HH 合并胃食管反流病的外科治疗)以及影像学诊断研究从未间断。HH 既是临床常见病,也是膈疝中最多见的一种。西方国家发病率为 4.5%~15%[3],我国发病率约 3.3%[4];X 线造影的检出率为 0.8%~2.9%[5],胃镜检查的发现率为 0.63%[6]~0.78%[7]。此病发生率随年龄增大而增大[8],以 40 岁以上者多见[9],中老年人占绝大多数[8],女性略多于男性[10,11]。笔者观察的 93 例 HH 中,发病年龄为 40~90 岁,平均 70 岁。杨玲[5]报道的 62 例 HH 中,发病年龄为 46~87 岁,平均 65 岁。

二、HH 的发生部位

HH 发生于膈肌食管裂孔及其上、下区。胃食管结合部(EGJ)的位置决定了 HH 的临床分型。EGJ 在解剖学中是一个复杂的区域,同时包含了食管下括约肌(LES)、膈肌角、LES 腹内段、膈食管韧带/膜、贲门切迹等结构,HH 的形成与其中某些结构的形态和功能发生异常有关。LES 是指食管末端长 3~4 cm 的环形肌束,其中 2 cm 位于腹腔内[12]。静息状态下,正常人 LES 保持张力性收缩并维持一高压带(1.33~5.99 kPa),防止胃内容物反流入食管。膈肌角形成吊索,在腹内压突然升高时(如咳嗽、排便)增加 LES 压力,增强抗反流功能。膈食管韧带/膜由膈胸膜筋膜和膈下筋膜融合而成,将食管远端固定于膈肌。贲门切迹是食管末端与胃底之间构成的"Y"形结构,正常时多以锐角(30°左右)形式呈现,此夹角称 His 角。当胃腔内压增大时,将挤压贲门切迹使食管左右壁并拢关闭。上述结构均为贲门区防反流系统的重要组成部分。任何因素导致 EGJ 结构的改变和 LES 压力的降低,都将会造成胃食管反流和食管裂孔疝[4]。

三、HH 的主要病因与病理生理机制

1. HH 的主要病因

一般认为,HH 的主要病因在于膈肌食管裂孔出现缺损并逐步扩大,导致腹腔内容物疝入纵隔[12]。HH 通常分为先天性 HH 和后天性 HH[13,14],以后天性居多[15]。

(1)先天性HH

先天性HH多系膈肌右脚发育不全乃至部分或全部缺失、膈食管裂孔宽大松弛所致,多见于婴幼儿,常见类型为先天性短食管伴胸腔胃。近年来,由于产前超声筛查技术的普遍开展,严重的先天性HH多在产前被发现[16,17](病例3-1-1)。另外,一些发生于新生儿期的轻型滑动型HH也可能在生长过程中自行消失。因此,目前在儿童期发现的HH越来越少。

(2)后天性HH

后天性HH临床较常见,好发于中老年人群,在形成上可能与年龄增长有关,或与肌肉和结缔组织的先天性变化导致的膈肌裂孔扩大、某些原因(如腹腔内巨大肿瘤、腹水、习惯性便秘等)导致的腹内压升高以及纤维化或过度迷走神经刺激引起的食管缩短(使GEJ移位至胸腔)等多种因素有关[18]。一些可能影响食管的结缔组织、硬皮病、脊柱后凸及强直性脊柱炎等也可造成此病。其他如创伤性、医源性因素引起的后天性HH较少见。目前普遍认为,后天性HH大多由食管裂孔周围结缔组织随年龄增大自然松弛所引起,因此发病率随年龄增长而增高[15]。也有报道[19]称,肥胖是胃食管反流病和HH发病率增高的一个独立高危因素;HH也可能有基因遗传因素,且可能是常染色体显性遗传。

2.HH的病理生理机制

HH的病理生理机制尚未被完全揭示,目前推测可能与以下异常情况有关:

①在胚胎发育和横膈下降过程中,因食管发育过短而将胃固定在胸腔。

②先天性或获得性分子及细胞改变(如胶原分子代谢异常、老化)导致膈食管膜萎缩、食管周围韧带松弛[12],失去固定食管下段和贲门的作用,导致部分或全部胃结构疝向胸腔。

③纤维化或过度迷走神经刺激引起食管绝对性或相对性短缩,致使EGJ移位并形成HH。常见原因有消化性食管炎继发瘢痕收缩、食管消化性溃疡、癌浸润和神经反射致食管纵肌收缩、食管下段狭窄[20]、胸椎后凸和主动脉硬化牵拉等。

④腹腔内压力增大,膈肌裂孔增大,将胃推挤向上。常见原因有咳嗽、便秘、妊娠、肥胖等[12]。

⑤His角增大造成胃食管反流,经常反流可促使形成HH。

⑥医源性因素,常见于胃大部切除、胃十二指肠或胃空肠吻合术后。此外,抗反流术、食管肌层切开术、食管胃切除术和食管裂孔部的其他手术可能破坏胃膈韧带,或导致裂孔修补处膈肌脚断裂、修补不完全,引起医源性食管旁型疝或短食管型HH。Nissen胃底折叠术后,1岁以下婴幼儿特别容易发展形成食管旁型疝。

四、HH的大体分型

目前,HH的分型标准尚未完全统一。既往文献根据疝入物能否回复,习惯将

HH分为可回复型和不可回复型两类,前一类代表传统的滑动型HH,后一类按形态可分为短食管型(先天性)、食管旁型和混合型等类型[13,21],如图3-1-1所示。目前,多数研究按照EGJ与膈肌裂孔的解剖位置关系,将HH分为四型[4,12,22-24]:Ⅰ型为滑动型HH,Ⅱ型为单纯食管旁型HH,Ⅲ型为混合型HH,Ⅳ型为巨大型多器官疝入型HH,"短食管伴胸腔胃"未列入其中。

为便于全面理解各型HH的概念,笔者建议在上述Ⅰ~Ⅳ型的基础上,将短食管伴胸腔胃列为Ⅴ型HH。结合文献[3,12,23],现将各型HH病理特点总结如下:

1. Ⅰ型HH(滑动型)

Ⅰ型HH是胃疝中最常见的类型,占全部HH的90%以上[25],主要以EGJ和贲门部邻近的部分胃向头侧移位,经膈肌食管裂孔顺序进入纵隔为特点(图3-1-1a)。疝入膈上之胃(或称胃囊)大小不一,直径通常为3~6 cm,往往在卧位或腹内压增大等情况下出现,在站立时或诱因消除后又回复正常位置。食管长度可正常,也可较短。长度正常时,食管下段可在膈上曲折。随病情发展,尤其在继发反流性食管炎后,可变成不可回复型疝。

2. Ⅱ型HH(单纯食管旁型)

Ⅱ型HH在胃疝中相对少见,约占HH的5%[26],食管裂孔左前缘变薄甚至缺损,胃底沿着EGJ和食管的一侧缘向上移入纵隔,EGJ仍维持在腹腔内,处于正常解剖位置(图3-1-1c)。

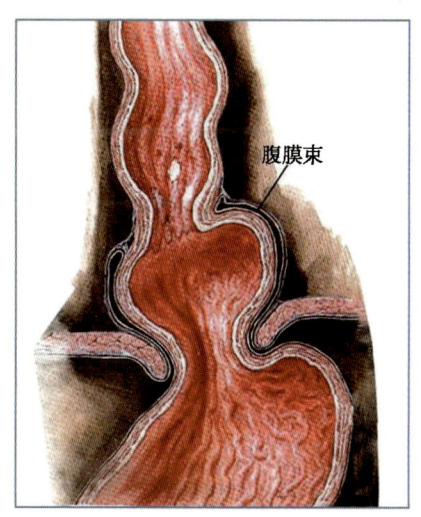

(a)滑动型食管裂孔疝
(可回复型HH)

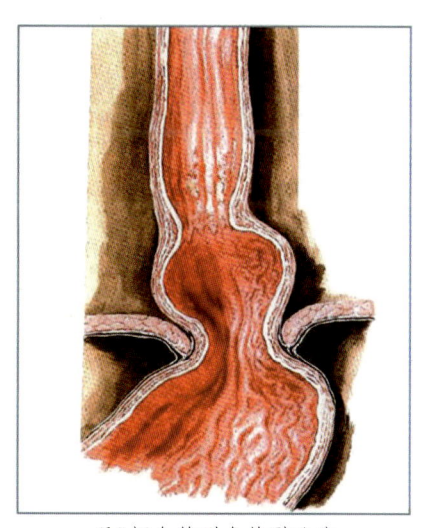

(b)短食管型食管裂孔疝
(不可回复型HH)

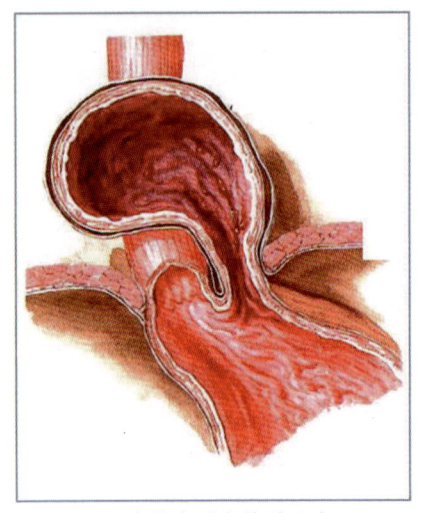

(c)食管旁型食管裂孔疝
（不可回复型 HH）

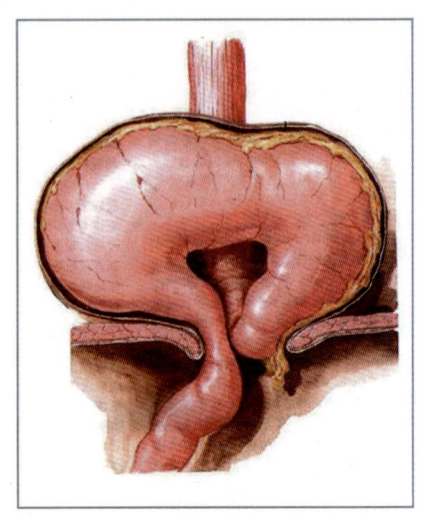

(d)混合型食管裂孔疝
（不可回复型 HH，"倒置胃"，巨大型）

图 3-1-1　各型食管裂孔疝示意图

该图引自文献[23]：FLOCH M H,KOWDLEY K V,PITCHUMONI C S,et al. 奈特消化系统疾病彩色图谱[M]. 刘正新,译. 北京：人民卫生出版社,2008：84-85.

3. Ⅲ型 HH（混合型）

Ⅲ型 HH 也是胃疝中少见的类型,但可能较Ⅱ型 HH 多见,其同时具有Ⅰ型 HH 和Ⅱ型 HH 的特征(滑动型疝和食管旁型疝合并存在),通常是膈肌裂孔过大的结果,多由食管旁型疝发展而来。此型疝囊较大,疝入胃较多,胃的大部分或全胃潴留于胸腔,而贲门一小部分位于膈下或大部分位于膈食管裂孔内,形成所谓的巨大食管裂孔胃疝[27]。

4. Ⅳ型 HH（巨大型多器官疝入型）

Ⅳ型 HH 通常定义为裂孔疝长度>5 cm 或 30% 以上的胃腔疝入胸腔内,同时涉及腹腔内其他脏器(如大网膜、横结肠、小肠、胰腺、脾、肾等)的疝出[3,28]。Ⅳ型 HH 最重要的特征是疝囊内不仅有胃,还有腹腔内其他器官。

巨大的Ⅲ型 HH 和Ⅳ型 HH 有时可导致一种罕见的情况：胸腔内胃器官轴型扭转,即大部分胃包含在疝囊内,仅 EGJ 和远端胃窦保留在膈下,又被称为"颠倒胃"(在影像上表现为典型的"倒置胃",图 3-1-1d)。此类患者多存在严重的反流症状或胃排空功能障碍,若发生嵌顿或绞窄,可能出现急性胃出口梗阻、缺血、胃出血和穿孔,须送急诊手术治疗。

5. Ⅴ型 HH（短食管型）

Ⅴ型 HH 可分为先天性短食管伴胸腔胃和后天性短食管伴胸腔胃。Ⅴ型 HH 患者食管变短,贲门和胃底均在膈上(图 3-1-1b),食管往往位于疝囊的中央尖部。

临床有时以疝囊最大径≤3 cm、>3~6 cm、>6~9 cm、>9 cm,作为诊断小型、中型、大型、巨大型 HH 的指标。

五、HH 的临床表现

婴幼儿 HH 患者(先天性)多数以呕吐为主要症状就诊[29]。中老年 HH 患者,常因出现胃食管反流病(gastroesophageal reflux disease,GERD)症状就诊。在 HH 的早期,因症状不明显,患者极少主动就诊。已有观察表明,HH 的临床病史普遍较长,中位数为 5 年。陈永正[20]报道的 25 例中,病史在 1 年之内的占 20%,病史超过 5 年的占 68%,其中 85%的病例曾被考虑为心肺或肝胆疾病而进行过其他检查。

HH 临床症状的轻重与疝囊的大小不成正比,而主要与其引发的反流性食管炎的程度轻重有关。部分患者无症状或症状轻微,一些重症患者主要表现为食管反流症状,如反酸、嗳气、打嗝、反食,以及胸骨后或上腹部不同程度的不适感、灼热感,部分患者可出现上腹痛并向背部、季肋区及肩部放射,且常出现在饱食之后,有时体位变化(如屈曲、弯腰、俯卧、头低仰卧位等)可使症状加重。经验表明,如进食后在平卧位时症状加重,站立后症状减轻,应高度怀疑此病。对于胃食管反流特别严重的患者,当反流物刺激咽部或反流入气管时,可能引起咽喉部炎症、咳嗽、气喘等症状。巨大型 HH 可压迫心、肺、纵隔等器官,导致气短、咳嗽、心悸及心前区不适等消化道外症状。除此之外,疝入胃可发生溃疡、出血、扭转、嵌顿性梗阻、坏死、穿孔等,其中以胃溃疡出血(常位于裂孔环附近)最常见,发生率在 30%以上。胃梗阻和胃绞窄引起的急腹症是食管旁型疝最严重的并发症,极少数食管旁型疝可因溃疡穿孔破入胸膜腔及心包而引起相应症状。

HH 最常见的并发症是 GERD。当 HH 并发 GERD 时,多在 1 周内出现至少 2 次烧心或(和)反酸症状,有时还伴有食管外症状,如慢性咳嗽、支气管扩张、哮喘、咽喉部不适、咽痛以及非心源性胸痛等[30,31]。

笔者研究了 93 例成人非外伤性 HH,主要临床特点如下:①随年龄的增长,发病率增大,老年人占绝大多数,60 岁以上占 80.7%,40~60 岁占 19.3%,未发现 40 岁以下患者。与滑动型 HH 相比,食管旁型 HH 发病年龄偏大(一般大 4 岁以上)。②以女性多见,男女比例为 1:3.2。③在临床五型中,以Ⅰ型(75.3%)最多见,Ⅱ型和Ⅲ型(共 12.8%)及Ⅴ型(10.8%)相对较少,Ⅳ型(1.1%)罕见。所见 10 例短食管型 HH(Ⅴ型)中,有胃或食管手术史者 9 例。④膈食管裂孔增大,前后径最大为 3.1 cm,最小为 0.9 cm,平均 1.7 cm 左右。⑤疝囊大小以中型(60%)多见,小型(17%)及大型(20%)次之,巨大型(3%)少见。笔者按年龄段(40~50 岁、>50~60 岁、>60~70 岁、>70~80 岁、>80~90 岁)将 HH 患者分为 5 组,比较了各组的疝囊大小,发现各组间差异无统计学意义。但从实践来看,疝囊有随年龄增长而增大的趋势,通常年龄越小,疝囊越小,滑动度越大,使用常规超声方法检查越难显示;年龄越大,疝囊可能越大,常规方法检查越容易发现。⑥脊柱畸形(明显后凸)的老年人发生HH的概率增大,可能与脊柱后凸、牵拉食管致其相对性变短有关。⑦少数患者无症状(多为滑动型HH且疝囊较小,基本可完全回复),多系健康体检时由超声检查偶然发现。多数患者有反酸、局部灼烧感、压迫感、嗳气、心前区不适或心悸、上腹痛并扩散至肩背部等典型症状。

六、HH的临床诊断手段

HH的临床诊断手段主要包括:X线造影、内镜、高分辨率食管测压与食管24 h pH监测、超声和螺旋CT等。长期以来,X线造影是诊断HH最常用的影像手段[12,32-35]。目前,内镜已成为诊断HH的主要方法[6,7],高分辨率食管测压与食管24 h pH监测是术前综合评估HH合并食管反流病患者食管蠕动功能的重要手段[36,37]。虽然超声[10,29,38-42]和CT[5,13,14,23,28,43-45]应用于诊断HH的时间不长,但已显示出独特的优势和临床应用价值。

饮水胃充盈法或饮用糊状造影剂法经腹超声诊断HH,是在自然(生理)状态下完成的一种检查和诊断[10,38],不仅无创、无痛,而且可长时间、多体位、多切面反复动态观察,不受患者年龄、体型等因素的限制,特别适用于以呕吐为主要症状的婴幼儿的检查和体检中心对中老年人群开展的大规模筛查。目前研究表明,饮水胃充盈后运用常规腹部超声探头和腹部容积超声探头检查,配合适当的体位变化,即可顺利完成对绝大多数HH的定位和定性诊断。此法不仅可清晰显示疝口和疝囊的大小,而且可提供膈食管裂孔和疝囊的三维表面图像,同时有助于临床医生和超声医生充分了解病变的解剖与病理形态学特点,而X线造影和内镜检查乃至一般CT检查均难以实现。

七、HH的治疗方式及预后

HH的治疗方式主要有三种方式:内科治疗、手术治疗和经内镜治疗。

1.内科治疗

如HH伴有胃食管反流症状,一般先行内科治疗(药物治疗)。若内科治疗失败,则考虑行手术治疗[4]。HH是因膈食管裂孔或(和)EGJ存在某种缺陷而形成的器质性疾病,内科治疗只能缓解症状而不能彻底治愈,且随着时间延长,症状可能越来越重,手术的风险亦随之增加。对于中型、大型和巨大型HH而言,应掌握手术适应症,及时手术治疗[1]。

2.手术治疗

通常认为,内科治疗失败后可考虑外科手术治疗。手术治疗是唯一能够将疝囊复位、修复解剖功能缺陷的治疗方式[33]。2013年美国胃肠内镜外科医师学会食管裂孔疝诊疗指南[32]指出：①无 GERD 症状的Ⅰ型疝无需手术修补。②所有有症状的不可回复型 HH（Ⅱ型、Ⅲ型、Ⅳ型疝）均需接受修补，特别是出现急性梗阻症状或发生扭转的患者。③完全无症状的不可回复型 HH 可能不是常规择期手术的指征，需要考虑患者的年龄和合并症。④急性胃扭转的治疗不仅包括胃的还纳，在局部胃壁发生坏死的情况下，还应考虑行局限性胃切除。

HH 的手术治疗可采取开腹手术和经胸手术等传统手术方式，也可采取腹腔镜下 HH 修补和胃底折叠术等微创手术方式。手术处理膈食管裂孔也有 2 种不同的方法[44]：裂孔较小时使用缝合法；裂孔较大时常使用补片法。传统手术方式存在手术创伤大、术后并发症多、死亡风险大、恢复时间长以及费用高等缺点[12,24]，临床应用已越来越少。

腹腔镜下 HH 修补和胃底折叠术不仅具有创伤小、术中图像清晰、视野良好、可在狭小空间内操作的优势[4]，而且住院时间短，恢复快，患者容易接受[3]，其有效性及安全性也得到了肯定[24]，目前已成为治疗 HH 的首选术式。但有文献报道[9]，腹腔镜下 HH 修补和胃底折叠术可能出现一些手术并发症（发生率为 1%~8%），其中较常见的是术后吞咽困难（多在术后 4~8 周缓解），最严重的是食管或胃穿孔，少见并发症有术中出血、气胸、中风、心肌梗死、肺栓塞、皮下气肿和纵隔气肿等。

HH 的腹腔镜手术适应症[1,9]

①伴严重反流症状且长期内科治疗无效的Ⅰ型滑动型 HH。

②胃疝入胸腔导致机械性梗阻症状的Ⅱ、Ⅲ型裂孔疝。由于Ⅱ、Ⅲ型裂孔疝有出现致死性并发症的可能（如胃绞窄、穿孔、梗阻、出血和呼吸系统相关并发症），现普遍认为Ⅱ、Ⅲ型裂孔疝无论有无临床症状均应及时手术治疗。

③合并有重度消化性食管炎、食管狭窄及出血、反复发作的吸入性肺炎、Barrett 食管等的 HH。

注意：巨大型 HH（Ⅳ型）能否行腹腔镜手术，目前尚无定论。

HH 的手术禁忌证[9]

①不能耐受全麻者，包括严重心肺功能障碍者和近期出现心肌梗死者。

②难以纠正的凝血功能障碍者。

③有上腹手术史者（相对禁忌证）。

3.经内镜治疗

目前，HH 最热门的治疗技术是经内镜治疗。使用内镜缝合系统行胃黏膜折叠成形术，无需开胸或开腹，不仅具有操作简单、损伤小、可重复操作、患者接受度高等优点，而且大多数患者在术后无恶心、呕吐、腹痛、吞咽困难等并发症[4]。

典型病例

病例 3-1-1

胎儿先天性巨大膈疝超声表现与尸解对照

孕妇,28 岁,孕 1 产 0,孕 33 周。夫妇身体健康,孕期无用药史,无感染史。

超声检查图像示(a~f):单活胎,双顶径为 8.5 cm,股骨长 6.4 cm,头围 31.1 cm,胸围 30.0 cm,腹围 25.7 cm,胎儿胸围增大,左侧胸腔内可见大片囊实混合性回声区,边界不清晰,形态不规则,仅上部区显示少许实性强回声,中、下部以非均质性囊性回声为主,囊腔大小为(上下径×左右径×前后径)3.7 cm×2.3 cm×2.0 cm~1.0 cm×0.7 cm×0.7 cm,靠近胸腔后方的囊腔大而明显,囊壁多呈中等回声,囊腔内为无回声,延时观察可见部分囊壁轻微蠕动,腔房大小、形态可变,纵隔及心脏明显向右前方移位并被挤向右侧胸腔,心脏大小、结构、搏动未见异常,心尖指向左,右肺径线小,回声稍增强,胎儿腹围小于正常值,双侧膈肌探查不清,肝的内部结构及回声如常,左上腹部及膈平面区可见肠管回声,胃泡未见显示,未见腹水。羊水深 12.6 cm,浑浊,胎盘位于后壁。

超声提示:①宫内晚孕,单活胎。②胎儿左侧胸腔及左上腹部异常,考虑为左侧先天性大型膈疝(胃及小肠疝入)。③胎儿纵隔及心脏右移,左肺缩小,右肺轻微缩小。④羊水过多且浑浊。

经孕妇同意,终止妊娠并进行尸检。

解剖之前使用高频超声(线阵探头,7.0 MHz)扫查(g~j)图像示:死婴微量胸水,左肺缩小,位于胸腔顶部,呈三角形高回声,左侧胸腔被胃泡和肠管回声充填,胃泡位于胸腔后方,呈典型的囊性无回声且径线较大,小肠管位于前方,呈盘曲状,管腔大小、形态及内部回声不一,左侧膈肌回声缺失,可见小肠进入左侧胸腔,腹腔内无胃泡显示。

解剖(k1,k2)图像示:左侧膈肌后外侧大部分缺损,全胃及大部分小肠疝入左侧胸腔,左肺受压萎缩,纵隔及心脏移向右前方并占据右侧大部分胸腔。右肺受压,体积小于正常值。肝大,表面结构无异常。

病理诊断:①先天性左侧巨大胸腹裂孔疝,疝入脏器为胃及小肠。②左肺严重发育不良,右肺轻度发育不良。

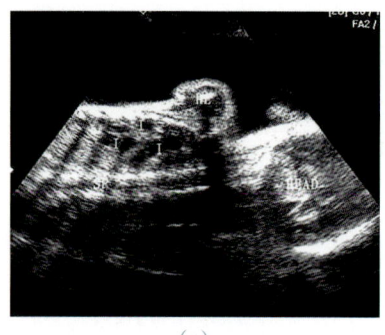

(a)

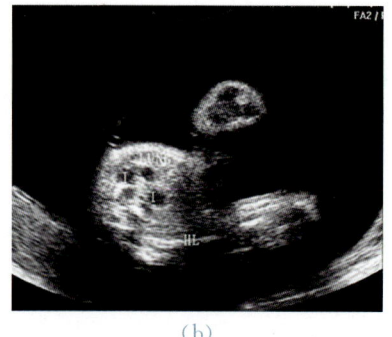

(b)

I—肠管;HL—肱骨;SP—脊柱;HEAD—头。

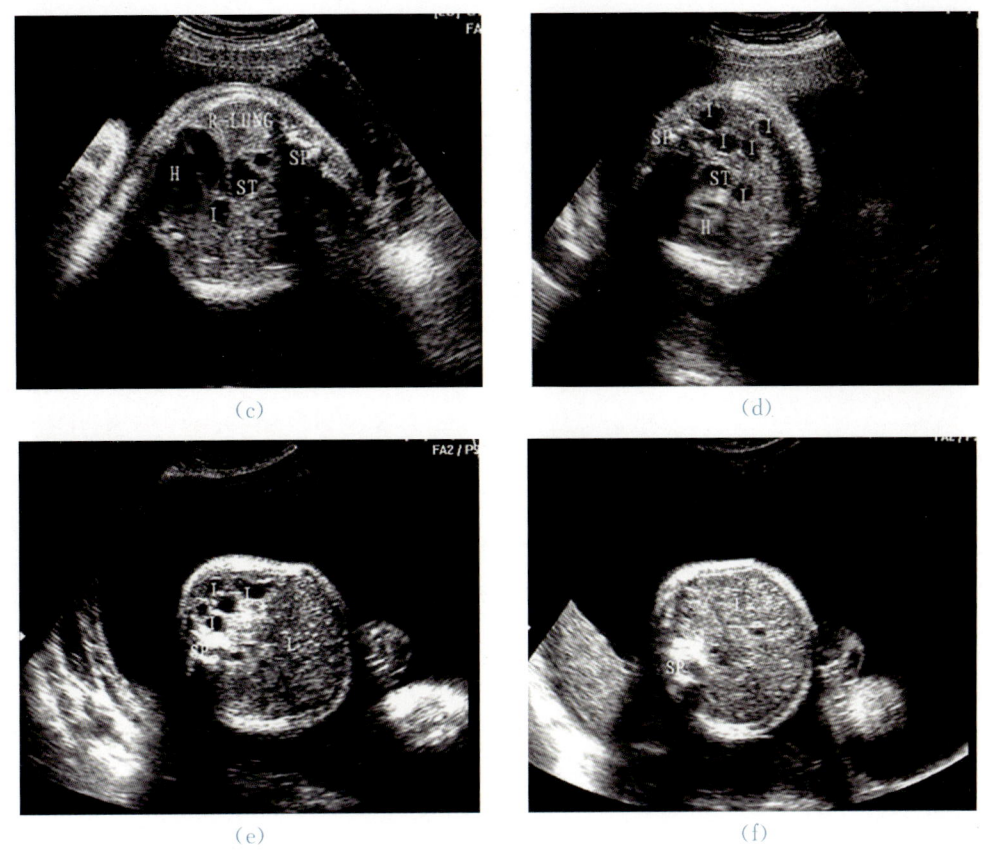

SP—脊柱；H—心；L—肝；I—肠管；R-LUNG—右肺；ST—胃腔。

常规产前超声检查，取胎儿左侧胸部矢状切面(a)、胸腔上部横切面(b)、双心房切面(c)、心尖短轴切面(d)、横膈—肝水平横切面(e)、肝下缘—脐部上缘横切面(f)图像示：胎儿左侧胸腔上下部可见不规则长管状及囊状无回声区，短轴切面(b~d)显示呈蜂房状，纵隔及心脏移向右前方，右肺受压。胎儿上腹腔(f)未见胃泡图像显示。

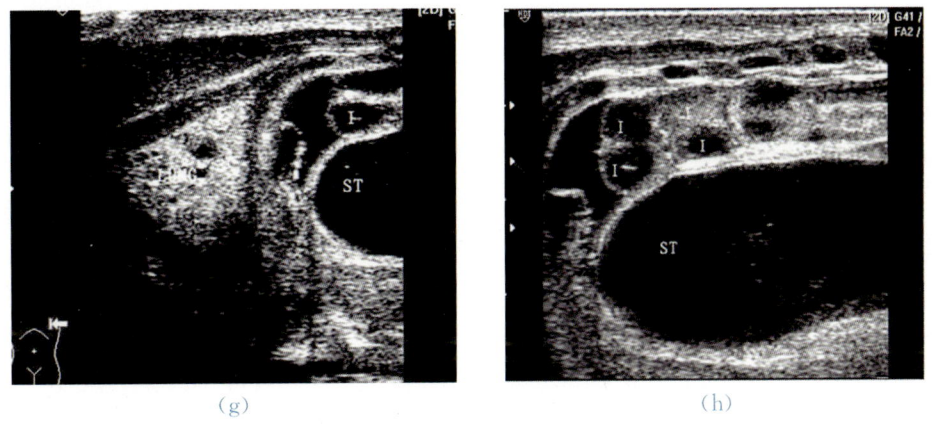

I—肠管；LUNG—肺；ST—胃腔。

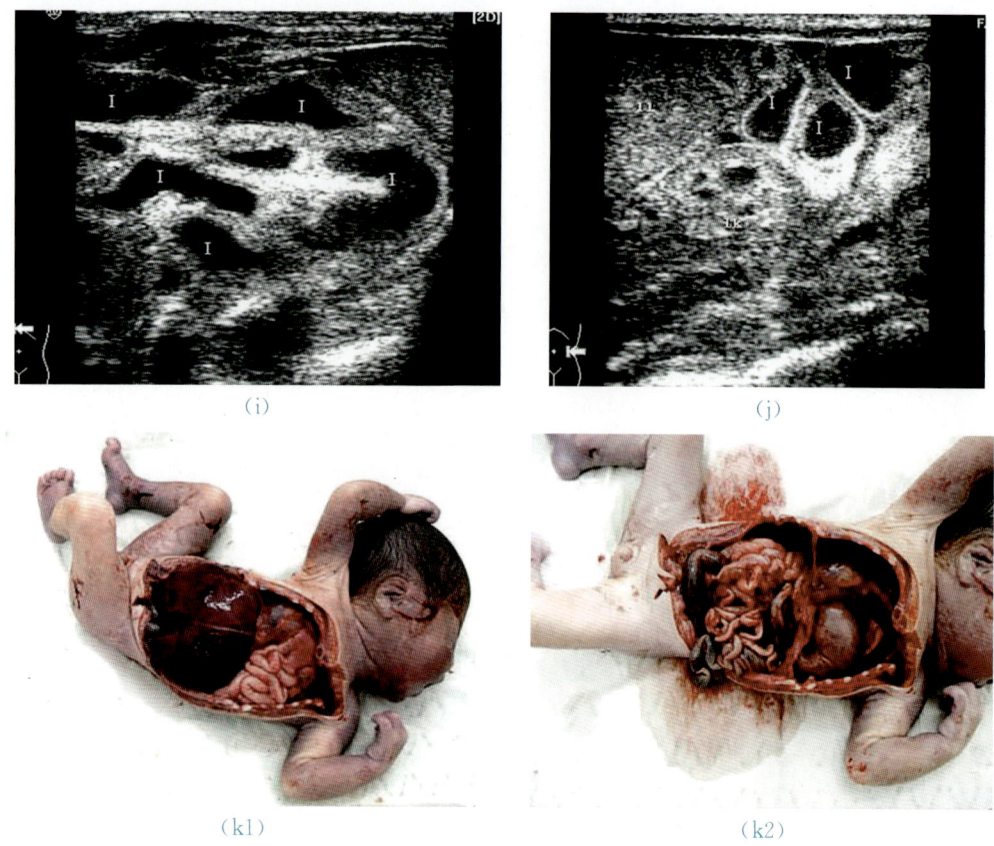

(i) (j)

(k1) (k2)

I—肠管;ll—肝左叶;lk—左肾。

死婴左侧胸腔超声声像图(g～j)及尸解(k1,k2)图像示:(g)胸腔上部纵切面显示左肺缩小,位于胸腔顶部,呈三角形高回声。(h)胸腔中部纵切面显示左侧胸腔被胃泡与肠管回声充填,微量胸水,胃泡靠后,肠管靠前。(i)胸腔中部近纵隔区纵切面显示小肠管呈盘曲状,管腔大小、形态及内部回声不一。(j)左侧横膈—肝左叶外缘水平纵切面显示小肠管清晰,未见胃泡。(k1,k2)死婴尸解图像显示膈食管裂孔显著扩大,胃及小肠疝入胸腔内,左肺受压缩小,纵隔严重向右侧胸腔偏移。

病例分析

先天性膈疝是因横膈融合不全、出现缺损或裂孔过大等,腹腔内容物从缺损处进入胸腔所导致的解剖关系异常性疾病,最早可发生于妊娠10～12周,即生理性中肠疝消失、肠管回缩进腹腔、腹压升高阶段。先天性膈疝的发生率为1/2 000～1/5 000,多为散发的单侧病变,左侧占75%～90%,右侧约占10%,双侧<5%,男性略多于女性;如为家族性发病,双侧性病变约占20%。

根据缺损部位,先天性膈疝可分为5种:①胸腹裂孔疝(Bochdalek孔疝),占85%～90%,裂孔较大,位于后外侧,其中80%位于左侧。②胸骨旁膈疝(Morgagni孔疝),约占2.6%,裂孔多偏右,可伴发其他畸形,如右位心、先天性心脏病等。③膈膨升(膈肌发育缺陷,肌层纤维层薄,导致横膈腱膜膨隆),约占5%,右侧多于左侧。④食管裂孔疝(膈脚和食管韧带发育障碍致食管裂孔巨大或食管过短牵拉造成胃部上升),约占2%。⑤完全性膈膜缺如,极罕见。

膈肌缺损区不同,疝入物不一:左膈疝的疝入物多为胃和小肠,结肠和脾次之;右膈疝的疝入物多为右肝,结肠和小肠次之。

疝入物进入胸腔,必然造成患侧的肺组织受压和发育受限,心脏、纵隔移位,严重者可造成对侧肺组织受压,而且发病越早,疝入物越多,纵隔推移就越明显,肺发育受损就越严重,产前或产后的死亡率就越高。本例为巨大胸腹裂孔疝,解剖及病理所见与文献报道完全一致。

目前,利用产前超声能够评估膈疝的大体区域(左/右侧)、疝入物的类别和多少,但由于只凭切面图难以准确评价整个膈肌的完整性,更难检出膈肌缺损的部位,因此较难在产前明确膈疝的类型。

本例膈肌缺损较大,疝入物较多,超声声像图所见典型:①左侧胸腔自下而上显示有腹腔脏器构成的混合性回声,伴心脏及纵隔向对侧移位,此为此病的主要特征。②胸腔内可见积液的胃、肠腔并轻微蠕动现象。③腹腔内无胃泡。一般在妊娠15周后,胎儿的胃泡均可显示。如在胎儿的矢状切面同时显示腹腔内胃泡和完整的膈回声,可除外膈疝。④腹围偏小。⑤羊水过多。由于存在严重的纵隔移位,疝入物压迫食管,影响胎儿静脉回流和羊水的吞咽,或者引起继发性肠梗阻,可能导致羊水过多。有报道指出,部分患儿可见水肿、胸水、腹水等,如孕早期出现膈疝,颈部透明层可增厚,合并其他畸形时可有相应表现。将本例超声声像图与尸检对照观察,对提高此病的超声诊断认识有一定作用。

超声检查时,先天性膈疝须与以下疾病鉴别:①支气管囊肿,多为单发的靠近纵隔的囊性无回声,少见纵隔及心脏移位,腹腔内胃泡可见。②Ⅰ、Ⅱ型肺囊性腺瘤样畸形,常表现为胸腔内囊性病灶和纵隔、心脏移位,易与膈疝相混淆。实时动态观察胎儿的胸腹部,注意观察囊腔大小有无变化、腹腔内有无胃泡等,可有效避免误诊。③如肝、脾等实质性结构疝入胸腔,须注意与Ⅲ型肺囊性腺瘤样畸形和肺隔离症相鉴别。比较而言,肝、脾回声强度较低,多与正常肺组织回声相当,而且肝实质内常可见细条状胆管回声。应用CDFI检测肝内血流,如果膈上方胸腔横切面显示肝内门脉主干,或于胸腔的中线左侧显示门静脉—脐静脉段,则有助于诊断疝入物以肝为主的膈疝,而Ⅲ型肺囊性腺瘤样畸形和肺隔离症多呈边界清晰、均匀一致的强回声。

先天性膈疝的预后主要取决于肺的发育状况,其与以下因素有关:膈疝的部位和大小、疝入物的多少、膈疝出现的孕周、有无胎儿水肿和羊水过多以及有无合并畸形等。由于在产前诊断的膈疝一般较大,总体上预后较差,围生期死亡率可高达80%。如在产前(有生机儿前)发现此病,可建议终止妊娠。

第2节　食管裂孔疝的超声检查方法

一、应用仪器

彩色多普勒超声诊断仪(凸阵、小凸阵或扇扫探头,频率为 3.5～5.0 MHz;腹部三维容积超声探头,频率为 3.0～5.0 MHz)。

二、检查前准备

□成人:检查前空腹 8～12 h。儿童:流质饮食,检查前禁食 4 h;固体饮食,检查前禁食 6 h[29]。

□成人:纯净水或温开水 1300～1500 mL,备用。儿童:糖水或液态奶 100～150 mL,备用。

□高枕一个(厚度为 30～40 cm)。

三、检查探头的选择

通常先使用常规腹部探头(凸阵探头)检查上腹部脏器,包括 EGJ、食管下段、胃和十二指肠等。当发现可疑性 HH 征象时,可选择扇扫探头进一步观察膈上食管和胸腔内的"疝囊"。如条件允许,在常规法检查之后,可行腹部三维容积超声探头检查。

四、超声检查切面、步骤与方法

1.成人 HH 的超声检查

对于成人 HH,通常在常规腹部超声探头检查(一般分两步)的基础上,进一步行腹部三维容积超声探头检查。

(1)常规腹部超声探头检查

第一步:空腹时常规超声检查。使用凸阵探头,根据检查部位(包括肝、胆道、胰腺、脾、胃及十二指肠等),分别取仰卧位及侧卧位,观察并记录病变的大小、形态、内部回声及其与周围结构的关系等。对 60 岁以上人群或疑患 HH 者,通常采用右侧卧位,将探头置于腋中线至腋后线间,沿第 2～7 肋间扫查,重点观察膈食管裂孔区、EGJ 及左侧胸腔有无异常回声。

第二步:饮水后超声检查。一次性饮水 600～800 mL,间隔 3～5 min,先采用半坐位,重点观察胃体、胃窦、幽门、十二指肠各部液体充盈和通过情况以及胃肠管壁厚度,然后取平卧位、仰卧左前斜位或左侧卧位、仰卧右前斜位或右侧卧位,重点观察贲门、胃底、胃体以及食管下段。对可疑的滑动型 HH 患者,需要反复变换体位,依次采用半坐位、平卧位、仰卧左前斜位(或左侧卧位)、仰卧右前斜位(或右侧卧位)、半坐位进行检查。

为确定 HH 患者胃食管反流的程度(特别是主诉有反酸、烧心等临床症状者),通常取右侧卧位,持续动态观察 EGJ 和贲门(5 min 以上),必要时辅以体位变换、腹部加压和 Valsalva 试验反复观察[46]。研究发现,不同体位对胃食管反流有一定影响:右侧卧位时反流程度最重,左侧卧位时反流程度最轻。因此,建议确诊的胃食管反流患者在治疗期间或睡眠时尽量采用左侧卧位,以减轻反流,而在筛查有无胃食管反流时宜采用右侧卧位,以提高此病的检出率[47]。

检查体位对 HH 显像效果的影响

检查体位可能对 HH 的显像效果造成某种程度的影响,原因可能如下[39]:

①采取右侧卧位时,胃内的充填剂(水或造影剂)主要集聚在胃体和胃窦部,受重力的作用牵拉胃(向右侧移位),疝囊内的充填物同样因重力的作用偏移于囊内右侧区。二者对膈食管裂孔均形成一定程度的牵拉,可能导致松弛的膈食管裂孔在原有的基础上进一步扩大。

②采取左侧卧位时,胃底容受性增强,胃内的充填剂聚集于此,对膈食管裂孔、EGJ 和食管腹段有一定挤压作用,导致胃底通过膈食管裂孔凸向胸腔内的阻力增大,使得疝囊和增大膈食管裂孔的显像不如右侧卧位时典型。

检查体位对食管裂孔最大前后径测量的影响

有研究表明,超声检查时采取的体位对滑动型 HH 疝囊的显示与食管裂孔最大前后的测量有一定影响。通常情况下,疝囊的超声显示率以仰卧右前斜位或右侧卧位最高,平卧位次之,仰卧左前斜位或左侧卧位最低;一些较小的滑动型 HH 在平卧位、仰卧左前斜位或左侧卧位时显示不清或不显示,而在仰卧右前斜位或右侧卧位时显示清晰。疝囊与食管裂孔最大前后径的测量值同样以仰卧右前斜位或右侧卧位最大,平卧位次之,仰卧左前斜位或左侧卧位最小(可能与右侧卧位测量结果相差 1.0 cm 左右)[39]。

如发现饮水量不足,胃部充盈不充分,可及时追加饮水 300~500 mL。胃腔充盈良好是滑动型 HH 得以清晰显示的重要条件。如充填剂(水或造影剂)量不足,胃内压力相对偏小,将不利于胃底、贲门结构的显示及膈上疝囊的重复出现[38]。

对体型肥胖或脊柱明显后侧凸者,可选用扇扫探头扫查并增加饮水量,以改善显像效果。对可疑的小型滑动型 HH,多采用右侧卧位、头低臀高位(头部去枕,臀下垫枕,抬高 30°~40°),嘱患者深呼吸或做 Valsalva 动作,实时观察。对每例患者均应行

2~3次重复观察,以除外假阳性可能。

对HH的检查,应常规采用以下切面:

①剑下纵切面与斜切面。将探头置于剑突下方,先寻找EGJ并显示贲门长轴切面图,以此为基准,使声束平面向两侧移动,获得矢状切面(EGJ与贲门、膈食管裂孔或/和HH中心区长轴切面)以及斜切面(HH周边区的长轴面)声像图。

②横切面。先寻找EGJ和贲门的长轴像,以显示膈肌脚或(和)食管裂孔为基准,使声束平面与基准切面垂直,分别向上(膈上方向)、向下(胃底方向)平行移动探头,获得HH系列横切面声像图。

③左肋间或右肋间斜切面。该切面为HH较大且位于胸腔时必须采用的切面。通常采用右侧卧位或左侧卧位,将探头置于腋中线至腋后线间,沿第2~7肋间扫查,以清晰显示疝囊为准。

HH的超声检查体位及探头放置参见《经腹超声诊断胃肠道疾病图解(卷1 食管胃结合部腺癌与进展期胃癌)》[48]第2章"AEG的超声检查方法"中"四、超声检查切面、步骤与方法"。

(2)静态或动态三维超声检查

静态或动态三维超声检查系饮水胃充盈后二维超声检查的延续,通常在常规超声检查发现HH且具备三维超声成像条件(患者不过度肥胖、膈食管裂孔增大且有液体充盈)时进行。

具体检查步骤:采用三维容积超声探头,先用二维超声显示贲门、膈食管裂孔或(和)HH中心区长轴切面图,然后选择静态或动态三维成像功能,调整容积取样框大小,将取样线置于膈食管裂孔与HH前方区(上部包括HH顶部,下部包括贲门及部分胃底区,图3-2-1a),嘱患者屏气,启动三维功能并采集感兴趣区图像(可反复多次取样,直至满意,图3-2-1b),然后对膈食管裂孔与HH行表面模式重建,通过旋转X、Y、Z轴,获得膈食管裂孔及疝囊不同方位的长轴观、膈下面观(胃底面观)及膈上面观(纵隔面观)三维图像(图3-2-1c)。所有二维和三维超声图像均记录、储存于检查仪或超声工作站中,以备研究和分析之用。

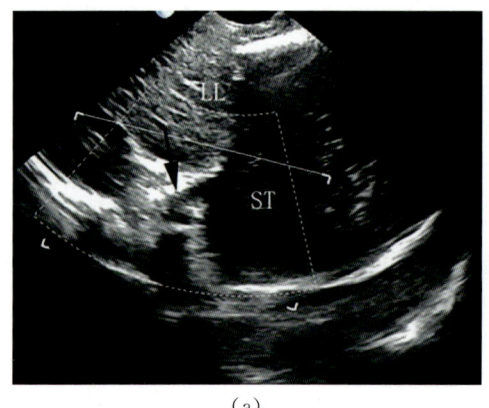

(a)

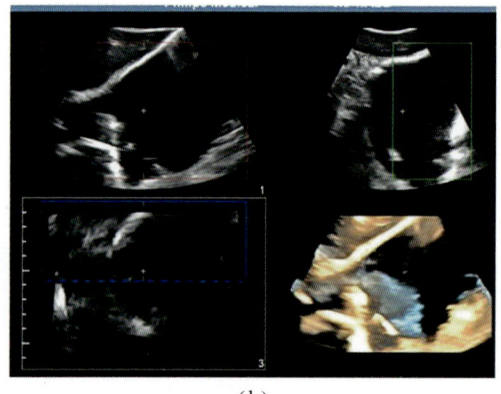

(b)

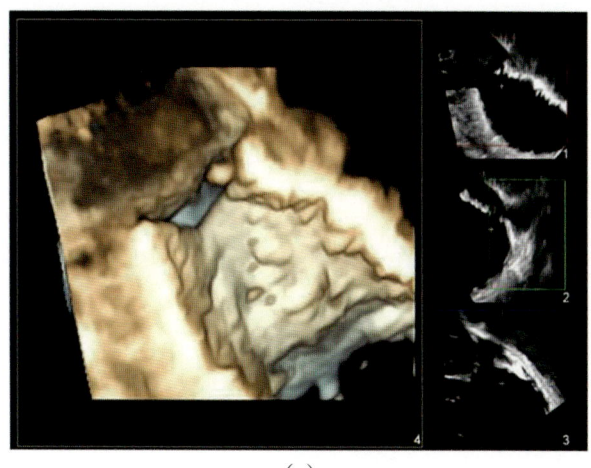

(c)

LL—肝左叶；ST—胃腔。

图 3－2－1　HH 三维超声表面成像方法示意图

2. 儿童 HH 的超声检查[29,49]

第一步：空腹时常规超声检查。取仰卧位，将探头置于患儿剑突下，沿左肋弓向外上倾斜扫查，以肝左叶为透声窗，纵、横、斜切扫查获得膈食管裂孔区和 EGJ 超声图像，观察 EGJ 鹰嘴样结构是否位于膈上、有无局部异常膨大以及胃排空状况，测量食管腹腔段长度、膈食管裂孔宽度以及贲门、胃体和幽门肌层厚度。

第二步：边饮水（奶）边观察或直接行餐后观察。取仰卧位，给患儿持续性喂水（奶）100～150 mL，采用纵切面动态观察 EGJ 水流通过情况，然后用探头连续向周围旋转扫查，以观察食管与胃的关系，同时测量膈食管裂孔在水流通过时的宽度。

第三步：餐后观察。待第二步观察完毕，取仰卧位或右侧卧位，观察食管及贲门部充盈及排空情况、EGJ 是否上移、膈上疝囊结构的变化情况以及有无胃食管反流等情况。

五、测量内容

对 HH 患者，在饮水至胃腔和疝囊充盈良好的状态下，以最佳切面获取图像，然后测量并记录以下内容：

①膈肌食管裂孔前后径（厚度）和左右径（宽度）。

②常规测量疝囊上下径、前后径，必要时加测左右径。

第3节　食管裂孔疝的基本超声表现

一、成人 HH 的基本超声表现

1.空腹时超声检查所见

空腹状态下,常规超声检查所见 HH 主要有以下表现:

①仅显示 EGJ 形态失常、前后径增大以及管壁增厚(多为 0.5 cm 左右)或 EGJ 结构显像不清。此多为Ⅰ型 HH 的局部表现。

②EGJ 的大体形态和管壁结构回声接近正常,贲门壁轻微增厚或结构显示不清,膈食管裂孔增大,形态失常,于贲门左前上方或后方膈上区显示不均匀囊性或类实性回声结构,多数囊壁外缘清晰,囊壁无明显增厚,内部回声不均匀;少数外缘欠清,囊壁呈厚薄不均的低回声区,囊内部为云絮状高回声区。此多提示为Ⅱ型 HH。

③左上腹区明显胀气,腹内结构显示不清。右侧卧位或左侧卧位,将探头置于腋中线至腋后线间,沿第 2~7 肋间扫查,可见左侧或右侧胸腔内囊性回声结构,边界不清,内部回声杂乱,透声差,多数以无回声为主且有点絮状高回声结构浮于其中。此多提示为Ⅲ型或Ⅳ型 HH。

④EGJ 结构不清,膈食管裂孔增大,膈上区可见灯笼状或上宽下窄的管状混合性回声结构(垂直向膈上区伸展,延伸范围通常≥5.0 cm),壁结构呈低回声(与胃肠壁回声一致),多数管壁轻微增厚,平均厚度为 0.5 cm 左右,少数明显增厚(≥0.8 cm),管腔内多为气液混合性回声。此多提示为Ⅴ型 HH。

对所有成人 HH 而言,空腹状态下的常规超声检查能够显示阳性征象者仅占 50% 左右。部分Ⅰ型 HH(滑动型)患者可能无明显异常发现。尽管Ⅱ型 HH(单纯食管旁型)、Ⅲ型 HH(混合型)、Ⅳ型 HH(巨大型多器官疝入型)和Ⅴ型 HH(短食管型)患者可以显示某些异常征象,但这 4 种类型在临床上所占比例较少。因此,对于超声诊断 HH 而言,饮水胃充盈是必不可少的条件。

2.饮水胃充盈后超声检查所见

饮水胃充盈后,成人 HH 基本超声征象主要有三方面表现:一是膈食管裂孔增大;二是食管腹段及贲门区喇叭口样形态消失;三是膈上可见疝囊,且疝囊中显示胃黏膜结构回声。

(1)膈食管裂孔增大

膈食管裂孔是膈肌 3 个较大生理性裂孔之一,解剖上的直径范围(左右径)通常为 1.8~2.5 cm。膈食管裂孔增大是发生 HH 的前提和主要原因[28]，也是超声和 CT 诊断 HH 的一项重要指征。在 HH 形成过程中，膈食管裂孔增大是常见现象，但不是必然现象。绝大多数 HH 出现膈食管裂孔增大（图 3-3-1），且既可表现为左右径（宽径）和前后径（厚径）同时增大，也可表现为单一的宽径或厚径增大，还有少数 HH 可能不出现膈食管裂孔增大[28]。三维超声表面成像分析表明，较小的 HH 膈食管裂孔增大程度通常较轻，主要表现为左右径增大，前后径不增大或轻微增大，多数裂孔的形态规则（呈椭圆形）；而较大的 HH 膈食管裂孔增大程度多数较重，常同时表现为左右径和前后径明显增大，裂孔的形态不规则。

既往对膈食管裂孔大小的测量没有统一标准，有一定的随意性，文献报道的"宽度"可能并不是真正意义上的宽径（左右径），而是前后径，因此常有"宽度"值相差较大的情况，这实际上是因为采用了不同测量方法。对大多数 HH 而言，客观情况是膈食管裂孔的前后径（厚径）测值[10,41]必然小于左右径（宽径）。实践表明，单一测值不能全面反映膈食管裂孔增大的程度。因此，在超声诊断 HH 的过程中，笔者主张同时测量膈食管裂孔的前后径和左右径。

正常成人膈食管裂孔的超声测量值：左右径平均为(1.96±0.39)cm，前后径平均为(1.00±0.18)cm。HH 患者膈食管裂孔的左右径平均为(3.24±0.76)cm，前后径平均为(1.63±0.40)cm。HH 患者膈食管裂孔的左右径、前后径与正常成人的差异均有统计学意义[41,42]。

在此必须说明，超声测量的膈食管裂孔前后径和左右径可能小于实际的孔径，因为疝入物（胃壁或腹腔内其他结构）与疝孔的周缘紧贴，多数分界不明显，超声测量时将疝入物前后缘或左右缘的距离视为疝孔的厚度或宽度。但是，疝入物的边缘并不是真正意义上的膈食管裂孔周缘。

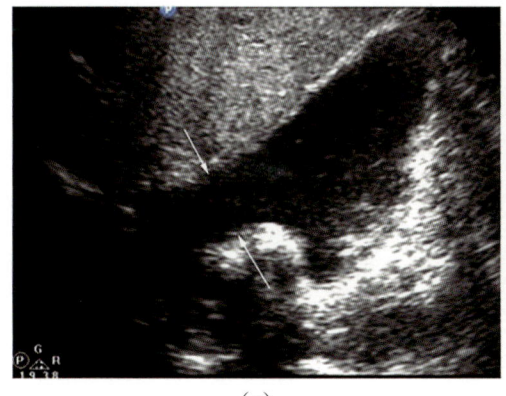
(a)

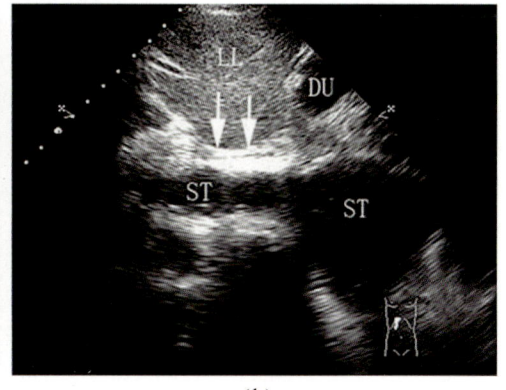
(b)

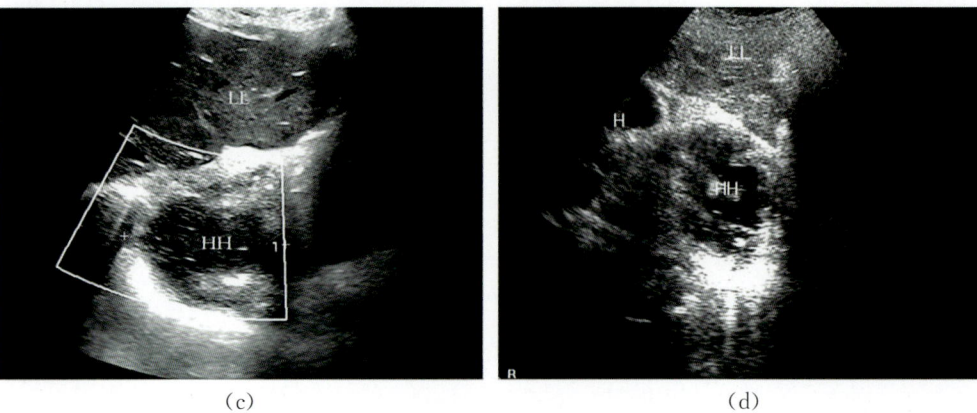

(c)　　　　　　　　　　　　　　(d)

LL—肝左叶;ST—胃腔;DU—十二指肠;HH—疝囊;H—心。

图 3-3-1　饮水胃充盈状态下,常规腹部超声探头或扇扫探头检查所见膈食管裂孔增大

饮水胃充盈状态下,常规腹部超声探头(a,c,d)或扇扫探头(b)检查,可见膈食管裂孔增大。(a,b)为膈食管裂孔纵切面图,可见膈食管裂孔前后径(厚径)增大。(c,d)为膈食管裂孔横切面图,可见膈食管裂孔左右径(宽径)明显增大。

(a)Ⅰ型大型 HH(滑动型,疝入物为胃底)伴胃食管反流,膈食管裂孔前后径为2.0 cm。

(b)Ⅳ型巨大型 HH(多器官疝入型,疝入物为胃和部分肠道),膈食管裂孔前后径为3.0 cm。

(c)Ⅰ型大型 HH(滑动型,疝入物为胃底)伴胃食管反流,膈食管裂孔左右径为3.7 cm。

(d)Ⅱ型大型 HH(食管旁型,倾向于向Ⅲ型发展,疝入物为胃底)伴胃食管反流,膈肌食管裂孔左右径为3.3 cm。

(2)EGJ 及贲门区喇叭口样形态消失

HH 分为5种临床类型,仅单纯食管旁型疝在膈食管裂孔区可显示正常位置的 EGJ 回声,其他几型 HH(最常见为滑动型 HH)在膈食管裂孔区多显示 EGJ 和贲门区喇叭口样形态失常或消失(图 3-3-2),一些小型滑动型 HH 可能无 His 角增大现象,而中型、大型或巨大型 HH 常伴 His 角增大变浅,单纯食管旁型 HH 可能显示 His 角变小或消失(0°～15°)。

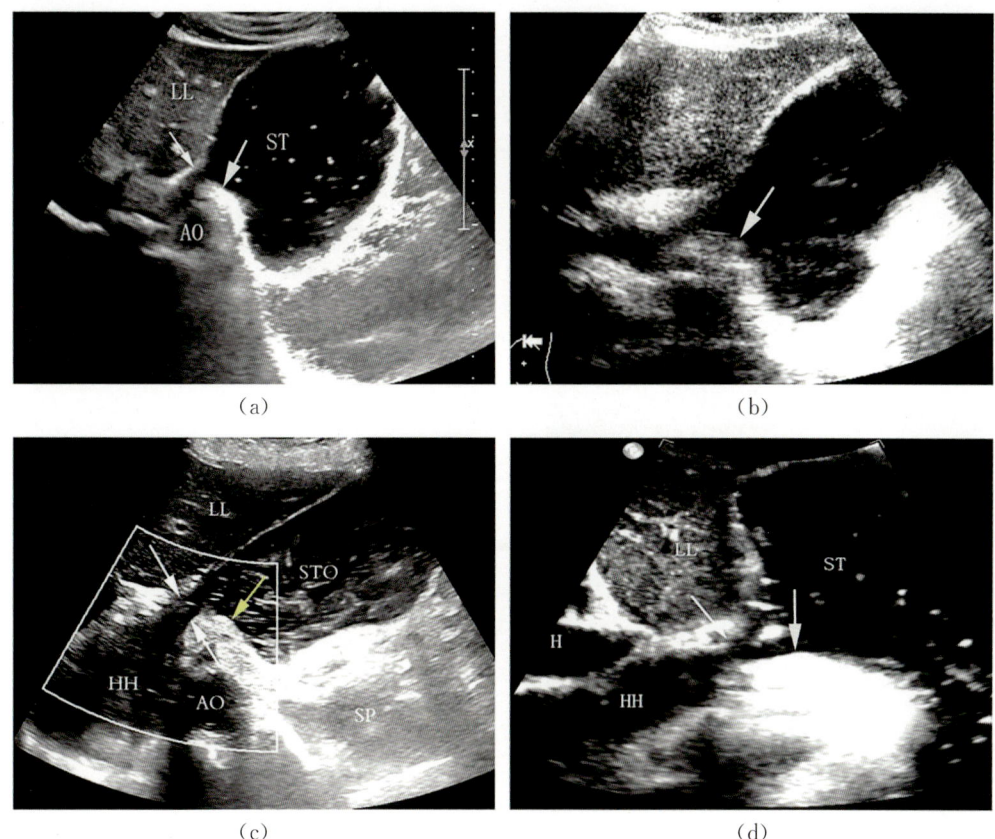

LL—肝左叶;ST/STO—胃腔;AO—腹主动脉;HH—疝囊;H—心;SP—脾。

图3-3-2 饮水胃充盈状态下,常规腹部超声探头检查所见His角增大变浅

饮水胃充盈状态下,常规腹部超声探头检查,取EGJ纵切面图像,均可见His角增大变浅。

(a) Ⅰ型小型HH(滑动型,疝入物为胃底),可见膈食管裂孔增大(细↘),His角增大变浅(粗↙)。

(b) Ⅰ型中小型HH(滑动型,疝入物为胃底),可见膈食管裂孔增大,His角增大变浅(↙)。

(c) Ⅰ型大型HH(滑动型,疝入物为胃底)伴胃食管反流,可见His角增大变浅(黄↙)。

(d) Ⅰ型中小型HH(滑动型,疝入物为胃底)并胃食管反流,可见膈食管裂孔增大(细↘),His角增大变浅。

贲门切迹是贲门下方左后缘与胃大弯起始段构成的以锐角(His角,正常为15°～40°,以15°～30°居多)为表现状态,凸入胃腔的尖峰状胃壁结构[48](图3-3-3),是贲门区防反流系统的重要组成部分。正常情况下,当胃腔内压力增大时,将挤压His角使EGJ左右壁并拢关闭[50]。在病理状态下,由于组织结构上存在缺陷,His角可能增大变浅,致使EGJ关闭不全以及胃食管反流,此以HH最常见。

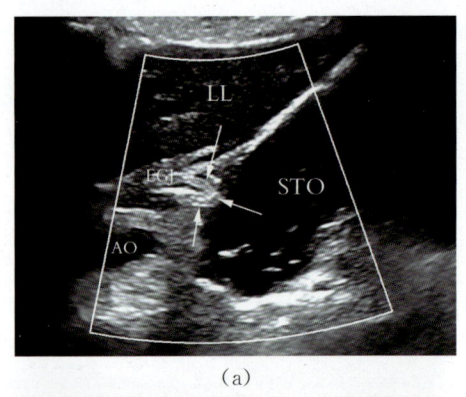

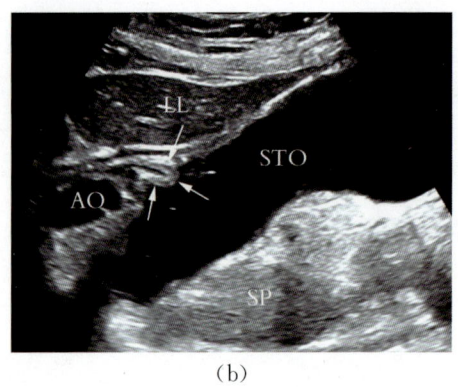

(a)　　　　　　　　　　　　　(b)

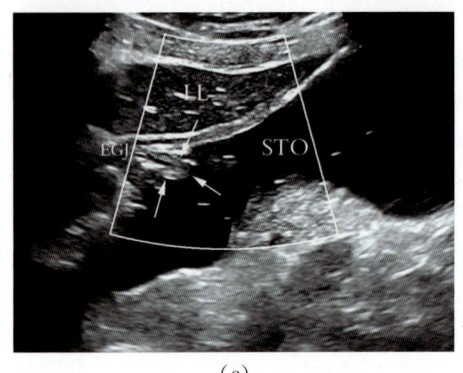

(c)

LL—肝左叶；STO—胃腔；SP—脾；
AO—腹主动脉；EGJ—食管胃结合部。

图 3-3-3　饮水胃充盈状态下，常规腹部超声探头检查所见正常 His 角

图（a～c）均为正常人超声检查所获 EGJ 与胃贲门区图像。饮水胃充盈状态下，常规腹部超声探头检查，取 EGJ 纵切面图像，可见贲门下方左后壁与胃大弯的起始段胃壁构成凸入胃腔的尖峰状胃壁结构（箭头处），两壁间构成的夹角即为 His 角。正常情况下，His 角 <40°。

(3) 膈上可见疝囊

超声诊断 HH 的最直接依据是膈上显示疝囊（图 3-3-4）。如仅显示膈食管裂孔增大而未发现疝囊，不能诊断为 HH。在饮水胃充盈后，所见疝囊的形状、大小、回声、位置可能是动态变化的，有的表现为间歇性或一过性出现（见于Ⅰ型），也可能是固定不变的（见于Ⅱ～Ⅴ型）。对于间歇性或一过性出现的疝囊，需要采取特殊的体位或进行多次观察才能发现。

①疝囊的组成：HH 的疝囊是一个类似蘑菇状的完整统一体。根据大体形态，可将其分为三个部分，即颈口部、体部和底部。

各型 HH 的颈口部均处于疝囊的下部，与体部相比较为细窄。绝大多数疝囊的颈口部均处于膈食管裂孔平面水平（该区显像的声窗较好），易被完整显示，典型者表现为不规则管道状无回声区。

体部是疝囊最中间的部分，也是最膨大的区域。小型、中型和部分大型 HH 的体部通常能够在单一切面图上完整显示，典型者表现为囊性无回声或液气混合性回声区；而巨大型疝囊的体部很难被单一切面完整显示，往往需要观察多个切面才能形成对其大体轮廓的认识。

底部是疝囊顶端的圆隆状区域，也是疝囊上部与周围组织器官的分界区。在

Ⅱ～Ⅳ型HH中,疝囊均有完整的底部,而且其中的小型、中型和部分大型疝囊的底部多数能被清晰显示,只有巨大型疝囊的底部可能有部分显示不清。尽管Ⅰ型HH上端有口部与食管相通,但大部分口部可能受压偏向底部的一侧,难以被超声检查显示,因而实践中所看到的疝囊底部多数是清晰完整的。对于Ⅴ型HH(短食管型)而言,疝囊的底部完全开放且与食管相通,很难观察到圆隆状的底部。这可能也是目前一些学者不将该型列入HH的原因。

②疝囊的大小:通常以疝囊体部的最大径(前后径或左右径)以及整个疝囊的长径(上下径之中的最大径线)作为诊断指标。笔者观察分析了93例HH患者,超声所见疝囊(上下径×前后径)最小为2.3 cm×2.0 cm,最大为12.5 cm×8.1 cm,平均大小为3.6 cm×4.8 cm。以疝囊体部的最大径(前后径或左右径)≤3 cm、>3～6 cm、>6～9 cm、>9 cm作为诊断小型、中型、大型、巨大型HH的指标[41],可见中型(62.4%,58/93)最多见,小型(17.2%,16/93)、大型(18.3%,17/93)和巨大型(2.1%,2/93)均少见。

研究表明,疝囊的大小与HH的临床类型有关。在Ⅰ型HH(滑动型)中,疝囊以中小型多见(70%),大型少见(30%左右),巨大型极少。在Ⅱ型HH(单纯食管旁型)中,疝囊多数为中小型(90%),较少为大型(10%左右),极少为巨大型。在Ⅲ型HH(混合型)和Ⅳ型HH(巨大型多器官疝入型)中,疝囊几乎均为大型或巨大型。在Ⅴ型HH(短食管伴胸腔胃)中,疝囊以中型和大型多见(80%),巨大型较少(20%左右)。因此,在超声诊断HH过程中,如发现疝囊巨大,则基本可除外Ⅰ型和Ⅱ型的可能性,重点考虑Ⅲ型、Ⅳ型或Ⅴ型的诊断及其鉴别诊断。

李义红等[38]通过超声造影诊断13例HH,膈上均见疝囊,疝囊直径为4.1～5.3 cm,平均4.7 cm。胡荣剑等[28]报道的56例HH中有37例胃肠型HH(疝入物主要为胃肠道组织),CT测量疝囊大小为1.6 cm×3.1 cm～8.8 cm×11.0 cm,平均大小为3.5 cm×5.0 cm。笔者研究结果与上述文献报道基本一致。

③疝囊的形状:超声所见疝囊形状具有多样化特点,总体规律是疝囊越大,形状越不规则。小型疝囊可能形态规则(呈圆形或椭圆形),中型疝囊多呈短柱状、蘑菇状、降落伞状、倒烧瓶状或不规则形,大型或巨大型疝囊通常形状不规则。饮水后,如膈上疝囊与膈下胃腔同时充盈,则膈上疝囊、膈下胃腔和增大的膈食管裂孔可构成典型的"8"字形、哑铃状或葫芦状。

④疝囊的囊壁:HH以胃疝居多,囊壁多由胃壁构成。因此,超声所见囊壁多与正常胃壁状态一致,呈多层状结构回声,厚度为0.3～0.9 cm,囊壁外缘光滑,内缘粗糙(略呈细波浪状或宽窄不一的锯齿状),少数可见典型的胃黏膜结构回声[10](呈斜拉索状伸入疝囊,此为胃疝的直接征象之一)。此外,常可见疝囊壁因囊内的充盈状态发生厚度变化:如囊内充盈不良,则疝囊壁显示稍厚;如囊内充盈良好,则疝囊壁显示稍薄。

⑤疝囊内的回声：可呈多种回声状态，因类型不同而异。可回复型 HH（Ⅰ型）疝囊被液体充盈后，多数表现为单纯的内部透声良好的无回声区，少数显示为囊性混合性回声（以无回声为主，兼有少许气体强回声或少许沉积状中高回声），囊壁回声与膈下胃壁结构一致。在非液体充盈状态下，不可回复型 HH（Ⅱ～Ⅴ型）疝囊常表现为内部透声较差的不均匀回声结构（囊内潴留的食糜、气体和少量液体混合，显示为中高回声、强回声和少量无回声混杂）；当疝囊被液体充盈时，不可回复型 HH 仍表现为内部透声差、无回声兼有实性中高回声和气体强回声混合的杂乱回声区。

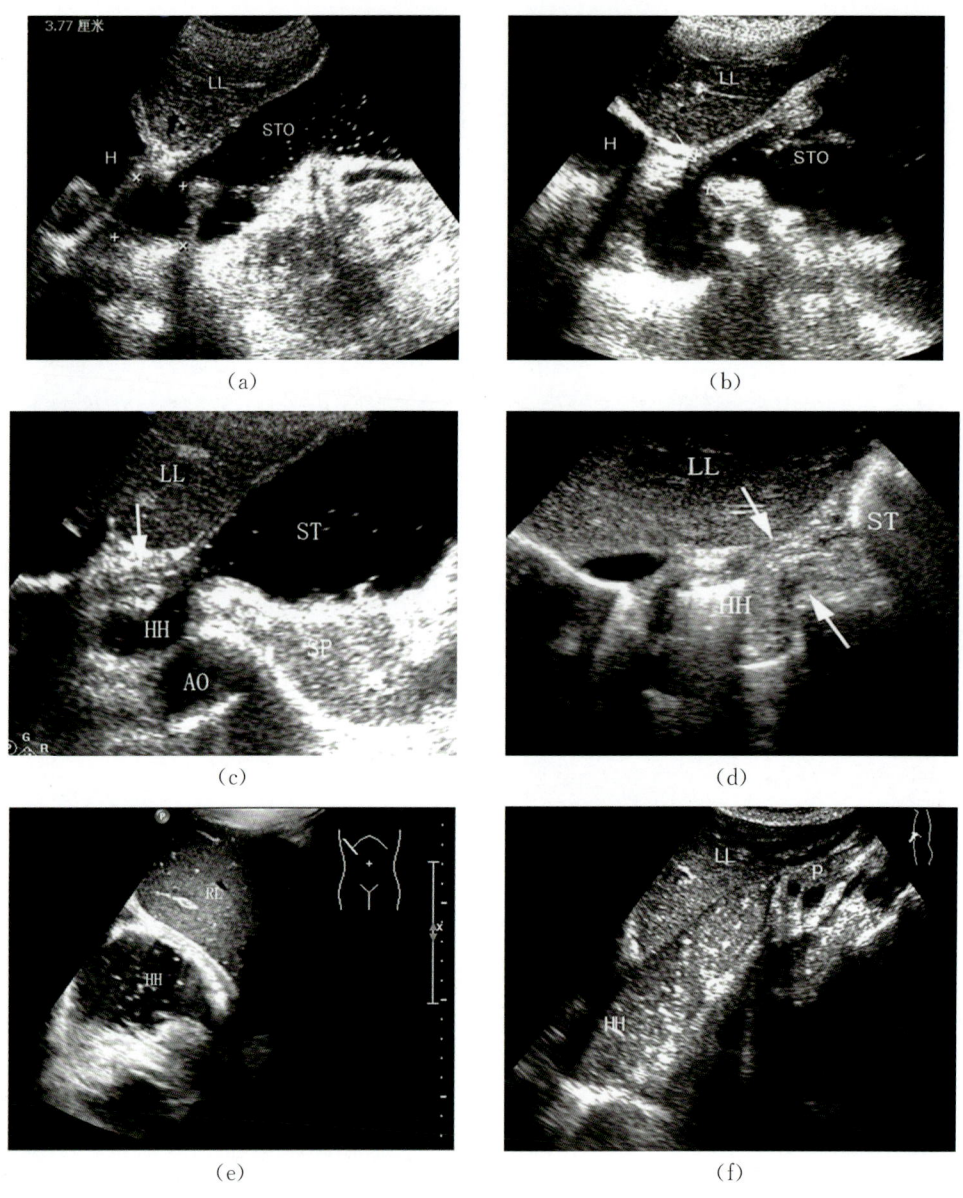

LL—肝左叶；ST/STO—胃腔；AO—腹主动脉；HH—疝囊；H—心；
SP—脾；RL—肝右叶；P—胰腺。

图3—3—4　饮水胃充盈状态下，常规腹部超声探头检查所见 HH 疝囊

饮水胃充盈状态下，常规腹部超声探头检查，取膈食管裂孔上方纵切面(a~d)与右侧胸腔斜切面(e)图像，膈上均可见典型囊性结构存在，囊壁和内腔回声与膈下胃部一致，外缘清晰，内缘粗糙。

(a) Ⅰ型中小型HH(滑动型，疝入物为胃底)，膈上后纵隔区可见类圆形疝囊(++)，轮廓清晰，颈口部、体部及底部均完整显示。颈口部相对细窄，体部膨大，底部呈穹隆状。

(b) Ⅰ型大型HH(滑动型，疝入物为胃底)伴胃食管反流，膈上后纵隔区可见降落伞状疝囊，轮廓清晰，颈口部、体部及底部均完整显示。颈口部相对细窄(↖)，体部膨大，底部呈穹隆状。

(c) Ⅱ型中型HH(单纯食管旁型，疝入物为胃底)，EGJ结构显示清晰，位置正常(↓)，膈食管裂孔侧后方及膈上纵隔区可见蘑菇状疝囊，轮廓清晰，颈口部、体部及底部均完整显示。颈口部细窄，体部膨大，底部呈穹隆状。

(d) Ⅱ型中型HH(单纯食管旁型，疝入物为胃底)，膈食管裂孔侧后方及膈上纵隔区可见含有气体强回声的蘑菇状疝囊，轮廓清晰，颈口部、体部及底部均完整显示。颈口部细窄(↖)，体部膨大，底部呈穹隆状。胃黏膜呈斜拉索状连于其内。

(e) Ⅴ型巨大型HH(先天性短食管伴胸腔胃)，膈上右侧胸腔内可见巨大混合性异常回声结构，其内液体、气体和食糜回声相间，整体轮廓显示不完全，大部分体部、底部显像清晰，小部分区域显像不清，颈口部显示不清。

(f) Ⅴ型大型HH(医源性短食管伴胸腔胃)，增大的膈食管裂孔之内及膈上区可见上宽下窄的管状混合性回声结构(垂直向膈上区伸展)，轮廓清晰，颈口部、体部均完整显示，底部界限不清(与上方食管腔相通)。

二、儿童HH的基本超声表现[29,49,51]

儿童HH多为先天性异常，多数患儿可见持续的胃食管反流，基本超声表现与成人不可回复型HH相似。

空腹时观察，可见膈食管裂孔增大(平均前后径大于1.8 cm)，EGJ结构不清晰，膈上方可见蘑菇状、降落伞状或倒烧瓶状疝囊结构，疝入物多数为胃底或胃体，少数为肝(通过CDFI追踪门静脉走行加以判断)或小肠(有蠕动现象)等结构，部分疝囊较大者可能压迫心脏，造成心脏移位。

饮水或喂奶过程中观察(餐中观察)，可见胃壁结构向膈上方向延伸，一部分进入左侧或右侧胸腔，左膈上或右膈上可见气液混合回声区，且饮入液体后有回声变化。

饮水(奶)后观察，可见疝囊较空腹时增大，直径以1.6~6.0 cm居多。当膈上疝囊与膈下胃腔同时充盈时，可见膈上胃腔、增大的膈食管裂孔与膈下胃腔共同构成"8"字形、哑铃状或葫芦状。

张号绒等[29]测量了93例2岁以内正常婴幼儿、18例因其他病理因素导致的胃食管反流患儿和29例先天性HH患儿的膈食管裂孔宽度。结果显示：0~1个月(31例)正常婴幼儿膈食管裂孔宽度为(0.76±0.20)cm，1~12个月(43例)为(0.79±

0.17)cm,12～24个月(19例)为(0.92±0.30)cm;胃食管反流患儿膈食管裂孔宽度为(0.92±0.48)cm;先天性HH患儿膈食管裂孔宽度为(1.84±0.80)cm。正常婴幼儿三个年龄组相比,正常婴幼儿与胃食管反流患儿相比,所测膈食管裂孔宽度差异均无统计学意义,而正常婴幼儿、胃食管反流患儿与先天性HH患儿所测膈食管裂孔宽度差异有统计学意义。

三、HH的三维超声声像图表现[41]

对HH患者,可在二维超声显示清晰的基础上行三维超声表面成像。观察路径一般分3个方向:沿膈食管裂孔长轴观察(疝囊、疝孔和胃底内面观),从胃底内面向上观察疝孔(疝孔和胃底下面观),从膈面上方(纵隔方向)向下观察疝孔(疝囊下面观和疝孔上面观)。因观察方向不同,显示内容和状态各异(图3-3-5)。

1. 疝囊、疝孔和胃底内面观

沿膈食管裂孔长轴观察,可见膈上疝囊呈蘑菇状或池塘样囊腔,内壁光滑或粗糙;膈食管裂孔与疝囊下部显示为坑道样或沟壑样形态,长短宽窄不一;膈食管裂孔内或(和)胃底面有垅嵴状长条形结构(胃黏膜)纵行或呈放射状分布,该管道上方通连于膈上囊腔,下方通连于膈下胃腔,整体呈蘑菇状贯穿膈肌。

2. 疝孔和胃底下面观

从胃底内面向上观察疝孔,可见膈食管裂孔呈洞穴样或鱼口状,较小疝孔形态规则(多呈椭圆形或类圆形),边缘光整,较大疝孔形态不规则,边缘不光整,口部可见垅嵴状胃黏膜分布。当穹隆状胃底与疝口同时显示时,可见疝口位于胃底前内侧区,酷似一扇打开的"天窗",部分病例可见垅嵴状胃黏膜呈扇贝纹样向窗口区集中。

3. 疝囊下面观和疝孔上面观

从膈面上方(纵隔方向)向下观察疝孔,可见膈食管裂孔位于膈上,呈穿凿样,边缘钝、光滑,形态不规则。

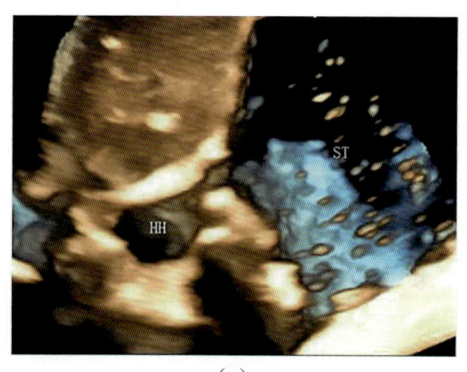
(a)

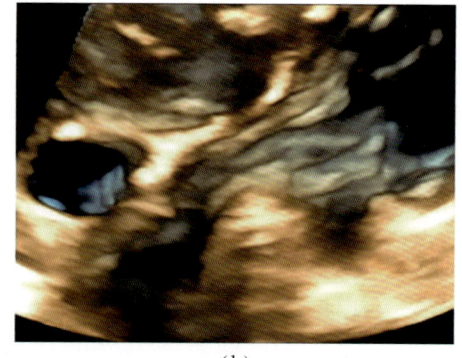
(b)

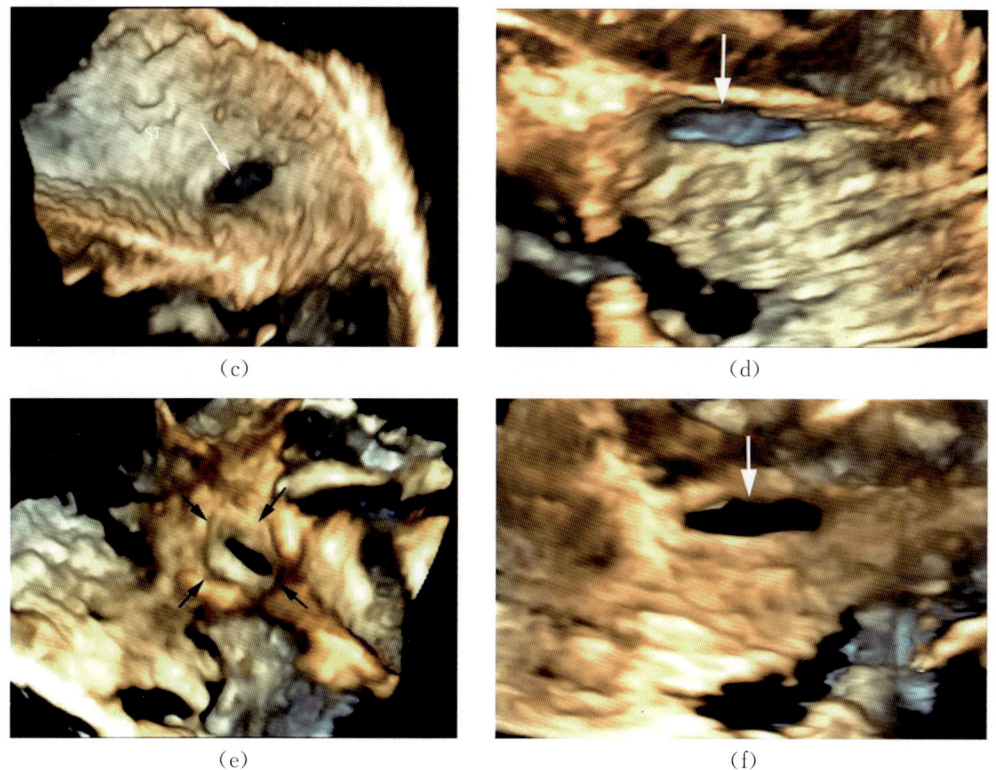

HH—疝囊；ST—胃腔。

图3－3－5 饮水胃充盈状态下，腹部容积超声探头检查所见 HH 疝孔

(a) Ⅰ型小型滑动型 HH（疝入物为胃底），疝囊、疝孔和胃底内面观：膈上小疝囊呈倒置的梨形，内缘光滑；膈食管裂孔呈坑道样，疝囊借此与胃腔相通。

(b) Ⅰ型大型滑动型 HH（疝入物为胃底），疝囊、疝孔和胃底内面观：膈上疝囊呈倒置的梨形，内缘不光滑；膈食管裂孔呈坑道样，内见垅嵴状胃黏膜纹分布，疝囊借此与胃腔相通。

(c) Ⅰ型小型滑动型 HH（疝入物为胃底），疝孔和胃底下面观：疝口呈孔洞状，似一开启的天窗（↘），形态近椭圆形，边缘钝。

(d) Ⅰ型中型滑动型 HH（疝入物为胃底），疝孔和胃底下面观：疝口呈洞穴样（↓），形态欠规则（接近扁圆形），边缘钝，疝口周围可见垅嵴状胃黏膜纹分布。

(e) Ⅰ型小型滑动型食管裂孔疝（疝入物为胃底），疝囊下面观和疝孔上面观：疝孔呈鱼嘴状，边缘钝、光滑，膈上疝囊底部内缘光滑（箭头处）。

(f) Ⅰ型中型滑动型 HH（疝入物为胃底），疝囊下面观和疝孔上面观：疝孔呈扁圆形（↓），边缘钝、光滑。

第4节 食管裂孔疝的超声诊断质量保证

1984年,Naik等[52]使用超声诊断胃食管反流。1990年,Westra等[53]提出经体表超声诊断胎儿及小儿HH的可行性。1994年,李民驹[40]报道了小儿HH的超声检查。1995年,尹兴家等[54]报道了HH的超声诊断和再手术治疗。由此可见,无论是国外还是国内,经腹超声诊断HH均经历了较长时间的发展。近年来,国内这方面的报道不断增多[41,51,55-58]。但从临床实践看,目前使用经腹超声诊断此病的医院仍然较少。为充分发挥现代超声的临床应用价值,拓展超声诊断的范围,有必要进一步加强对HH超声诊断的认识。经验表明,经腹超声对HH的高质量诊断应体现在三个方面:一是明确的类型判断;二是明确的分期判断;三是明确的合并症和并发症判断。

一、明确的类型判断

如前所述,HH分为两类五型:第一类为可回复型HH,又称滑动型HH,即滑动至横膈之上的EGJ和胃部随体位改变与呼吸运动而出现或消失,通常于平卧时进入膈上,坐位或站立时自膈上回复至膈下。第二类为不可回复型HH,又称嵌入型HH,即疝囊恒定存在于膈上,不因呼吸运动和体位变化而回复至膈下。临床将HH分为五型:Ⅰ型(滑动型)、Ⅱ型(单纯食管旁型)、Ⅲ型(混合型)、Ⅳ型(巨大型多器官疝入型)和Ⅴ型(短食管型)。完善的超声诊断必须提供有关HH类别和分型的具体信息,不能笼统地诊断为"食管裂孔疝"。

尽管HH的类型不同,但主要超声征象有一定的共性,常见表现为膈食管裂孔增大,膈上可见疝囊,疝囊中显示胃黏膜回声。对于所有HH而言,超声检查只要发现膈上疝囊,就能确定此病的存在。可以说,只要检查方法得当,利用经腹超声诊断HH并不难,但具体类型的判断可能有一定难度。如何判断此病的类型是超声工作者必须面对和解决的问题。临床研究表明,各型HH的超声显像特点及区别主要体现在三个方面:一是EGJ的位置;二是疝囊的位置及其与EGJ的关系;三是疝囊是否可回复。这些不仅是超声检查过程中必须明确观察的内容,而且是各型HH的诊断依据。

1. Ⅰ型HH(滑动型胃疝)

Ⅰ型HH(病例3-4-1~病例3-4-16)的主要病理特点是EGJ滑动到横膈以上,疝囊(疝入物多为部分胃底)位于其下方,EGJ与疝囊是上、下存续关系,食管位于疝囊上方(长度正常或较短,如长度正常,食管下段常在膈上曲折),一定条件下疝囊可自行复位（EGJ 及其上方食管恢复到正常位置）。因此，超声检查时可见两个异常征象：一是正常位置的 EGJ 结构显示不清；二是在膈食管裂孔处发现疝囊及胃结构回声。饮水时动态观察，可见水流先进入疝囊，再流入非疝入区胃腔。

滑动型 HH 是临床最常见的类型。此型 HH 能否被顺利检出直接影响 HH 诊断符合率。由于此型疝囊是在腹内压增大或卧位等条件下出现的，"条件"消除后又回复至正常位置，因此，对不合并明显炎症或肿瘤的可回复型薄壁疝囊，空腹时检查可能难以发现，仅显示 EGJ 结构模糊、形态失常、壁轻微增厚（反复疝入、挤压或合并长期胃食管反流所致）等间接征象。只有在胃部充盈时，采用仰卧位、仰卧右前斜位或右侧卧位并适当旋转探头后扫查，才能发现此型疝囊。笔者观察发现，对于上下径、左右径在 3 cm 以上的滑动型疝囊，"条件"满足时超声显像较易；而对于 3 cm 以下的小型滑动型疝囊，有时还须采用头低臀高位并配合深呼吸或 Valsalva 动作才能检出。

凭借以下检查过程和超声所见，可明确诊断 I 型 HH。

空腹时，平卧位观察：胃内见少量潴留液。EGJ 形态正常或失常、前后径增大、管壁轻度增厚，少数 EGJ 结构显像不清。

饮水胃充盈后，仰卧位、仰卧右前斜位或右侧卧位、仰卧左前斜位或左侧卧位观察：①膈食管裂孔内正常解剖位置的 EGJ 回声消失，贲门区喇叭口样形态消失，His 角增大变浅。②膈食管裂孔上方、胸后壁近后纵隔区可见短柱状、蘑菇状、降落伞状或烧瓶状囊性结构（疝囊），平均大小约 4.5 cm，囊壁结构及腔内回声与膈下胃部一致，多数外缘清晰，内缘粗糙，大小、形态在深呼吸或做 Valsalva 动作后有显著变化，囊内液体与膈下胃部相通（液体上、下往返流动），胃黏膜皱襞呈斜拉索状伸入囊内。③膈肌食管裂孔持续增大，前后径＞1.6 cm，左右径＞3.0 cm，此明显大于正常成人膈食管裂孔的左右径和前后径。膈食管裂孔的前后径明显小于上方疝囊和下方胃腔的内径，呈缩腰状，在上方疝囊、膈食管裂孔和下方胃腔均充盈的情况下常呈"8"字形、哑铃状或葫芦状。

待胃内液体排空或胃内仅有液体少量充盈时，半坐位观察（一般在以上检查结束后间隔 15～30 min 再行检查），可见膈上疝囊回复于膈下，原所见膈上囊性结构消失。

2. II 型 HH（单纯食管旁型胃疝）

II 型 HH（病例 3-4-17～病例 3-4-20）的一个重要病理特点是 EGJ 保持或低于横膈水平，疝囊（疝入物多为部分胃底）通常位于食管旁位置，位置固定。超声检查常可于膈食管裂孔区同时见 EGJ、贲门结构及疝囊回声，多数情况下显示 EGJ 被疝囊挤向一侧，所见疝囊位置恒定，不因检查方法和体位的改变发生位置变化，但可因胃充盈程度的不同发生大小、形状及内部回声的变化。饮水时动态观察，可见水流直接进入膈下胃腔，一般在膈下胃腔充盈之后疝囊才得以充盈。

凭借以下检查过程和超声所见,可明确诊断Ⅱ型HH。

空腹时,平卧位观察:EGJ形态与壁结构回声接近正常,膈食管裂孔增大,形态失常,于贲门左前上方或后方膈上区显示不均匀囊性或类实性回声结构。多数囊壁无明显增厚,外缘清晰,内部回声不均;少数囊壁呈厚薄不均的低回声,外缘欠清,囊内部显示云絮状高回声。

饮水时,半坐位动态观察:贲门位于膈下,开放不延迟,水流自EGJ和贲门顺利进入胃内,胃腔迅速充盈,胃底经食管旁裂孔凸出于膈上方,显示为不均匀囊性回声结构,多数顶端较为圆隆膨大(呈帐篷样),而底端相对窄直(呈筒状),部分患者可因少许气液进入囊内显示内部回声变化。

饮水胃充盈后,仰卧位、仰卧右前斜位或右侧卧位、仰卧左前斜位或左侧卧位观察:①EGJ结构及形态存在,贲门位于膈下,但His角变窄或消失。②膈食管裂孔侧后方及膈上方纵隔区可见疝囊结构,既可呈透声良好的无回声结构,也可表现为透声差、液气相混合的杂乱回声区,位置固定,可呈胡萝卜状、蘑菇状、降落伞状,大小和形态可因胃内液体充盈程度以及体位改变或呼吸运动而发生轻微改变,所见疝囊大小多在4 cm×3 cm(上下径×前后径)以上,囊壁较薄或稍厚,回声状态与膈下胃壁结构一致,通常外缘清晰,内缘粗糙,部分疝囊内可见胃黏膜回声,动态观察可见囊内液体与膈下胃部呈往返流动。③膈肌食管裂孔增大,前后径>1.7 cm,左右径>3.0 cm。

以上检查完毕,间隔15~20 min再次取半坐位或站立位观察:所见膈上囊性结构不消失。

3. Ⅲ型HH(混合型胃疝)

Ⅲ型HH(病例3-4-21)具有Ⅰ型疝和Ⅱ型疝的特征,主要病理特点是膈食管裂孔明显增大和疝囊较大,疝囊的高度超过贲门,位于食管旁侧,EGJ或贲门一小部分仍位于膈下或大部分位于膈食管裂孔内,疝入物为大部分胃甚至全胃(此为Ⅲ型与Ⅳ型HH的主要区别)。

凭借以下检查过程和超声所见,可明确诊断Ⅲ型HH。

空腹时,平卧位观察:左上腹区明显胀气,腹内结构显示不清。右侧卧位,将探头置于腋中线至腋后线间,沿第2~7肋间扫查(或左侧卧位,将探头置于腋中线至腋后线间,沿第2~7肋间扫查),可见左侧或(和)右侧胸腔内囊性回声结构,边界不清,内部回声杂乱,多数显示点絮状高回声与无回声结构相间,后方透声差。

饮水时,半坐位或立位动态观察:EGJ及贲门结构可见,贲门开放迟钝,His角变钝或消失,膈下仅见小部分充盈的胃腔或未见明显充盈的胃腔,膈食管裂孔上方见一较大的不均匀囊性结构,气液进入其内呈不均匀混合性回声区。

饮水胃充盈后,仰卧位、仰卧右前斜位或右侧卧位、仰卧左前斜位或左侧卧位观察:膈食管裂孔明显增大,多数前后径≥3 cm,部分胃结构位于其中,EGJ位于其前(侧)方,贲门区喇叭口样形态消失,His角增大变浅或消失,胸腔内(可以偏左侧,也可以偏右侧或双侧)可见一以液性为主的大型混合性回声区,最大前后径通常在9 cm以上,边界不清,内见大量液体、气体及食糜相混合形成的杂乱回声区,大小、形态不随呼吸运动而发生明显变化。

以上检查完毕,间隔15~20 min再次取半坐位或站立位观察:原所见胸腔内囊性结构不消失。

4. Ⅳ型HH(巨大型多器官疝入型HH)

Ⅳ型HH(病例3-4-22)的病理特点与Ⅲ型HH有许多相似之处,主要区别在于疝入物的组织器官和结构:Ⅳ型巨大疝囊之中不仅有胃(通常占整个疝入物成分的30%以上),同时还有腹腔内其他脏器(如大网膜、横结肠、小肠、胰腺、脾、肾等)。因此,在超声检查过程中,只要发现疝囊内并非单一胃结构疝入,即可诊断为Ⅳ型HH。

凭借以下检查过程和超声所见,可明确诊断Ⅳ型HH。

空腹时,平卧位观察:左上腹区明显胀气,腹内结构一部分显示不清。右侧卧位,将探头置于腋中线至腋后线间,沿左肋间扫查(或左侧卧位,将探头置于腋中线至腋后线间,沿右肋间扫查),可见胸腔内大片囊性回声结构,边界不清,内部回声杂乱,多显示点状、团絮状和条带状高回声结构与无回声区相间,后方透声差。当有小肠或结肠疝入时,内部可见肠蠕动征象。

饮水时,半坐位或立位动态观察:一部分EGJ及贲门结构显示,贲门开放迟钝,膈下未见明显充盈的胃腔,膈食管裂孔上方见一体积特别巨大、形态及位置固定的不均匀囊性回声结构(液体、气体与实性物相混合),形态不规则,边界显示不清。

饮水胃充盈后,仰卧位、仰卧右前斜位或右侧卧位、仰卧左前斜位或左侧卧位观察:采用常规腹部超声探头于左上腹区扫查,多数难以查见充盈的胃腔,常可见膈食管裂孔增大(多数前后径≥3 cm),EGJ位于其前(侧)方,贲门区喇叭口样形态与His角消失,部分胃体和肠管回声位于增大的膈食管裂孔内,十二指肠球部形态失常且上移,疝囊内充以较多的液性回声(其中部分点絮状高回声呈浮动状态),典型者可见位于其中的肠管状结构回声或肠蠕动征象。将扇扫探头置于剑下及左、右侧肋间扫查,可见膈食管裂孔宽大,EGJ位于其前方或膈上数厘米处,胸腔内显示大片混合性回声结构(与常规腹部超声探头检查相比,部分结构的显像效果可能更好),内部有时可见肠蠕动征象,整个疝囊的大小、形态不随呼吸运动发生改变。

以上检查完毕,间隔15~20 min再次取半坐位或站立位观察:原所见胸腔内囊性结构不消失。

5. Ⅴ型HH(短食管型HH)

Ⅴ型HH(病例3-4-23~病例3-4-25)按病因可以分为两种:一种是先天性短食管伴胸腔胃(大部分胃部或整个胃部位于胸腔),此与Ⅲ型HH有类似之处,但临床极少见。另一种是后天原因造成的短食管型HH,可能与非手术因素有关(由滑动型HH演变而成),也能与食管被切除一段后将胃部牵拉至膈上有关(医源性短食管型HH,此并非真正意义上的HH),临床较多见。这也是目前多数文献不将此类HH列为Ⅴ型HH的原因之一。由于Ⅴ型HH的临床治疗方案与其他几型HH有明显不同,且多数患者的影像表现具有特征性,加上少数病例需要与滑动型HH进行鉴别,因此将其单列为一型进行叙述是必要的。

(1)先天性短食管伴胸腔胃

与其他几型HH相比,超声诊断先天性短食管伴胸腔胃难度较大,有时不易与Ⅲ型HH区分。

以下检查过程和超声所见对先天性短食管伴胸腔胃的诊断有一定提示作用。

空腹时,平卧位观察:EGJ结构与膈食管裂孔区可能被气体强回声遮挡,显示不清。

饮水时,半坐位或立位动态观察:可见大量气液及食物残渣回声充填于膈食管裂孔上方疝囊内(多数分布于右侧胸腔)。

饮水胃充盈后,仰卧位、仰卧右前斜位或右侧卧位、仰卧左前斜位或左侧卧位观察:①EGJ结构显示不清。②沿肋间隙斜切,于膈食管裂孔上方胸腔内可见大片混合性回声区(类似胸腔或肺底积液伴感染表现),多数疝囊前后径>9 cm,壁结构及内腔回声与胃部一致,外缘清晰,内缘粗糙,大小、形态在深呼吸或做Valsalva动作时无显著变化,连续动态观察多可见囊壁蠕动,囊内液体向膈下肠管方向流动(常显示上、下往返流动状态)。③膈食管裂孔增大,多数前后径≥2 cm。

以上检查完毕,间隔15~20 min再次取半坐位或站立位观察:膈上囊性回声区不消失。

(2)医源性短食管型HH

医源性短食管型HH的主要病理特点是食管变短且与疝囊的尖部相通,EGJ及贲门部消失或上移至纵隔内,胃底或胃体部分疝入膈上且位置固定。超声检查可见膈食管裂孔增大,多数前后径≥2 cm,难以查见EGJ和贲门结构,膈食管裂孔上方区可见固定性疝囊回声。非典型者显示呈灯笼状混合性回声团块,边界清晰,可见低回声薄壁,内为云絮状强回声。典型者显示为上宽下窄的管状混合性回声结构(垂直向膈上区伸展,多数长度≥5 cm),壁结构呈低回声(与胃肠壁回声一致),多数管壁轻微增厚,平均厚度为0.5 cm,少数明显增厚(≥0.8 cm),管腔内多为气液混合性回声,并不因检查方法或体位改变而消失,部分患者膈下可见小部分胃腔存在。因食管下段、EGJ与胃上部大部切除形成的继发性短食管型HH,膈下多数难以显示充盈的胃腔。饮水时动态观察,可见水流先进入膈上疝囊,通过充盈的膈上疝囊,然后流入膈下非疝入区胃肠腔,膈上疝囊大小、形态、内部回声可因饮水量不同发生一定变化。

近期,有学者[5]根据螺旋CT检查显示的疝囊形态、大小等影像表现,将HH分为结节型(疝囊直径≤3 cm)和假肿块型(疝囊直径>3 cm);也有学者根据疝囊内组织器官的不同将 HH 分为胃肠型(疝入物主要为胃肠道组织)、非胃肠型(也可称为食管旁网膜脂肪疝,疝入物主要为单纯网膜脂肪)和混合型(疝入物为胃肠道组织和网膜脂肪)。胡荣剑等[28]报道的 56 例成人 HH 中,胃肠型占 94.6%(53/56),非胃肠型占 5.4%(3/56)。此分型法虽然与多数学者主张的临床分型法不一致,但可以为超声诊断分型提供参考。

二、明确的分期判断

成人非外伤性 HH 的形成和发展过程有一定规律:始发阶段通常疝囊较小,随着病程延长,疝囊呈逐渐增大的趋势。笔者认为,分别以疝囊最大径(前后径或左右径)≤3 cm、>3~6 cm、>6~9 cm、>9 cm 作为小型、中型、大型和巨大型 HH 的判断指标较为适宜。疝囊大小是判断成人非外伤性 HH 病程阶段最客观的指标,小型、中型、大型和巨大型疝囊在一定程度上可以分别代表该病的早期、中期、后期和晚期阶段。

三、明确的合并症和并发症判断

成人 HH 具有合并症发生率高、病种多的特点[41]。马君红等[7]报道的经胃镜诊断的 160 例 HH 中,132 例(82.5%)伴有急性或慢性胃炎,79 例(49.4%)伴有胃溃疡或十二指肠溃疡,43 例(26.9%)伴有食管炎,8 例(5%)伴有胃黏膜脱垂。亦有文献报道[28] HH 合并肿瘤的情况。

在笔者观察的一组 93 例成人非外伤性 HH 中,超声检查发现伴有合并症者 77 例(82.8%),共涉及 25 种病症,其中伴有一种合并症者占 50.1%,伴有 2 种或 2 种以上合并症者占 27.4%。其中较常见的合并症有胃食管反流病(70 例,75.3%)、肾囊肿(25 例,26.9%)、胆囊慢性炎症并结石(15 例,16.1%)、胆囊息肉(12 例,12.2%)、肝囊肿(12 例,12.2%)。较少见的合并症有胆囊炎症(3 例)、胸腔积液(2 例)、脂肪肝(2 例)以及心包少量积液、先天性肝脏形态异常、肝血管瘤、肝转移瘤、弥漫性肝损害、肝外胆管结石、胃息肉、胃间质瘤、浸润溃疡型胃癌、十二指肠溃疡、肠系膜上动脉压迫综合征、胰头囊腺瘤、主胰管单纯性扩张、结肠癌、肾癌、Budd-Chiari 综合征、脾囊肿(各 1 例)。在所有合并症中,除胃食管反流与 HH 有关外,其他合并症的发生可能为偶然性因素,与 HH 并没有必然的联系。尽管如此,一些合并症的及时发现对临床选择治疗方案是至关重要的。这也是超声检查优越性的体现。

笔者认为,在利用超声诊断成人 HH 的过程中,应特别注意有无胃食管反流病与并发肿瘤。

1. 胃食管反流病

胃食管反流病(GERD)是胃食管反流所致疾病。胃食管反流是指胃、十二指肠内容物反流入食管的现象。正常情况下,机体有主动防止胃食管反流的屏障机制,一些正常结构可协同促使食管下段有效关闭。当其中的某些结构发生某种程度的病理或生理改变时,可能导致固有的屏障机制失效,从而造成病理性的胃食管反流。目前发现,有4种因素在防止胃食管反流中起到重要作用[40]:①食管下括约肌压力和高压区长度。②腹腔内食管的长度。③食管与胃连接处角度(His角)。④食管黏膜内褶。正常人也会存在胃食管反流现象[57],短期轻微的胃食管反流不一定造成反流性食管炎或(和)食管外组织损害,临床上可能不出现明显的临床症状,而长期持续的胃食管反流通常会造成GERD。大量研究表明,GERD发病虽与多种因素有关,但主要由抗反流防御机制削弱导致,常见原因包括食管下括约肌压力降低、一过性食管下括约肌松弛、解剖结构缺陷造成HH等,这些因素均可导致胃食管反流事件增多[59]。当GERD发生时,将出现反流性食管炎、非糜烂性反流病以及Barrett食管或(和)食管外组织损害等病理特征,临床表现为明显的反酸、烧心等症状[59]。

发生HH(特别是滑动型HH)时,膈食管韧带和膈脚的支撑作用削弱,裂孔增大,EGJ移位至横膈以上,位于呈负压的胸腔内,并且长度随着移位而缩短。由于抗反流屏障的正常解剖结构被破坏,膈脚不再起加强LES区域的作用,其抗反流作用减弱,因此食管酸暴露增加[60]。另外,患者处于卧位时,含酸性的物质贮存于疝囊中。当吞咽引起LES松弛时,易出现酸反流,使食管内酸清除时间延长[61]。目前公认,HH和GERD有着极其密切的关系[12,24,53,62]。HH和GERD常常合并存在。据文献报道,GERD合并HH的检出率为31.3%~76.8%,HH中GERD的检出率可达40%~98%[6,24]。与小型HH相比,大型HH更容易出现病理性胃食管反流,而且反酸症状更多见[63]。HH或许不是胃食管反流病的起始因素和唯一因素,但却是该病发展并加重的一个持续因素,而且反流引起的食管炎可促使食管缩短和纤维化,使疝囊增大,食管下括约肌功能不全进一步加重,形成恶性循环,内径在5 cm以上的HH常伴反流性食管炎。目前认为,HH不仅是GERD的重要病因[2],也是严重GERD的标志[64]。

经腹超声检查时实时动态观察,能够对绝大多数HH患者的EGJ及贲门的形态和生理功能进行有效评价,对胃食管反流的诊断有一定作用[46]。王伟等[65]认为,对一次完整的胃食管反流发作,应观察5项指标:①LES的开放情况。②胃内容物向食管远端的移动情况。③胃内容物在食管内上下移动的情况。④食管蠕动,清除反流物的情况。⑤LES的关闭情况。若连续观察20 min,无反流或仅有一次短时间(<2 s)的反流,则视为阴性。由于超声检查对单个患者很难实现连续20 min的动态观察,这一标准极少被采用。

目前研究表明,正常情况下,一部分人群可能存在一定程度的生理性胃食管反流,特点是反流次数少、反流时间短。饮水胃充盈后,超声检查可见EGJ及贲门形态正常,持续动态观察5 min常显示胃内容物向食管反流2次以下,每次反流时间在2 s

以内[58]。当 HH 合并胃食管反流时,不仅表现出 EGJ 及贲门的形态学改变,而且具有反流频次高、时间长的特点。常见超声表现有食管腹腔段较正常短,膈食管裂孔持续增大,贲门持续开放,EGJ 管壁肌层增厚,His 角增大,持续动态观察 5 min 常显示胃内容物或水剂向食管反流 3 次以上且每次反流时间在 3 s 以上[46,56-58]。胃内水剂向食管方向反流时,超声动态观察多显示泉涌征或沙漏征[55]。

笔者观察发现,在各型 HH 中,Ⅱ型 HH(单纯食管旁型)较少合并胃食管反流,这可能与 EGJ 所处解剖位置正常且受到周围疝囊压迫、His 角变小有关。Ⅰ型 HH(滑动型胃疝)是否发生胃食管反流,主要与疝囊大小有关:中型、大型 HH 通常合并胃食管反流,一些小型 HH 可能不合并胃食管反流或仅有轻微的胃食管反流症状。Ⅲ型 HH(混合型)、Ⅳ型 HH(巨大型多器官疝入型)和Ⅴ型 HH(短食管伴胸腔胃)均合并胃食管反流。

2.HH 并发肿瘤

HH 并发肿瘤(食管癌或胃癌)极少见。如超声检查中发现 HH 疝囊壁不规则性增厚或合并实性肿块,尤其是贲门周围出现淋巴结肿大或患者出现吞咽困难、癌胚抗原水平增高时,应高度怀疑 HH 合并肿瘤[28]。

笔者认为,超声诊断 HH 关键在于认识到位。对于 65 岁以上、脊柱后侧凸、肥胖或胃肠手术后腹压增大的人群,主诉有剑突下或胸骨后疼痛、反酸、嗳气、恶心、呕吐等症状并于卧位或饭后明显加重,应高度怀疑此病。在患者饮水后的超声检查中,应常规采取仰卧右前斜位或左前斜位观察。发现疝囊后,应注意是否伴有胃食管反流、肿瘤、明显的炎症或溃疡、植物石等合并症。对于巨大的疝囊,还需要注意有无扭转、嵌顿、坏死、穿孔等。

总之,超声诊断 HH 不难,运用常规腹部超声探头检查(空腹与饮水胃充盈),配合适当的体位,可简便、准确地诊断成人非外伤性 HH。在二维超声显像的基础上,采用腹部实时三维超声表面成像可清晰显示疝口的大小和形态,提供更加全面的诊断信息。与 X 线造影和胃镜相比,此方法更为简便、准确,值得推广。

典型病例

病例 3-4-1

Ⅰ型中型滑动型食管裂孔疝(疝入物为胃)伴胃食管反流

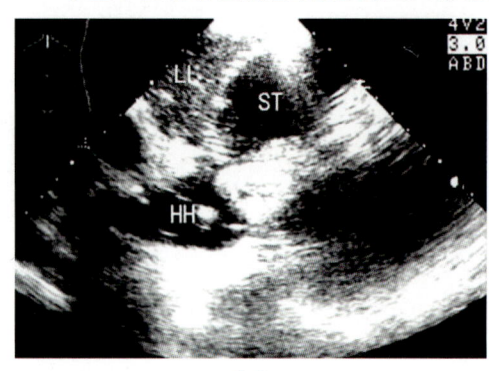
(a)

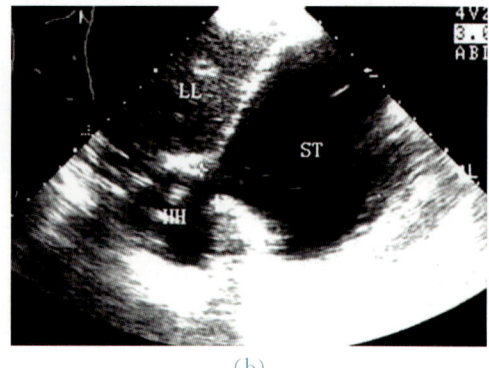
(b)

LL—肝左叶；ST—胃腔；HH—疝囊。

患者女，74岁，反酸、心前区不适、嗳气3月余。膀胱肿瘤术后7年。

饮水胃充盈后，仰卧位和右侧卧位，取EGJ长轴切面(a,b)图像示：①食管腹段及贲门区喇叭口样形态消失，His角变大。②膈食管裂孔上方、胸后壁近后纵隔区可见倒烧瓶状囊性结构，大小为3.7 cm×4.7 cm(上下径×前后径)，其囊壁和内腔回声均与膈下胃部一致，外缘清晰，内缘粗糙，囊腔大小、形态因呼吸运动及Valsalva动作发生变化，持续动态观察5 min可见胃内容物(水剂)向食管反流3次以上且每次反流时间在3 s以上。③膈食管裂孔增大，前后径为1.6 cm，左右径为2.5 cm，处于上方疝囊及下方胃腔之间(呈缩腰状)，疝囊内无回声区与膈下胃部无回声区由此相连通，三者构成葫芦状。半坐位，连续动态观察图像示：膈上囊性结构消失。

超声诊断：Ⅰ型中型滑动型食管裂孔疝(疝入物为胃底)伴胃食管反流。

X线造影诊断：中型滑动型食管裂孔疝(疝入物为胃底)。

胃镜诊断：食管裂孔疝伴胃食管反流病。

病例 3—4—2

Ⅰ型中型滑动型食管裂孔疝（疝入物为胃）伴胃食管反流

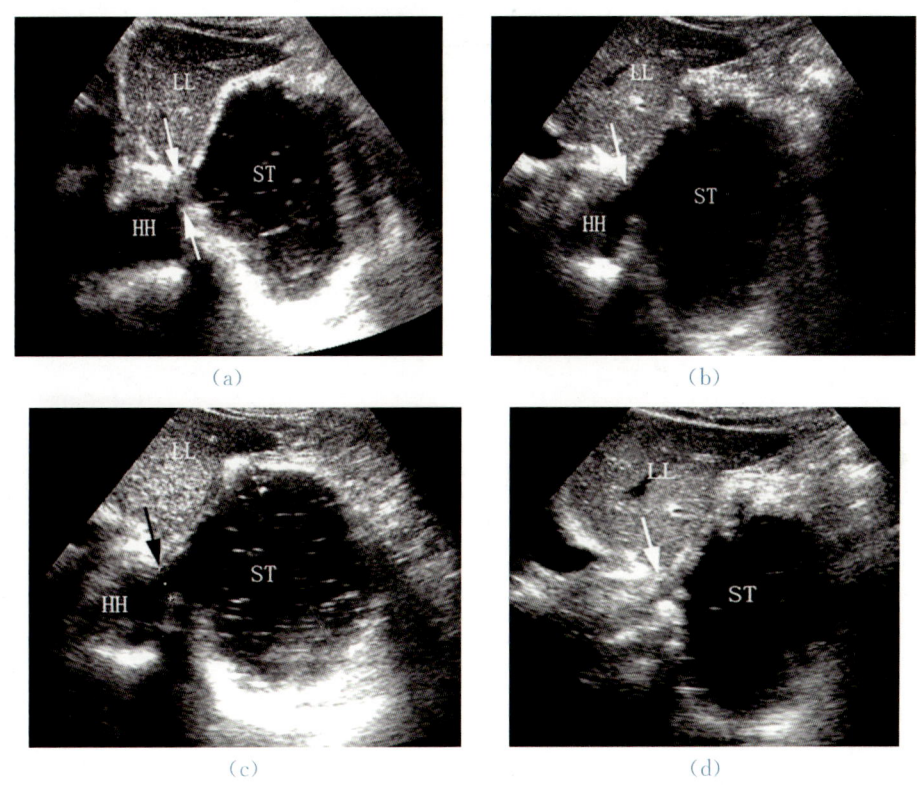

LL—肝左叶；HH—疝囊；ST—胃腔

患者女，81岁，反酸、胸骨后刺痛、嗳气6月余。

饮水胃充盈后，仰卧右前斜位观察，取EGJ长轴切面（a～c）图像示：①食管腹段及贲门区喇叭口样形态消失，His角未见明显变大。②膈食管裂孔上方、胸后壁近后纵隔区可见蘑菇状囊性结构，大小为3.8 cm×3.5 cm（上下径×前后径），其囊壁和内腔回声均与膈下胃部一致，囊壁大部分区域外缘清晰，内缘粗糙，囊腔大小、形态因呼吸运动及Valsalva动作发生变化，持续动态观察5 min可见胃内容物（水剂）向食管反流3次以上且每次反流时间在3 s以上。③膈食管裂孔增大，前后径为1.5 cm，左右径为2.7 cm，处于上方疝囊及下方胃腔之间（呈缩腰状），疝囊内无回声区与膈下胃部无回声区由此相连通，三者构成葫芦状。半坐位，连续动态观察（d）图像示：膈上囊性回声结构与膈食管裂孔增大现象消失，EGJ结构层次显示不清。

超声诊断：Ⅰ型中型滑动型食管裂孔疝（疝入物为胃）伴胃食管反流。

X线造影诊断：滑动型食管裂孔疝可能。

胃镜诊断：食管裂孔疝伴胃食管反流病。

病例 3-4-3

Ⅰ型中小型滑动型食管裂孔疝（疝入物为胃底）并胃食管反流

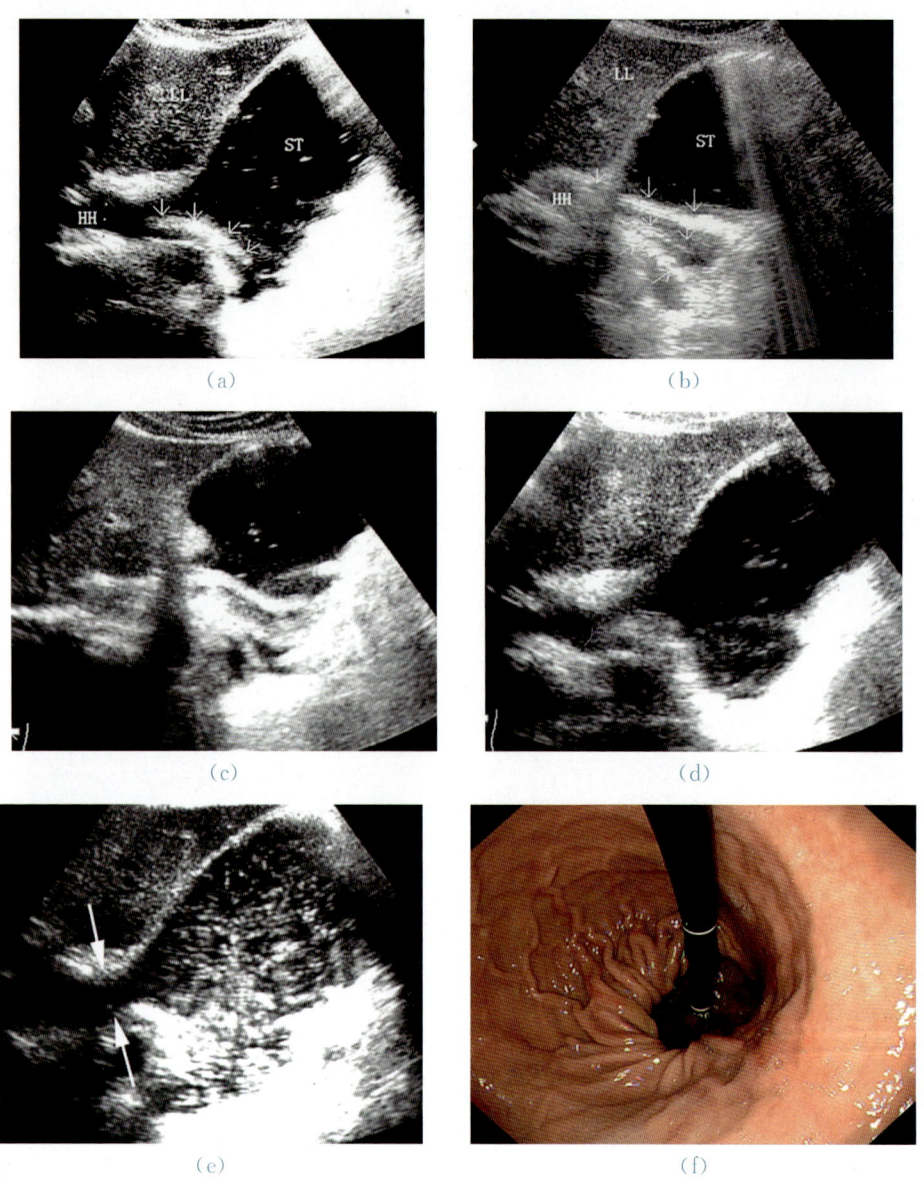

LL—肝左叶；ST—胃腔；HH—疝囊。

患者男，40岁，无明显症状。

饮水胃充盈后，仰卧位观察，取EGJ长轴切面(a)图像示：①食管腹段及贲门区喇叭口样形态消失，His角接近消失。②膈食管裂孔上方、胸后壁近后纵隔区可见短柱状囊性结构，大小为3.6 cm×2.3 cm（上下径×前后径），其囊壁和内腔回声均与膈下胃部一致，外缘清晰，内缘粗糙，胃黏膜皱襞呈斜拉索状伸入囊内壁（↓），囊腔大小、形态因呼吸运动及Valsalva动作发生变化，持续动态观察5 min可见胃内容物（水剂）明显向食管反流。

③膈食管裂孔增大,前后径为1.8 cm,左右径为2.8 cm,处于上方疝囊及下方胃腔之间(呈缩腰状),疝囊内无回声区与膈下胃部无回声区由此相连通,三者构成葫芦状。半坐位,连续动态观察(b,c)图像示:疝囊内液体流入膈下胃内,膈食管裂孔显示不清,胃黏膜皱襞(↓)呈斜拉索状向膈下方向退缩。半坐位,连续动态观察(d,e)图像示:膈食管裂孔增大明显(↑),向疝囊内伸入的胃黏膜皱襞返回胃腔,膈上囊性回声结构消失。

超声诊断:Ⅰ型中小型滑动型食管裂孔疝(疝入物为胃底)并胃食管反流。

胃镜检查(f)图像示:食管下段轻微炎症性表现。齿状线与膈食管裂孔间距加大,膈肌收缩环(食管裂孔压迹)松弛、宽大,呈开放状态,周围见清晰的胃黏膜皱襞分布,贲门松弛不能紧裹镜身。胃底倒镜观察可见到双环,胃底变浅,黏膜松弛,部分区域消失,His角被拉直。胃镜诊断:食管裂孔疝并轻微反流性食管炎。

X线造影诊断:考虑中小型滑动型食管裂孔疝。

—— 病例3-4-4 ——

Ⅰ型中小型滑动型食管裂孔疝（疝入物为胃底）

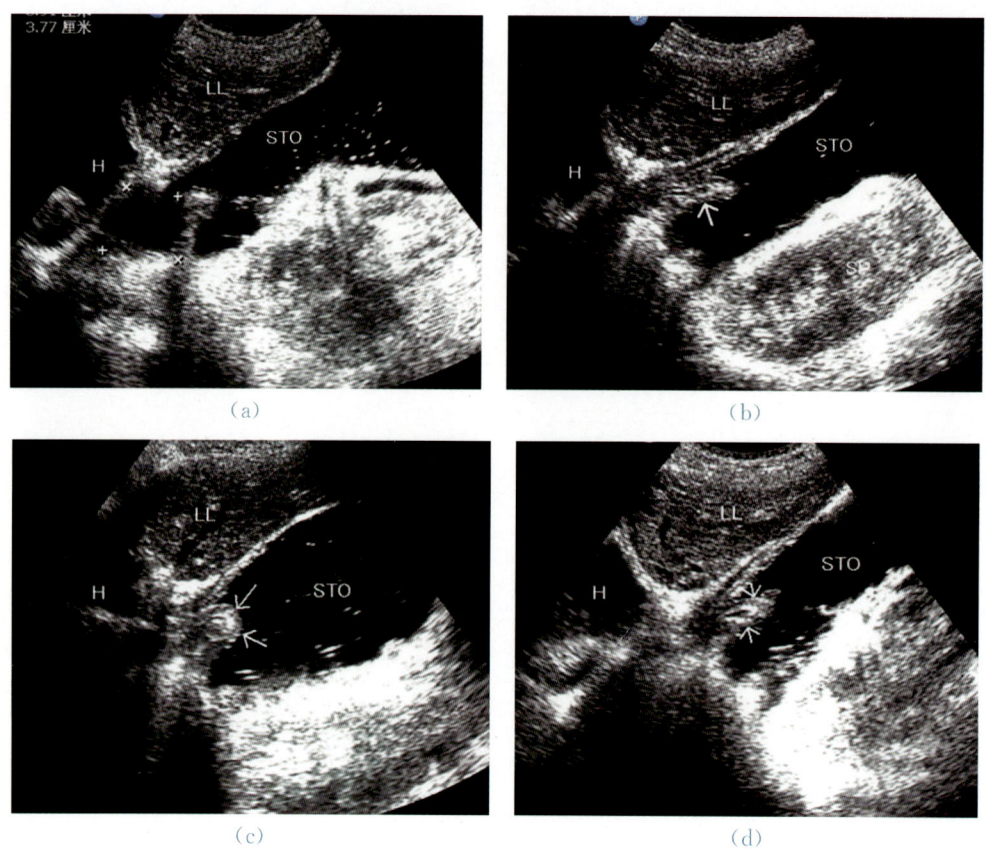

(a)　　　　　　　　　　(b)

(c)　　　　　　　　　　(d)

LL—肝左叶；STO—胃腔；H—心；SP—脾。

患者女，72岁，反酸、胸骨后刺痛2周。

饮水胃充盈后，仰卧位观察，取EGJ长轴切面(a)图像示：①食管腹段及贲门区喇叭口样形态消失，His角未见明显增大。②膈食管裂孔上方、胸后壁近后纵隔区可见类圆形囊性结构，大小为3.9 cm×3.8 cm（上下径×前后径），其囊壁和内腔回声均与膈下胃部一致，外缘清晰，内缘粗糙，囊腔大小、形态因呼吸运动及Valsalva动作发生变化，持续动态观察5 min未见胃内容物（水剂）明显向食管反流。③膈食管裂孔增大，前后径为1.4 cm，左右径为2.7 cm，处于上方疝囊及下方胃腔之间（呈缩腰状），疝囊内无回声区与膈下胃部无回声区由此相连通，三者构成葫芦状。半坐位，连续动态观察(b~d)图像示：疝囊内液体流入膈下胃内，膈上囊性回声结构消失，膈食管裂孔接近正常回声，胃黏膜皱襞（箭头处）呈斜拉索状向膈下方向退缩。

超声诊断：Ⅰ型中小型滑动型食管裂孔疝（疝入物为胃底），暂未见明显胃食管反流。

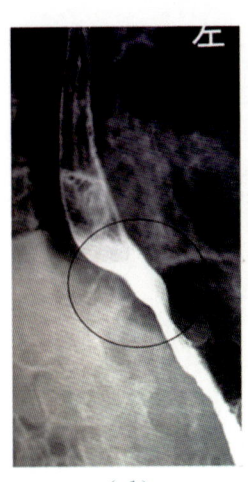
(e1)
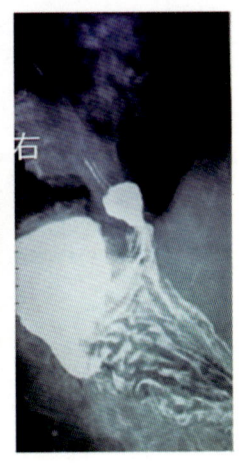
(e2)

X线造影,立位左前斜位摄片(e1)、卧位摄片(e2)图像示:(e1)膈上未见疝囊。(e2)膈上见疝囊及胃黏膜皱襞影。

X线诊断:考虑小型滑动型食管裂孔疝(疝入物为胃底)。

胃镜诊断:食管裂孔疝。

病例 3-4-5

Ⅰ型大型滑动型食管裂孔疝（疝入物为胃底）伴胃食管反流

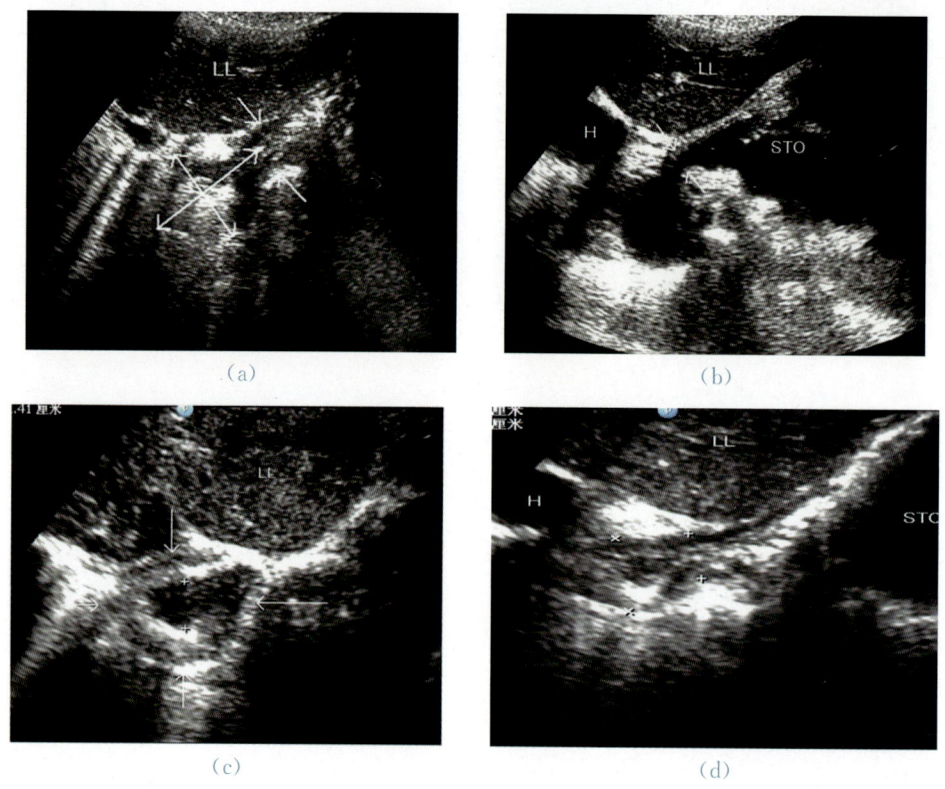

H—心；LL—肝左叶；STO—胃腔。

患者男，82岁，脊柱后侧凸10年多，进食后反复出现上腹部压迫感、疼痛（卧位加重，扩散至肩背部）、反酸2月。

空腹时，仰卧位，常规腹部超声探头检查(a)图像示：EGJ形态失常(↘)，前后径明显增大，壁增厚(0.7 cm)。

饮水胃充盈后，右侧卧位观察，取EGJ长轴(b)与短轴(c)切面图像示：①食管腹段及贲门区喇叭口样形态消失，His角变浅。②膈食管裂孔上方、胸后壁近后纵隔区可见降落伞状囊性结构(✖)，大小为7.0 cm×5.0 cm（上下径×前后径），其囊壁和内腔回声均与膈下胃部一致，外缘清晰，内缘粗糙，囊腔大小、形态因呼吸运动及Valsalva动作发生变化，持续动态观察5 min可见胃内容物（水剂）向食管反流3次以上且每次反流时间在3 s以上。③膈食管裂孔增大(b中↘)，前后径为1.7 cm，左右径为3.1 cm，处于上方疝囊及下方胃腔之间（呈缩腰状），疝囊内无回声区与膈下胃部无回声区由此相连通，三者构成烧瓶状，另外可见位于膈食管裂孔内的胃壁轻度均匀增厚(c中↑)。半坐位，连续动态观察(d)图像示：膈上囊性结构缓慢退回膈下。

超声诊断：Ⅰ型大型滑动型食管裂孔疝（疝入物为胃底）伴胃食管反流。

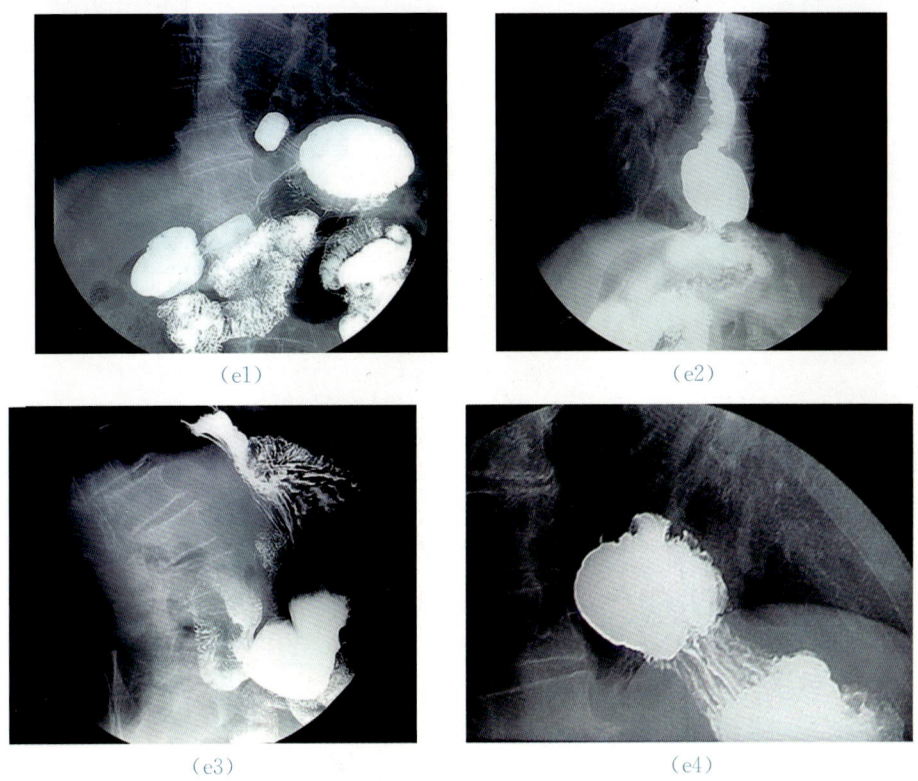

(e1)　　　　　　　　　　　(e2)

(e3)　　　　　　　　　　　(e4)

X线造影，立位检查（e1～e3）、卧位检查（e4）图像示：（e1～e3）食管壁光整、柔软，舒缩状态良好，黏膜皱襞排列规则，膈上见一囊袋状阴影。（e4）部分胃底凸向心影后方形成囊袋影，内有胃黏膜皱襞影，其下横膈处见缩窄环。

X线诊断：大型滑动型食管裂孔疝（疝入物为胃底）。

胃镜诊断：食管裂孔疝，胃食管反流病。

— 病例 3—4—6 ——

Ⅰ型大型滑动型食管裂孔疝(疝入物为胃底)伴胃食管反流

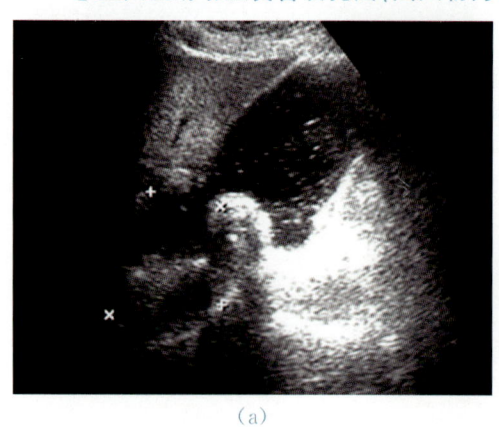
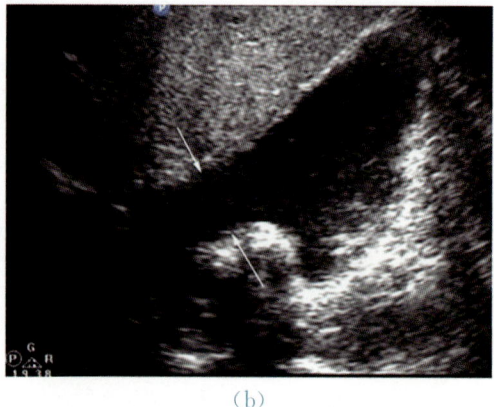

(a)   (b)

患者女,65岁,上腹压迫感、反酸、烧心、嗳气4月。

饮水胃充盈后,仰卧右前斜位观察,取EGJ长轴切面(a,b,b为放大像)图像示:①食管腹段及贲门区喇叭口样形态消失,His角变浅。②膈食管裂孔上方、胸后壁近后纵隔区可见蘑菇状囊性结构,大小为7.6 cm×6.6 cm(上下径×前后径),囊内以无回声为主,兼有少许沉积状中高回声物,其囊壁和内腔回声均与膈下胃部一致,外缘清晰,内缘粗糙,囊腔大小、形态因呼吸运动及Valsalva动作发生变化,持续动态观察5 min可见胃内容物(水剂)向食管反流3次以上且每次反流时间在3 s以上。③膈食管裂孔增大(箭头处),前后径为2.0 cm,左右径为3.3 cm,处于上方疝囊及下方胃腔之间(呈缩腰状),疝囊内无回声区与膈下胃部无回声区由此相连通,三者构成"8"字形。半坐位,连续动态观察:膈上囊性结构消失。

超声诊断:Ⅰ型大型滑动型食管裂孔疝(疝入物为胃底)伴胃食管反流。

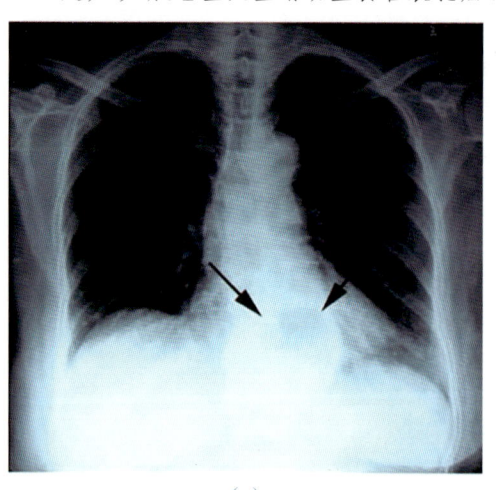

(c)

X线胸部正位片(c)图像示:心影区有一近似圆形的低密度影(↘),边缘锐利。

X线平片诊断:考虑食管裂孔疝。

X线造影(d1,d2)图像示:膈上一较大疝囊(↘),部分胃底膨出于膈上,内可见与胃体相连的黏膜皱襞影。

X线诊断:大型滑动型食管裂孔疝(疝入物为胃底)。

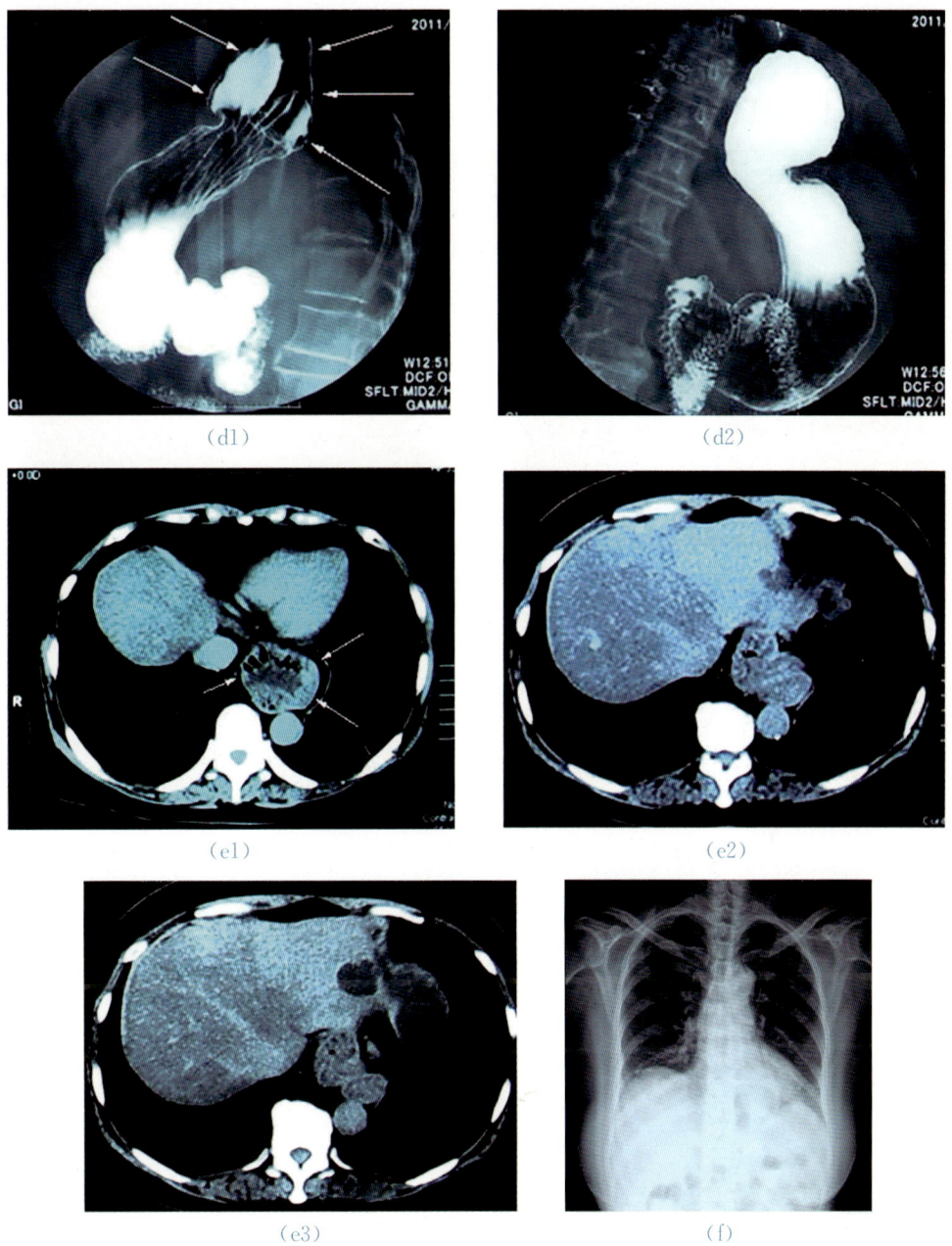

(d1)　　　　　　　　　　　　　　　(d2)

(e1)　　　　　　　　　　　　　　　(e2)

(e3)　　　　　　　　　　　　　　　(f)

CT检查平扫,膈肌之上水平横断面(e1)、上腹部横断面(e2,e3)图像示:(e1)后纵隔内见部分胃影(↖)。(e2,e3)非均匀性脂肪肝,肝左叶后缘之膈食管裂孔增大,内见部分胃壁、黏膜及胃腔影。

CT诊断:大型食管裂孔疝(疝入物为胃底)。

临床进一步完善检查后,行腹腔镜下食管裂孔疝修补术,术中见疝囊大小约8.0 cm×5.0 cm(上下径×前后径),疝入物为食管、胃底、贲门。

术后X线胸部正位片(f)图像示:原心影后方区所见低密度影消失。

病例 3-4-7

Ⅰ型大型滑动型食管裂孔疝（疝入物为胃底）伴胃食管反流

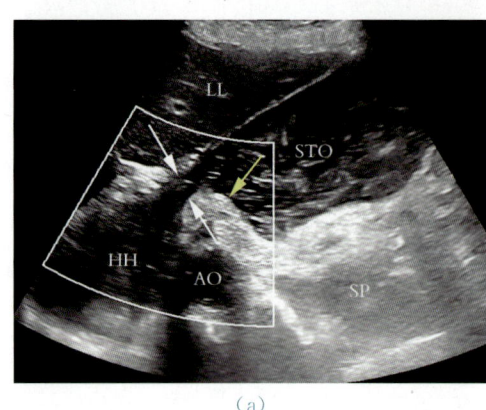
(a)

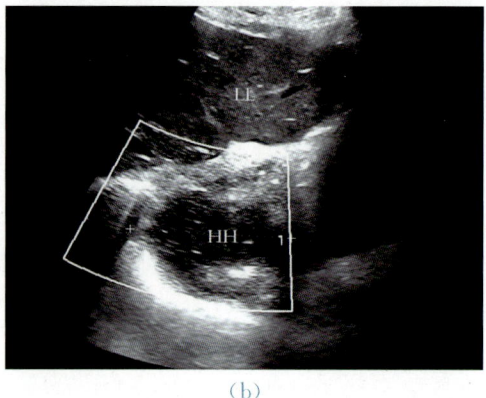
(b)

HH—疝囊；LL—肝左叶；STO—胃腔；AO—腹主动脉；SP—脾。

患者女，85岁，上腹疼痛不适、反酸、烧心3年多。

饮水胃充盈后，右侧卧位，取EGJ长短轴切面(a,b)图像示：①食管腹段及贲门区喇叭口样形态消失，His角变浅(a中黄色箭头)。②膈食管裂孔上方、胸后壁近后纵隔区可见降落伞状囊性结构，大小为7.8 cm×6.0 cm(上下径×前后径)，囊内以无回声为主，兼有少许沉积状中高回声物，其囊壁和内腔回声均与膈下胃部一致，外缘清晰，内缘粗糙，囊腔大小、形态因呼吸运动及Valsalva动作发生变化，持续动态观察5 min可见胃内容物(水剂)向食管反流3次以上且每次反流时间在3 s以上。③膈食管裂孔增大(a中白色箭头)，前后径为1.6 cm，左右径为3.7 cm，处于上方疝囊及下方胃腔之间(呈缩腰状)，疝囊内无回声区与膈下胃部无回声区由此相连通，三者构成"8"字形。半坐位，连续动态观察：膈上囊性结构消失。

超声诊断：Ⅰ型大型滑动型食管裂孔疝(疝入物为胃底)伴胃食管反流。

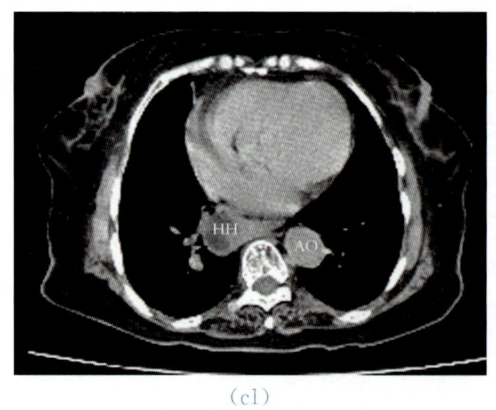
(c1)

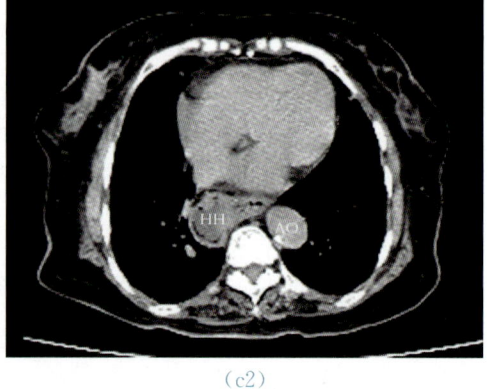
(c2)

HH—疝囊；AO—腹主动脉。

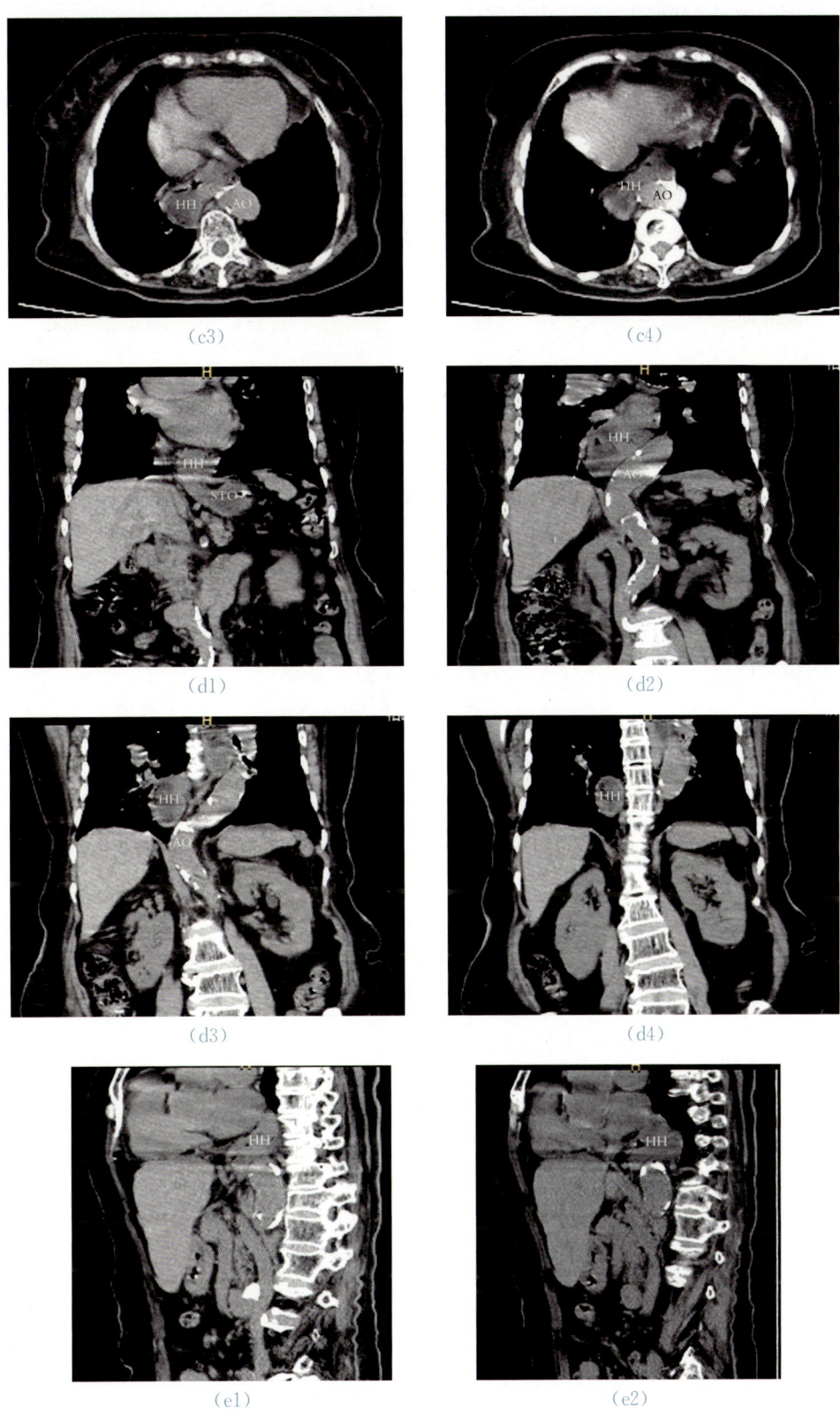

HH—疝囊；STO—胃腔；AO—腹主动脉。

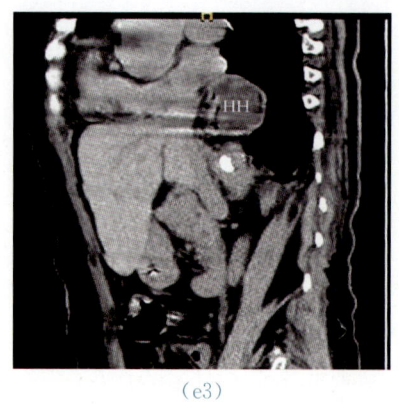
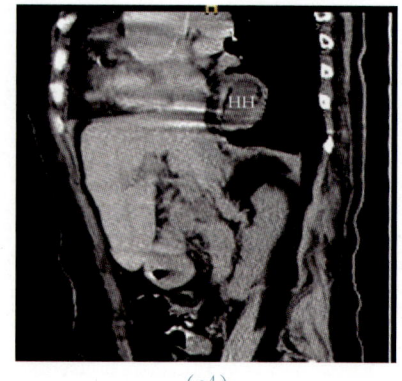

(e3)　　　　　　　　　　　　　(e4)

HH—疝囊。

多层螺旋 CT 检查平扫,胸腹腔结合部横断面(c1～c4)、冠状面(d1～d4)、矢状面(e1～e4)图像示:食管裂孔的膈肌脚间距增大且形态异常,食管裂孔上方层面、心后方、降主动脉及脊柱前方之下纵隔内发现大型疝囊影,所见疝囊向下通过食管裂孔与膈下胃腔相延续(呈束腰征、葫芦征、"8"字征、电缆线征)。疝囊大小为 8.0 cm×6.0 cm(上下径×前后径),密度不均,液体与其他密度影相间,疝囊外壁光滑,内壁呈锯齿样改变。

CT 诊断:大型食管裂孔疝(疝入物为胃底)。

── 病例 3—4—8 ─────────────

Ⅰ型中小型滑动型食管裂孔疝

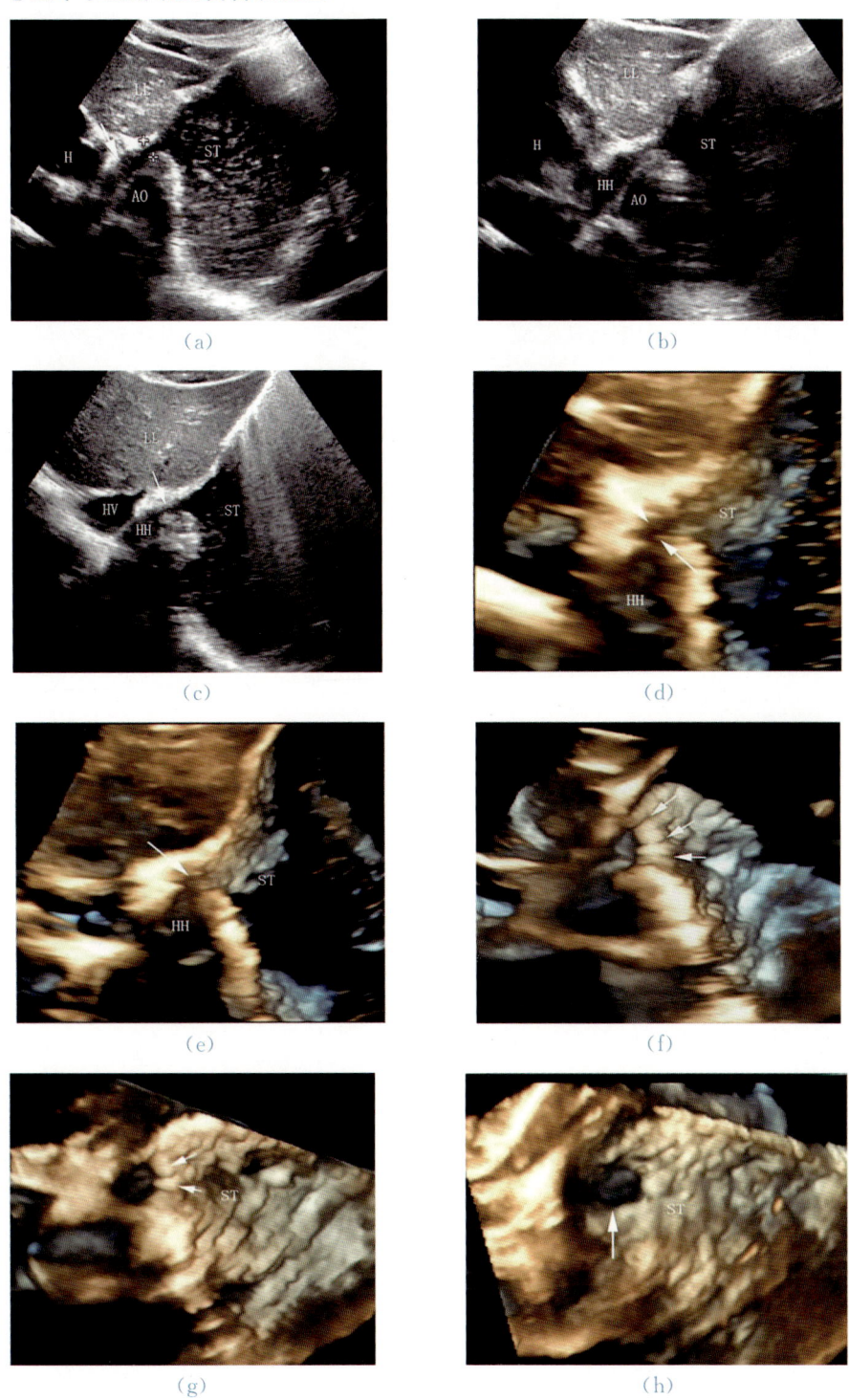

H—心；HH—疝囊；ST—胃腔；LL—肝左叶；AO—腹主动脉；HV—肝静脉。

患者女,59岁,反酸、嗳气1年多。

饮水胃充盈后,仰卧位,取EGJ长轴切面(a~c)图像示:①食管腹段及贲门区喇叭口样形态失常,His角增大。②膈食管裂孔上方、胸后壁近后纵隔区可见短柱状囊性结构(a中↘),大小为3.8 cm×2.4 cm(上下径×前后径),其囊壁和内腔回声均与膈下胃部一致,外缘清晰,内缘粗糙,囊腔大小、形态因呼吸运动及Valsalva动作发生变化,持续动态观察5 min未见胃内容物(水剂)明显向食管反流。③膈食管裂孔增大不明显(c中↘),前后径为1.2 cm,左右径为1.8 cm,处于上方疝囊及下方胃腔之间(呈缩腰状),后缘可见胃黏膜结构回声,疝囊内无回声区与膈下胃部无回声区由此相连通,三者构成烧瓶状。腹部三维容积超声探头检查,三维表面成像(d~h)图像示:(d,e)沿膈食管裂孔长轴观察,可见膈上小疝囊呈倒置的梨形,内缘不光滑;膈食管裂孔呈坑道样(e中↘)。(f~h)从胃底向上观察疝孔,可见垅嵴状胃黏膜纹(g中↗)分布于疝口周围,疝口呈孔洞状,接近椭圆形,边缘钝。半坐位,连续动态观察:膈上囊性回声结构与膈食管裂孔增大现象消失。

超声诊断:Ⅰ型中小型滑动型食管裂孔疝(疝入物为胃底),暂未见明显胃食管反流。

胃镜诊断:Ⅰ型食管裂孔疝。

病例 3—4—9

Ⅰ型小型滑动型食管裂孔疝(疝入物为胃底)并胃食管反流

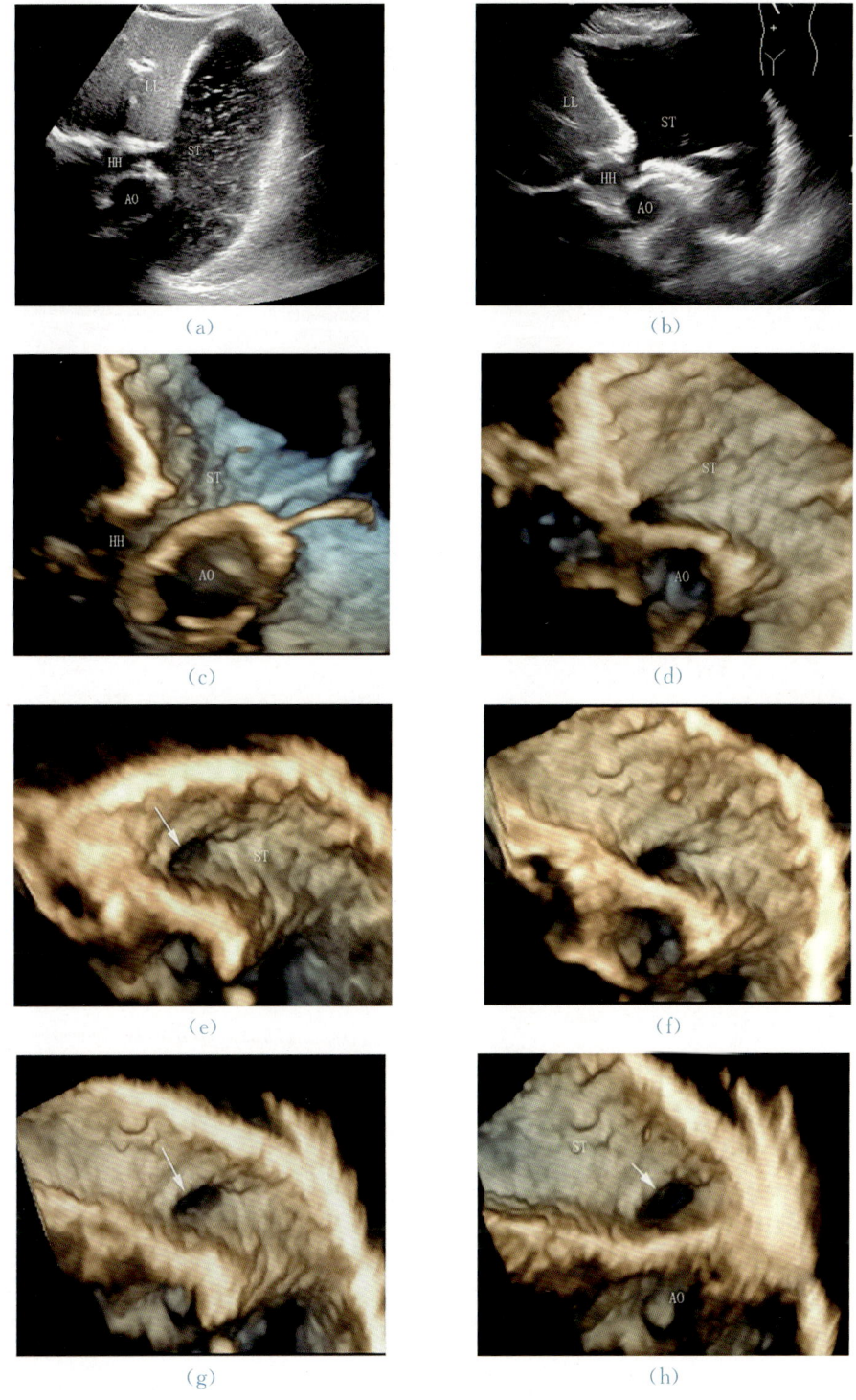

HH—疝囊；ST—胃腔；LL—肝左叶；AO—腹主动脉。

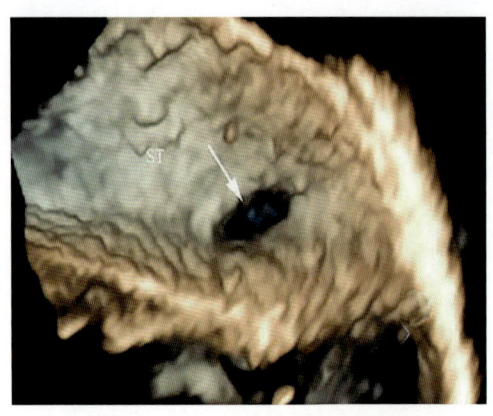

(i)

ST—胃腔。

患者女,60岁,餐后出现上腹部不适、反酸、胸骨后灼烧感2月余。

饮水胃充盈后,仰卧位和仰卧右前斜位,取 EGJ 长轴切面(a,b)图像示:①食管腹段及贲门区喇叭口样形态失常,His 角增大。②膈食管裂孔上方、胸后壁近后纵隔区可见蘑菇状囊性结构,大小为 3.0 cm×3.0 cm(上下径×前后径),其囊壁和内腔回声均与膈下胃部一致,外缘清晰,内缘粗糙,囊腔大小、形态因呼吸运动及 Valsalva 动作发生变化,持续动态观察 5 min 可见胃内容物(水剂)向食管反流 3 次以上且每次反流时间在 3 s 以上。③膈食管裂孔增大,前后径为 1.8 cm,左右径为 2.3 cm,处于上方疝囊及下方胃腔之间(呈缩腰状),后缘可见胃黏膜结构回声(b),疝囊内无回声区与膈下胃部无回声区由此相连通,三者构成烧瓶状。腹部三维容积超声探头检查,三维表面成像(c~i)图像示:(c,d)沿膈食管裂孔长轴观察,可见膈上小疝囊呈倒置的梨形,内缘不光滑;膈食管裂孔呈坑道样,疝囊借此与胃腔相通。(e~i)从胃底向上观察疝孔,可见垅嵴状胃黏膜纹分布于疝口周围,疝口显示呈孔洞状,似一开启的天窗(↘),形态近椭圆形,边缘钝。半坐位,连续动态观察:膈上囊性回声结构与膈食管裂孔增大现象消失。

超声诊断:Ⅰ型小型滑动型食管裂孔疝(疝入物为胃底)并胃食管反流。

胃镜诊断:Ⅰ型食管裂孔疝,反流性食管炎。

病例 3-4-10

Ⅰ型小型滑动型食管裂孔疝（疝入物为胃底）

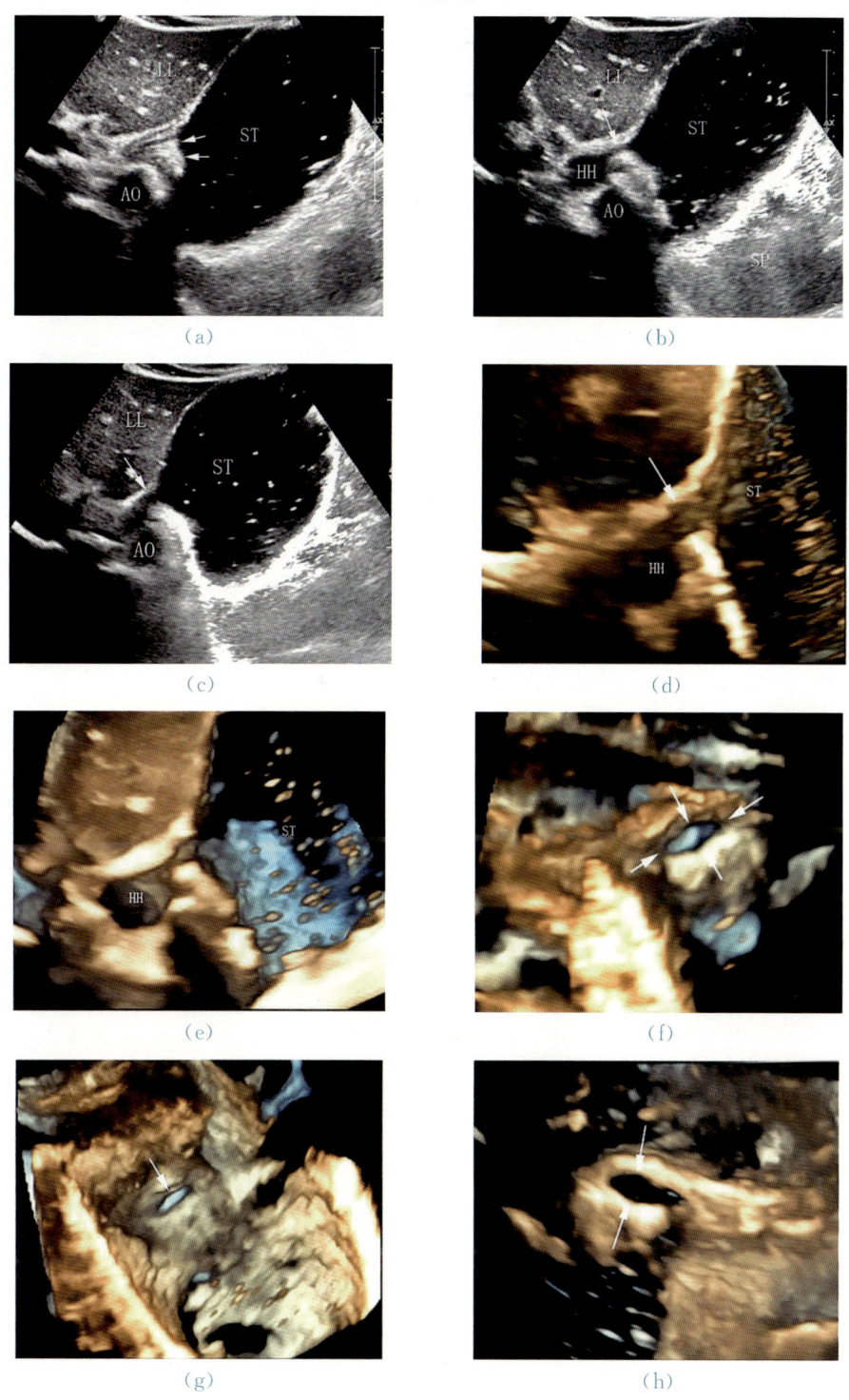

HH—疝囊；ST—胃腔；LL—肝左叶；AO—腹主动脉；SP—脾。

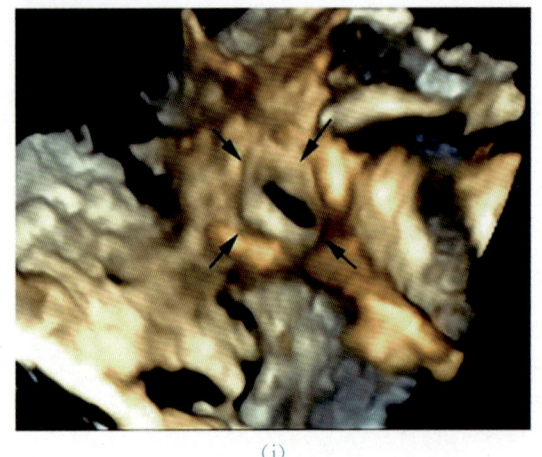

(i)

患者男,45岁,餐后偶有上腹部不适、反酸、心前区不适1月余。

饮水胃充盈后,仰卧位和仰卧右前斜位,取EGJ长轴切面(a～c)图像示:①食管腹段及贲门喇叭口样形态失常,His角稍增大,胃黏膜进入贲门内(a中↙)。②膈食管裂孔上方、胸后壁近后纵隔区可见蘑菇状囊性结构,大小为2.7 cm×2.1 cm(上下径×前后径),其囊壁和内腔回声均与膈下胃部一致,外缘清晰,内缘粗糙,囊腔大小、形态因呼吸运动及Valsalva动作发生变化,持续动态观察5 min未见胃内容物(水剂)明显向食管反流。③膈食管裂孔稍增大,前后径为1.3 cm,左右径为2.4 cm,处于上方疝囊及下方胃腔之间(呈缩腰状),后缘可见胃黏膜结构回声(b),疝囊内无回声区与膈下胃部无回声区由此相连通,三者构成烧瓶状。腹部三维容积超声探头检查,三维表面成像(d～i)图像示:(d,e)沿膈食管裂孔长轴观察,可见膈上小疝囊呈倒置的梨形,内缘光滑;膈食管裂孔呈坑道样,疝囊借此与胃腔相通。(f,g)从胃底向上观察疝孔,可见垅嵴状胃黏膜纹分布于疝口周围,疝口显示呈孔洞状,似一开启的天窗(箭头处),形态近椭圆形,边缘钝,内缘不光滑。(h,i)从膈面向下观察疝孔,可见膈食管裂孔呈鱼嘴状孔洞(h中箭头),边缘钝、光滑,膈上疝囊底部内缘光滑(i中箭头)。半坐位,连续动态观察:膈上囊性回声结构与膈食管裂孔增大现象消失。

超声诊断:Ⅰ型小型滑动型食管裂孔疝(疝入物为胃底),暂未见明显胃食管反流。

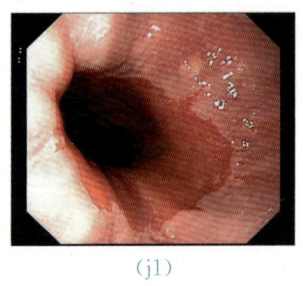
(j1)

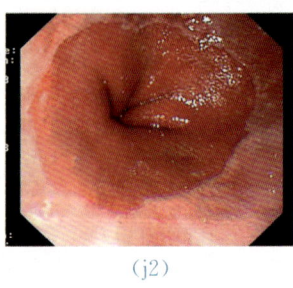
(j2)

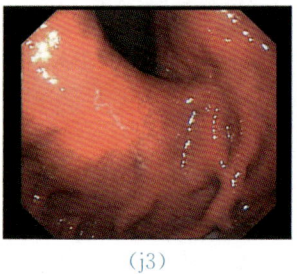
(j3)

胃镜检查(j1～j3)图像示:(j1,j2)齿状线轻微上移,贲门可正常关闭。(j3)胃内反转观察,可见镜身周围轻微的鞍形凹陷。

胃镜诊断:Ⅰ型食管裂孔疝。

病例 3—4—11

Ⅰ型中小型滑动型食管裂孔疝（疝入物为胃底）并胃食管反流

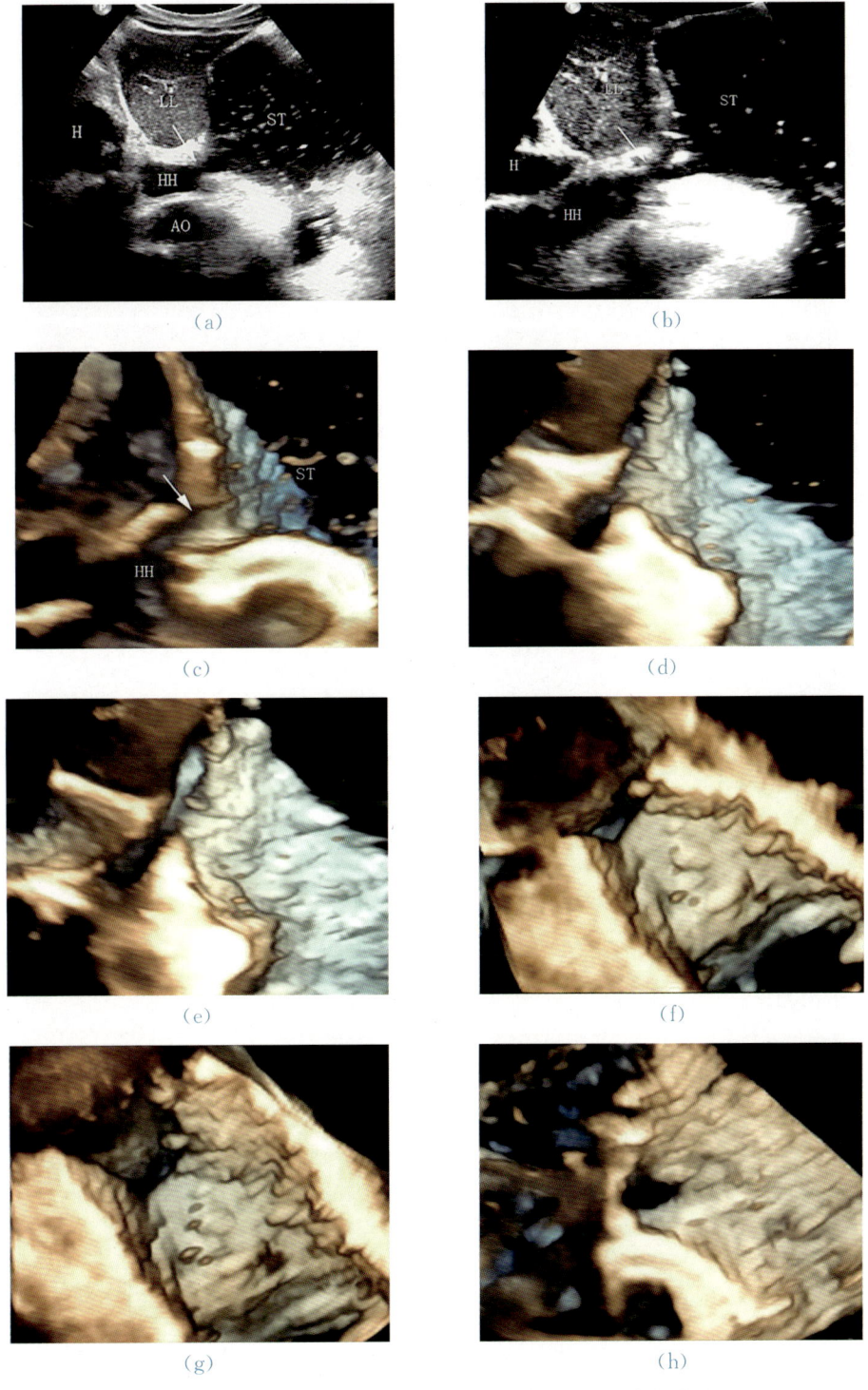

H—心；HH—疝囊；LL—肝左叶；ST—胃腔；AO—腹主动脉。

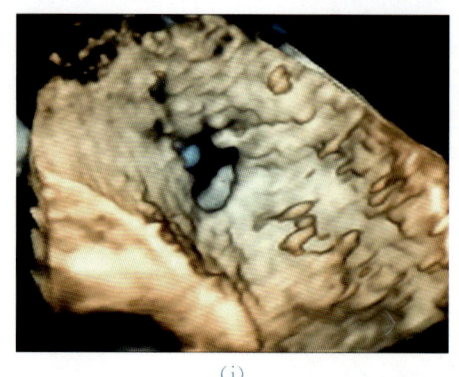 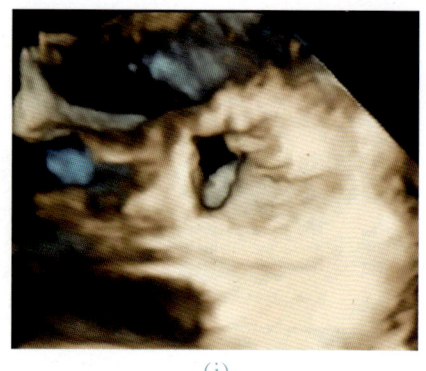

(i)　　　　　　　　　　　　　　　　　(j)

患者男,57岁,餐后反酸、心前区不适2月余。

饮水胃充盈后,仰卧位和仰卧右前斜位,取EGJ长轴切面(a,b)图像示:①食管腹段及贲门区喇叭口样形态失常,His角稍增大,胃黏膜进入贲门内。②膈食管裂孔上方、胸后壁近后纵隔区可见蘑菇状囊性结构,大小为3.2 cm×2.2 cm(上下径×前后径),其囊壁和内腔回声均与膈下胃部一致,外缘清晰,内缘粗糙,囊腔大小、形态因呼吸运动及Valsalva动作发生变化,持续动态观察5 min可见胃内容物(水剂)向食管反流3次以上且每次反流时间在3 s以上。③膈食管裂孔稍增大,前后径为1.6 cm,左右径为2.7 cm,处于上方疝囊及下方胃腔之间(呈缩腰状),后缘可见胃黏膜结构回声,疝囊内无回声区与膈下胃部无回声区由此相连通,三者构成烧瓶状。腹部三维容积超声探头检查,三维表面成像(c~j)图像示:(c~e)沿膈食管裂孔长轴观察,可见膈上疝囊呈倒置的梨形,内缘不光滑;膈食管裂孔呈坑道样,疝囊借此与胃腔相通。(f~j)从胃底向上观察疝孔,可见垅嵴状胃黏膜纹分布于疝口周围,疝口显示呈不规则洞穴样,边缘钝。半坐位,连续动态观察:膈上囊性回声结构与膈食管裂孔增大现象消失。

超声诊断:Ⅰ型中小型滑动型食管裂孔疝(疝入物为胃底)并胃食管反流。

胃镜诊断:Ⅰ型食管裂孔疝,反流性食管炎。

病例 3—4—12

Ⅰ型中型滑动型食管裂孔疝(疝入物为胃底)并胃食管反流

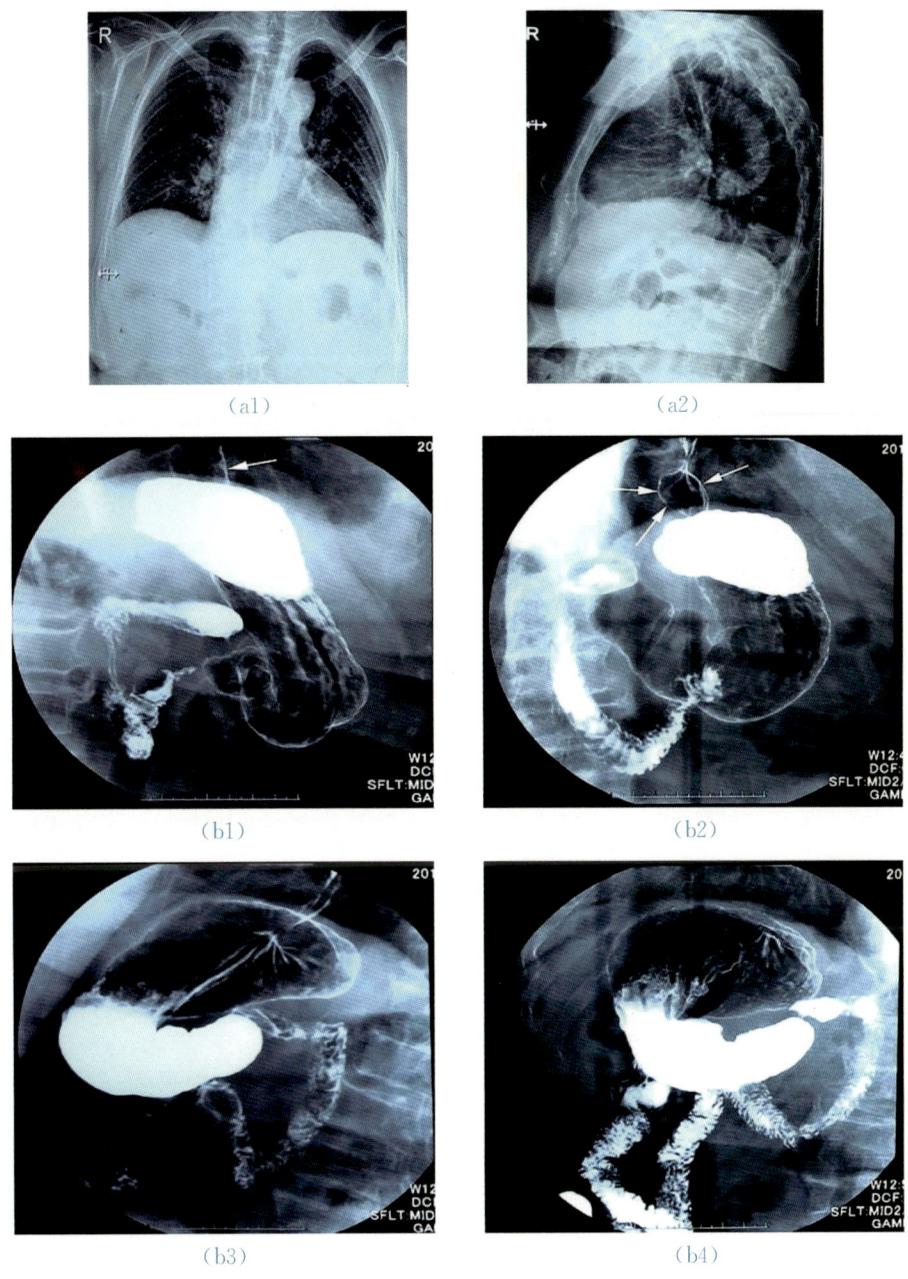

患者女,82岁,脊柱后凸20余年,进食后反酸、恶心、胸骨后疼痛2年多。

X线胸部正侧位片(a1,a2)图像示:脊柱弯曲,心影后方未见明显疝囊影。

X线造影(b1～b4)诊断:①胃炎。②十二指肠息肉不能排除。③空肠近端憩室。回顾性分析X线摄片,可见膈上充气的囊状阴影,但读片时被误认为膈壶腹(箭头处)。

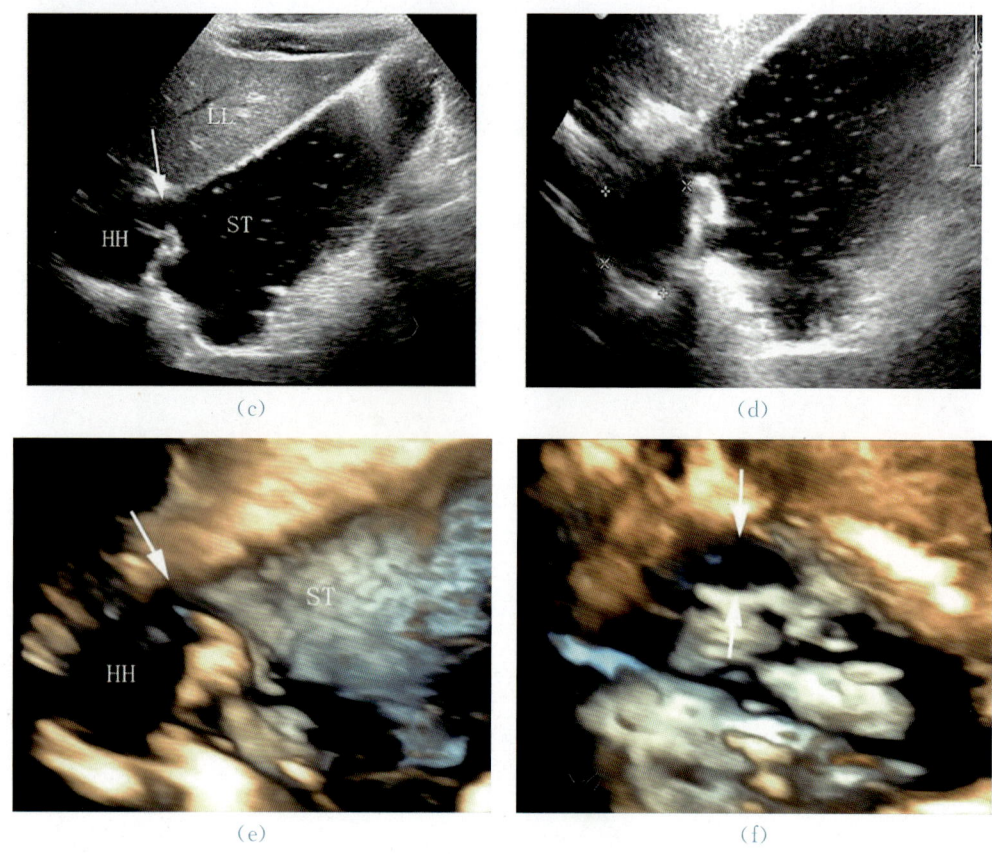

LL—肝左叶；HH—疝囊；ST—胃腔。

饮水胃充盈后，仰卧位，取 EGJ 长轴切面（c,d,d 为放大像）图像示：①食管腹段及贲门区喇叭口样形态失常，His 角稍增大。②膈食管裂孔上方、胸后壁近后纵隔区可见蘑菇状囊性结构，大小为 4.5 cm×4.0 cm（上下径×前后径），其囊壁和内腔回声均与膈下胃部一致，外缘清晰，内缘粗糙，囊腔大小、形态因呼吸运动及 Valsalva 动作发生变化，持续动态观察 5 min 可见胃内容物（水剂）向食管反流 3 次以上且每次反流时间在 3 s 以上。③膈食管裂孔稍增大，前后径为 1.5 cm，左右径为 3.0 cm，处于上方疝囊及下方胃腔之间（呈缩腰状），后缘可见胃黏膜结构回声，疝囊内无回声区与膈下胃部无回声区由此相连通，三者构成烧瓶状。腹部三维容积超声探头检查，三维表面成像（e,f）图像示：(e) 沿膈食管裂孔长轴观察，可见膈上疝囊呈倒置的梨形，内缘不光滑；膈食管裂孔呈瓶颈样，疝囊借此与胃腔相通。(f) 从胃底向上观察疝孔，可见垅嵴状胃黏膜纹分布于疝口周围，疝口呈洞穴样，椭圆形，边缘钝。半坐位，连续动态观察：膈上囊性回声结构与膈食管裂孔增大现象消失。

超声诊断：Ⅰ型中型滑动型食管裂孔疝（疝入物为胃底）并胃食管反流。

胃镜诊断：Ⅰ型食管裂孔疝，反流性食管炎。

病例 3-4-13

Ⅰ型中型滑动型食管裂孔疝（疝入物为胃底）并胃食管反流

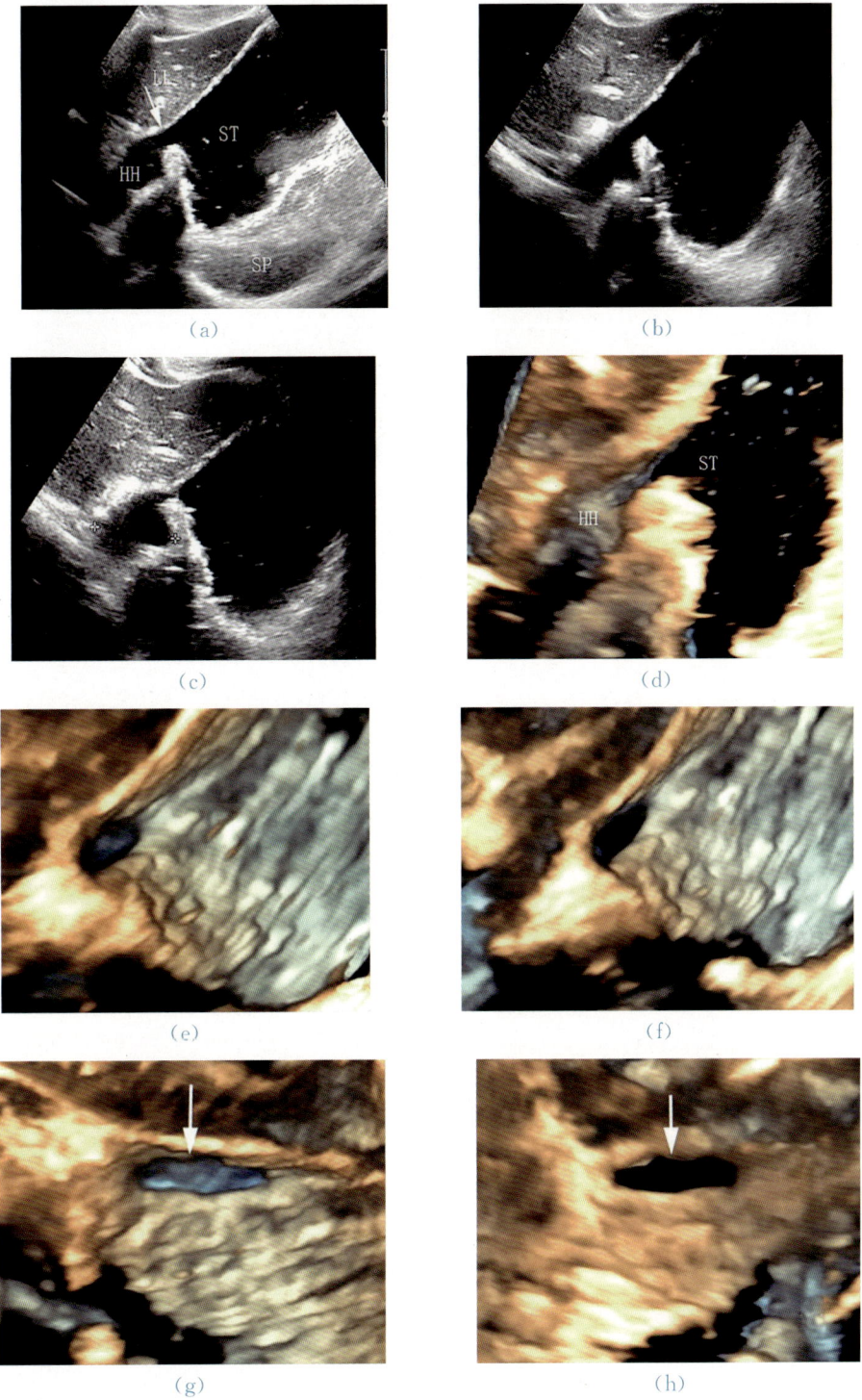

LL—肝左叶；HH—疝囊；ST—胃腔；SP—脾。

患者女,64岁,反酸、嗳气1年多。

饮水胃充盈后,仰卧位和仰卧左前斜位,取EGJ长轴切面(a～c)图像示:①食管腹段及贲门区喇叭口样形态失常,His角未见增大。②膈食管裂孔上方、胸后壁近后纵隔区可见蘑菇状囊性结构,大小为5.5 cm×4.1 cm(上下径×前后径),其囊壁和内腔回声均与膈下胃部一致,外缘清晰,内缘粗糙,囊腔大小、形态因呼吸运动及Valsalva动作发生变化,持续动态观察5 min可见胃内容物(水剂)向食管反流3次以上且每次反流时间在3 s以上。③膈食管裂孔稍增大,前后径为1.3 cm,左右径为3.1 cm,处于上方疝囊及下方胃腔之间(呈缩腰状),后缘可见胃黏膜结构回声,疝囊内无回声区与膈下胃部无回声区由此相连通,三者构成烧瓶状。腹部三维容积超声探头检查,三维表面成像(d～h)图像示:(d)沿膈食管裂孔长轴观察,可见膈上疝囊呈倒置的梨形,内缘不光滑;膈食管裂孔呈坑道样,疝囊借此与胃腔相通。(e～g)从胃底向上观察疝孔,可见垄崎状胃黏膜纹分布于疝口周围,疝口显示呈洞穴样,形态欠规则(接近扁圆形,↓),边缘钝。(h)从膈面向下观察疝孔,可见膈食管裂孔呈扁圆形孔洞(↓),边缘钝、光滑,膈上疝囊底部内缘光滑。半坐位,连续动态观察:膈上囊性回声结构与膈食管裂孔增大现象消失。

超声诊断:Ⅰ型中型滑动型食管裂孔疝(疝入物为胃底)并胃食管反流。

胃镜诊断:Ⅰ型食管裂孔疝,反流性食管炎。

病例 3—4—14

Ⅰ型大型滑动型食管裂孔疝（疝入物为胃底）并胃食管反流

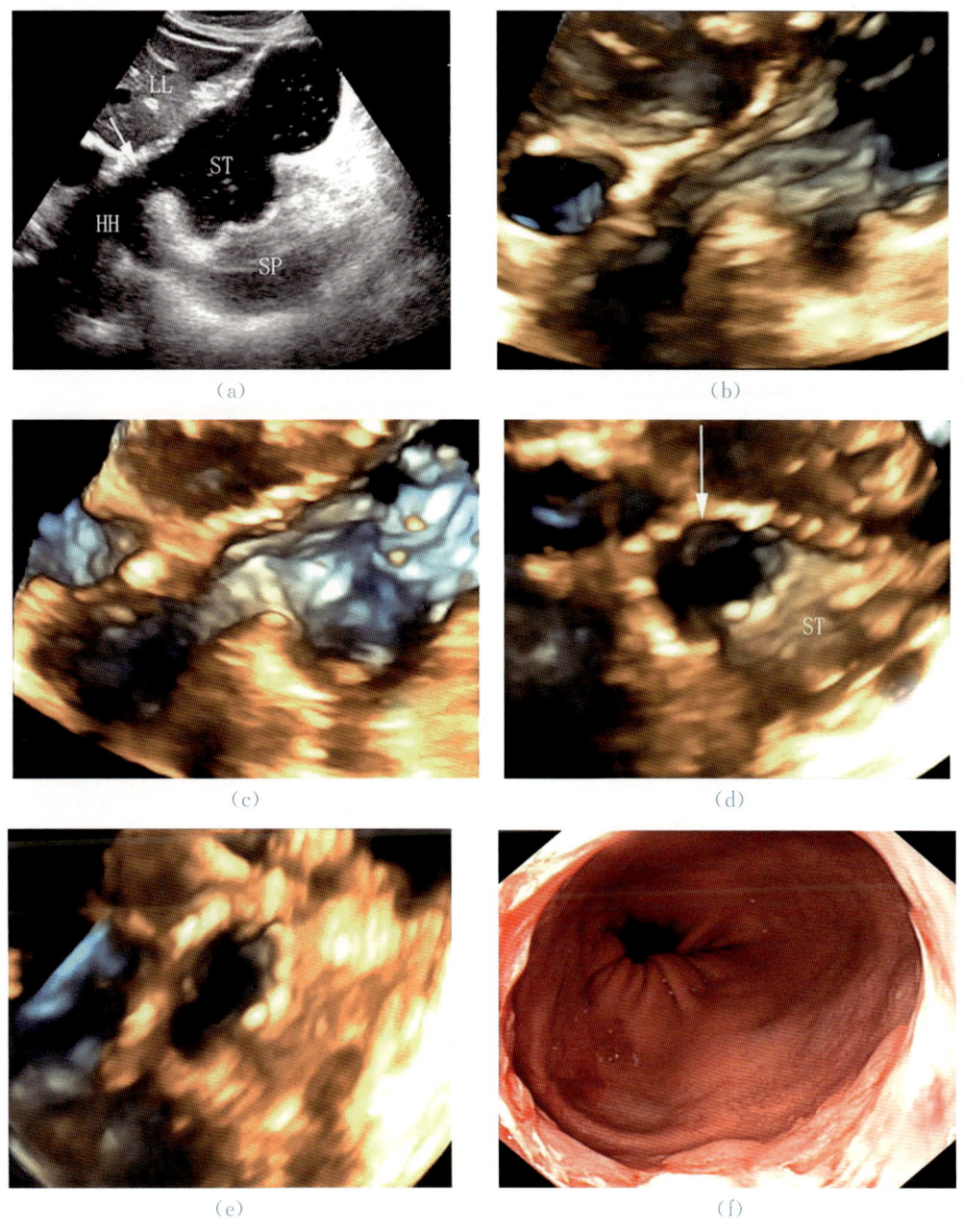

LL—肝左叶；HH—疝囊；ST—胃腔。

患者女，84岁，脊柱畸形并后侧凸20余年，进食后反复出现上腹不适、胸骨后疼痛（卧位加重，疼痛扩散至肩背部）半年多。

饮水胃充盈后，仰卧左前斜位，取EGJ长轴切面（a）图像示：①食管腹段及贲门区喇叭口样形态失常，His角增大。②膈食管裂孔上方、胸后壁近后纵隔区可见蘑菇状囊性结构,大小为 6.7 cm×5.6 cm(上下径×前后径),其囊壁和内腔回声均与膈下胃部一致,外缘清晰,内缘粗糙,囊腔大小、形态因呼吸运动及 Valsalva 动作发生变化,持续动态观察 5 min 可见胃内容物(水剂)向食管反流 3 次以上且每次反流时间在 3 s 以上。③膈食管裂孔增大,前后径为 2.5 cm,左右径为 3.3 cm,处于上方疝囊及下方胃腔之间(呈缩腰状),疝囊内无回声区与膈下胃部无回声区由此相连通,三者构成"8"字形。腹部三维容积超声探头检查,三维表面成像(b～e)图像示:(b,c)沿膈食管裂孔长轴观察,可见膈上疝囊呈倒置的梨形,内缘不光滑;膈食管裂孔呈坑道样,内见垅嵴状胃黏膜纹分布,疝囊借此与胃腔相通。(d,e)从胃底向上观察疝孔,可见垅嵴状胃黏膜纹分布于疝口周围,疝口显示呈洞穴样(↓),形态不规则,边缘钝。半坐位,连续动态观察:膈上囊性回声结构与膈食管裂孔增大现象消失。

超声诊断:Ⅰ型大型滑动型食管裂孔疝(疝入物为胃底)并胃食管反流。

胃镜检查(f)图像示:食管下段黏膜浅表性炎症性表现,齿状线上移,膈肌收缩环(食管裂孔压迹)松弛、宽大,呈开放状态,内见垅嵴状胃黏膜分布,食管裂孔压迹处与齿状线的间距变长,胃底变浅,His 角变钝。

胃镜诊断:Ⅰ型食管裂孔疝,反流性食管炎。

病例 3—4—15

Budd-Chiari 综合征合并中型滑动型食管裂孔疝并胃食管反流

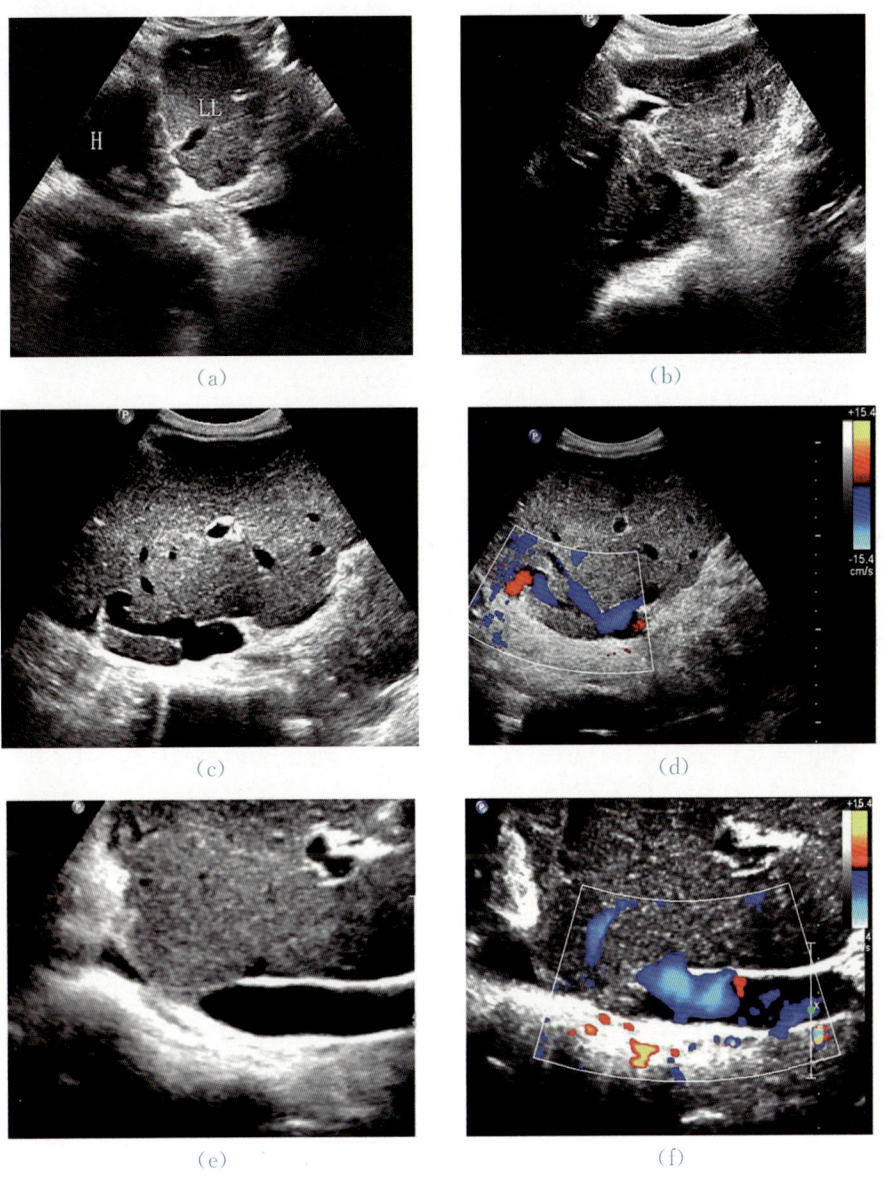

H—心；LL—肝左叶。

患者男，65 岁，反酸、胸骨后灼烧感半年多，偶有嗳气、腹胀，腹壁及下肢静脉曲张 10 余年。

空腹时，仰卧位，常规腹部超声探头检查，取肝左叶纵、横切面（a，b）与肝右叶斜切面（c，d）及下腔静脉长轴切面（e，f）图像示：肝大，形态失常；肝大静脉迂曲，有粗大吻合支。下腔静脉肝后段上区局部呈鼠尾样狭窄（接近闭塞）。CDFI 检测示肝静脉及下腔静脉血流信号异常。

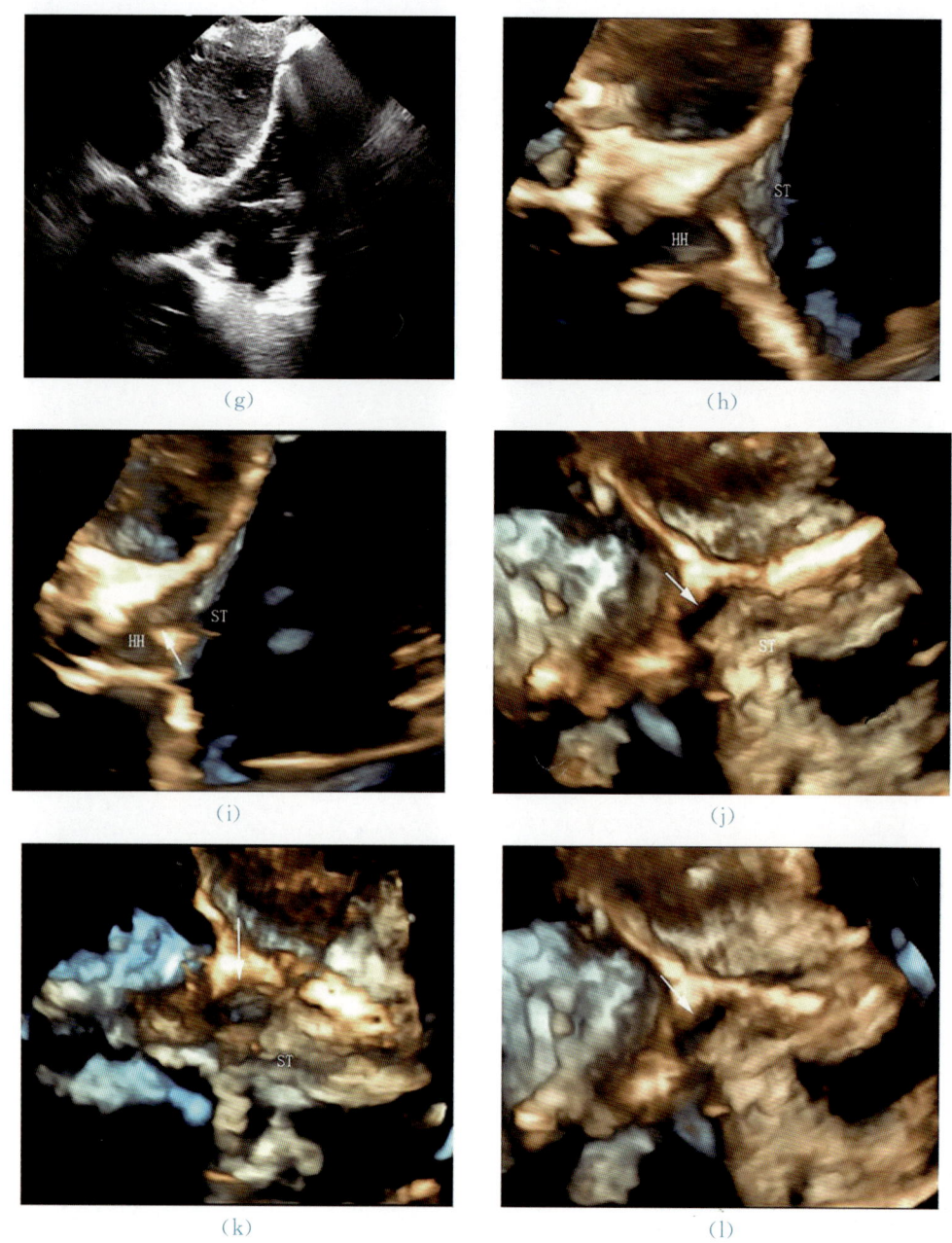

H—心；ST—胃腔。

饮水胃充盈后，仰卧位，小凸阵探头检查，EGJ长轴切面（g）图像示：①食管腹段及贲门区喇叭口样形态失常，His角增大。②膈食管裂孔上方、胸后壁近后纵隔区可见蘑菇状囊性结构，大小为4.9 cm×4.1 cm（上下径×前后径），其囊壁和内腔回声均与膈下胃部一致，外缘清晰，内缘粗糙，囊腔大小、形态因呼吸运动及Valsalva动作发生变化，持续动态观察5 min可见胃内容物（水剂）向食管反流3次以上且每次反流时间在3 s以上。③膈食管裂孔增大，前后径为2.0 cm，左右径为2.5 cm，处于上方疝囊及下方胃腔之间（呈缩腰状），疝囊内无回声区与膈下胃部无回声区由此相连通，三者构成烧瓶状。

腹部三维容积超声探头检查,三维表面成像(h~l)图像示:(h,i)沿膈食管裂孔长轴观察,可见膈上疝囊呈倒置的梨形,内缘不光滑;膈食管裂孔呈瓶颈样,内见垅嵴状胃黏膜纹分布,疝囊借此与胃腔相通。(j~l)从胃底向上观察疝孔,可见垅嵴状胃黏膜纹分布于疝口周围,疝口显示呈洞穴样(↓),形态欠规则,边缘钝。半坐位,连续动态观察:膈上囊性回声结构与膈食管裂孔增大现象消失。

超声诊断:①Budd-Chiari综合征—下腔静脉肝后段重度狭窄(接近闭塞)。②慢性淤血性肝损害声像图。③Ⅰ型中型滑动型食管裂孔疝(疝入物为胃底)并胃食管反流。

X线下腔静脉造影诊断:Budd-Chiari综合征—下腔静脉肝后段重度狭窄。

胃镜诊断:Ⅰ型食管裂孔疝,反流性食管炎。

病例 3-4-16

胆囊结石合并Ⅰ型大型滑动型食管裂孔疝并胃食管反流与盲肠肿瘤

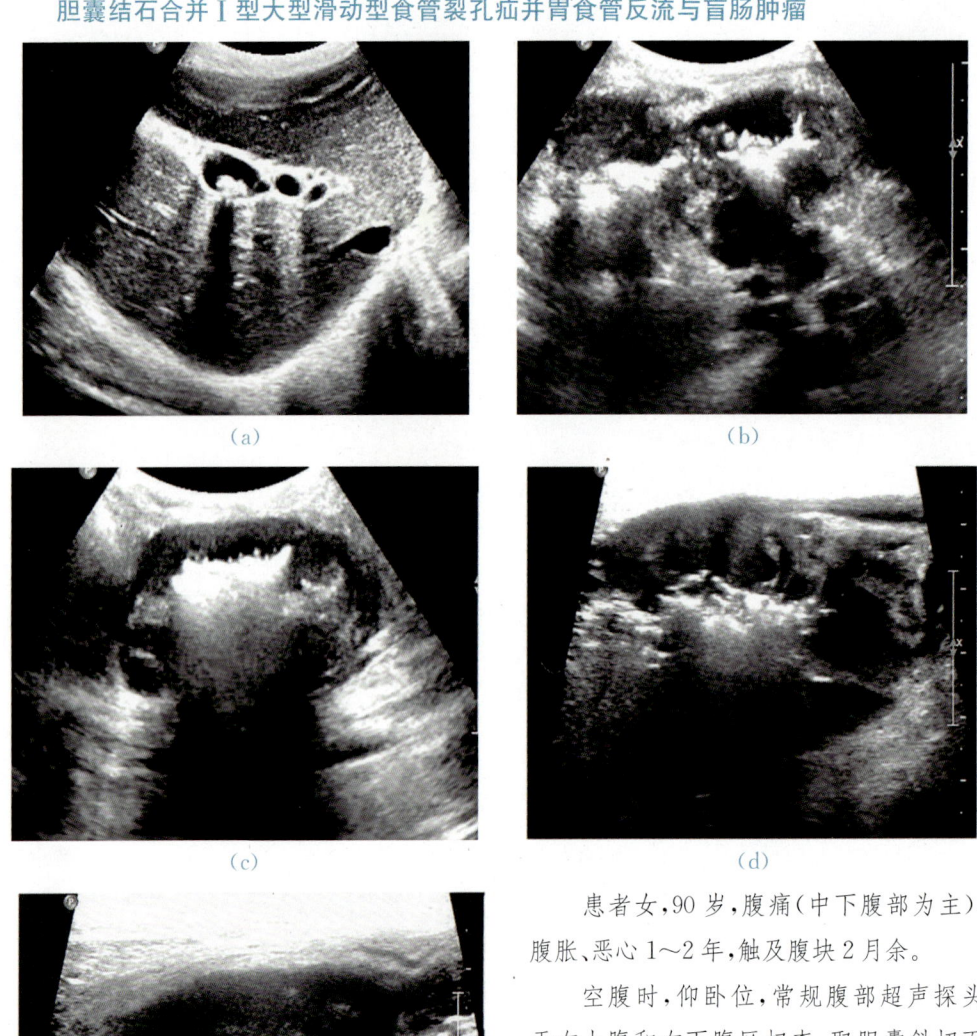

患者女,90岁,腹痛(中下腹部为主)、腹胀、恶心1~2年,触及腹块2月余。

空腹时,仰卧位,常规腹部超声探头于右上腹和右下腹区扫查,取胆囊斜切面(a)与盲肠纵横切面(b,c)图像示:(a)皱褶胆囊,形态失常,体积缩小,囊壁弥漫性增厚、粗糙,囊腔内见多个团状强回声伴后方声影。(b,c)回盲部肠壁增厚呈假肾征,最厚处为1.6 cm,回声减低,黏膜层粗糙不平,可见深达肌层的尖刺样高回声结构。使用高频超声探头于右下腹区扫查,取盲肠纵横切面(d,e)图像示:局部肠壁全层不均匀增厚,回声减低,黏膜面不规则,回声杂乱,可见较大浅弧形凹陷,浆膜面连续性好,与周围组织分界清晰。肠系膜上未见明显增大淋巴结。

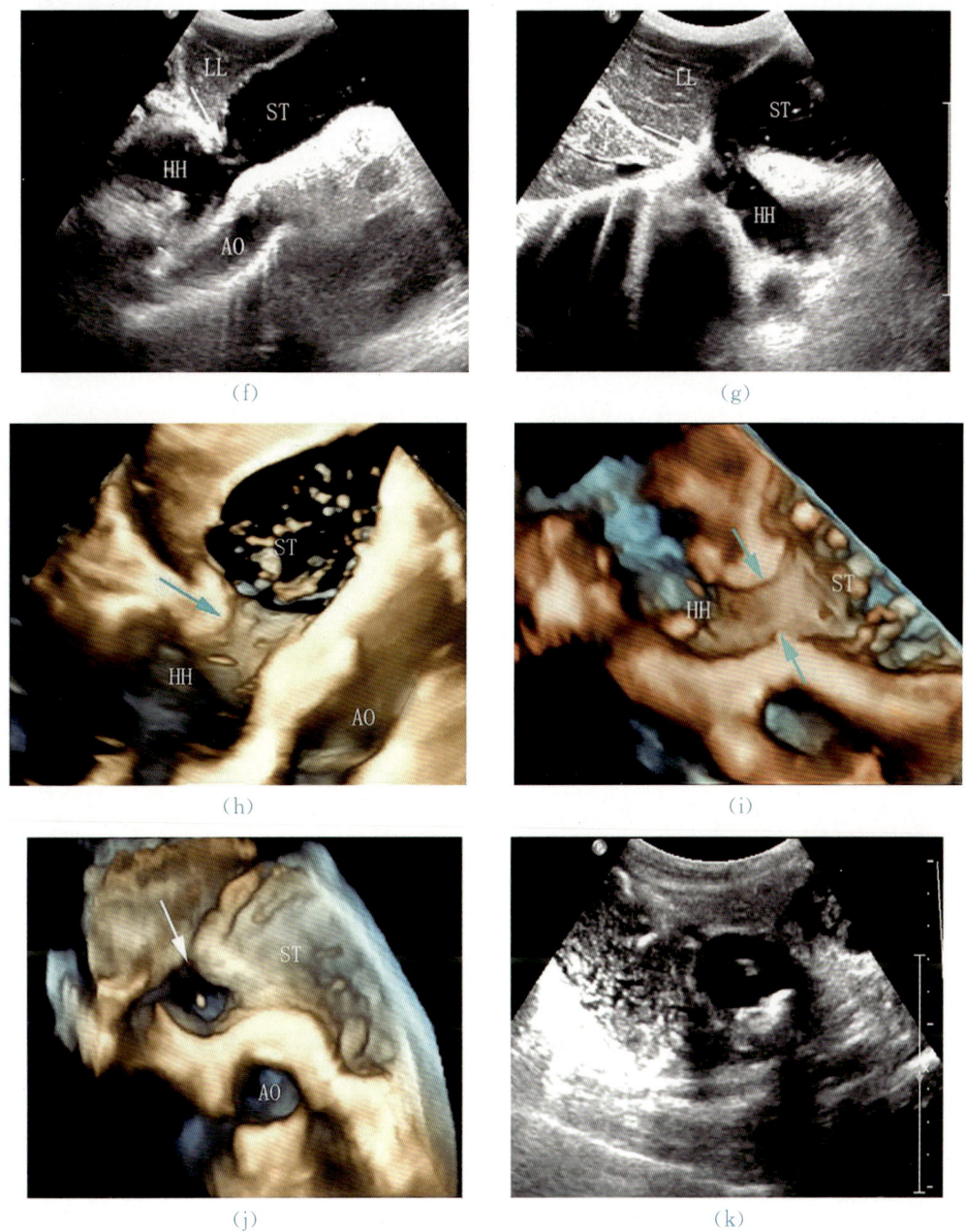

HH—疝囊；ST—胃腔；LL—肝左叶；AO—腹主动脉。

饮水胃充盈后，仰卧位，取 EGJ 长、短轴切面（f,g）图像示：①食管腹段及贲门区喇叭口样形态失常，His 角消失。②膈食管裂孔上方、胸后壁近后纵隔区可见降落伞状囊性结构，大小为 7.6 cm×6.4 cm（上下径×前后径），其囊壁和内腔回声均与膈下胃部一致，外缘清晰，内缘粗糙，囊腔大小、形态因呼吸运动及 Valsalva 动作发生变化，持续动态观察 5 min 可见囊壁有明显的节律性蠕动，胃内容物（水剂）向食管反流 3 次以上且每次反流时间在 3 s 以上。③膈食管裂孔增大，前后径为 2.0 cm，左右径为 3.5 cm，处于上方疝囊及下方胃腔之间（呈缩腰状），疝囊内无回声区与膈下胃部无回声区由此相连通，三者构成哑铃状。腹部三维容积超声探头检查,三维表面成像(h~j)图像示:(h,i)沿膈食管裂孔长轴观察,可见膈上疝囊呈倒置的梨形,内缘不光滑;膈食管裂孔呈坑道样(箭头处),疝囊借此与胃腔相通。(j)从胃底向上观察疝孔,可见垅嵴状胃黏膜纹分布于疝口周围,疝口显示呈洞穴样(↘),形态欠规则,边缘钝。半坐位,连续动态观察:膈上囊性回声结构与膈食管裂孔增大现象消失。

经直肠灌水,待右半结肠充盈后,常规腹部超声探头于右下腹区扫查,取盲肠纵切面(k)图像示:升结肠可见液气充盈,盲肠壁增厚,边界可见,形态不规则,回声减低,肠腔狭窄,扩张受限。

超声诊断:①皱褶胆囊并慢性炎症及多发性结石。②Ⅰ型大型滑动型食管裂孔疝(疝入物为胃底)并食管反流。③盲肠壁局限性显著增厚并黏膜面浅凹陷。结合临床,考虑浸润溃疡型占位可能。

患者入院后经系列检查(X线胸部正侧位片、X线造影、X线下消化道钡剂灌肠造影、CT检查等)证实超声诊断正确。

病例 3-4-17

Ⅱ型中型单纯食管旁型食管裂孔疝（疝入物为胃底）

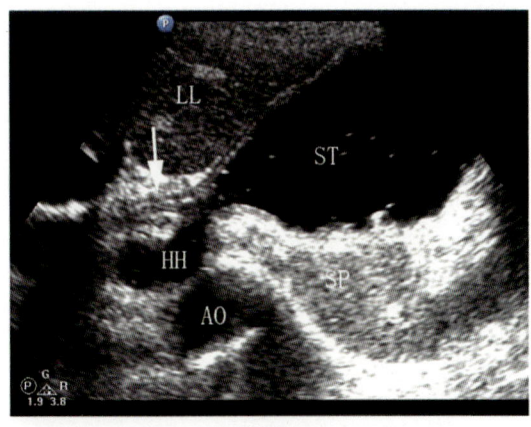

(a)

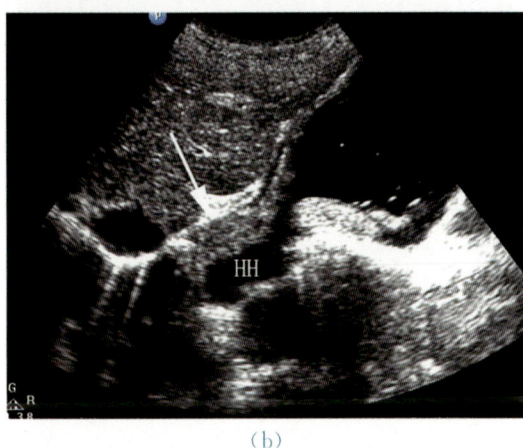

(b)

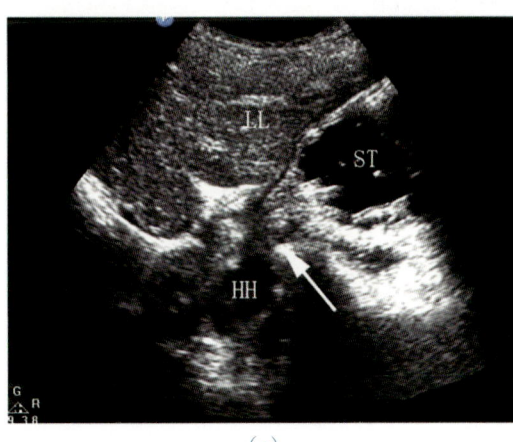

(c)

LL—肝左叶；HH—疝囊；ST—胃腔；
AO—腹主动脉；SP—脾。

患者女，74岁，心前区不适、嗳气3月余。

饮水胃充盈后，仰卧位观察，取EGJ长轴切面（a～c）图像示：①EGJ结构及形态存在（↓），His 角消失。②膈食管裂孔侧后方及膈上纵隔区显示蘑菇状内部透声良好的囊性无回声结构，形态固定，大小为4.2 cm×2.2 cm（上下径×前后径），囊壁稍厚，回声层次与膈下胃壁一致，外缘清晰，内缘粗糙，可见胃黏膜呈斜拉索状连于其内，疝囊大小、形态可因胃内液体充盈程度以及体位改变或呼吸运动发生轻微改变，动态观察可见壁蠕动，该囊性结构位置无显著变化，囊内液体与膈下胃部呈往返流动，持续动态观察5 min未见胃内容物明显向食管反流。③膈肌食管裂孔增大，前后径为2.0 cm，左右径为2.8 cm。半坐位，连续动态观察：所见囊性结构不消失。

超声诊断：Ⅱ型中型单纯食管旁型食管裂孔疝（疝入物为胃底），未见明显胃食管反流。

X线造影诊断：中型食管裂孔疝。

胃镜诊断：单纯食管旁型食管裂孔疝，浅表糜烂性胃炎。

病例 3-4-18

单纯性急性胆囊炎并Ⅱ型中型单纯食管旁型食管裂孔疝（疝入物为胃底）

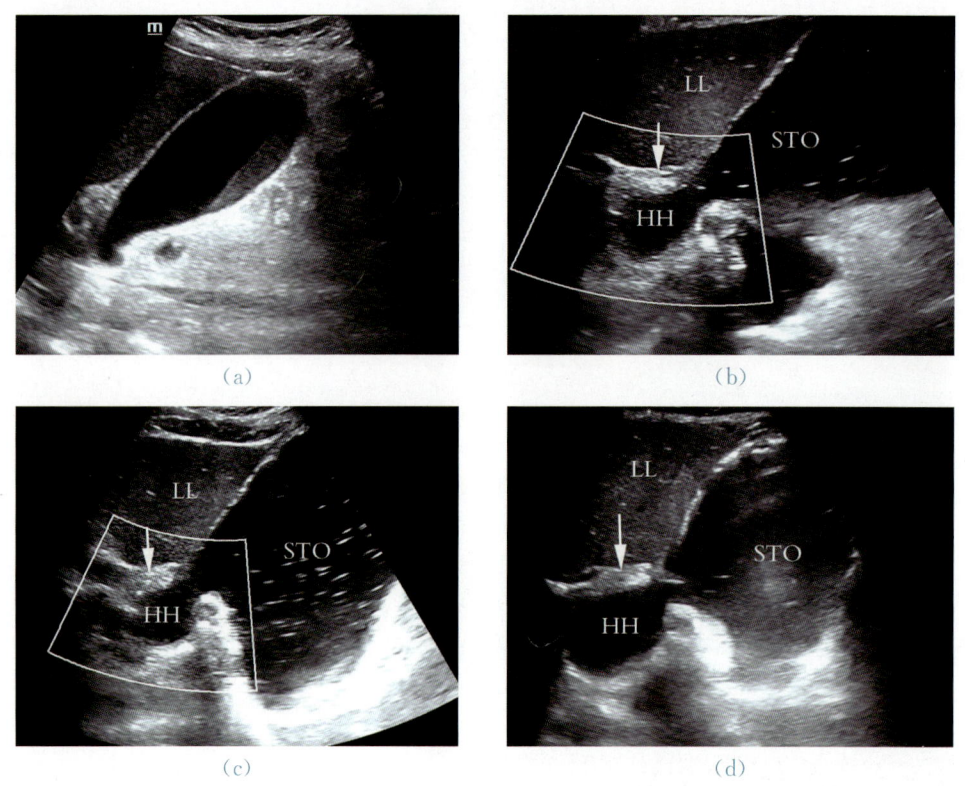

LL—肝左叶；HH—疝囊；STO—胃腔。

患者男，51岁，上腹痛并向右肩背部放射、恶心、食欲下降5天，呕吐1次。

空腹时，平卧位，常规腹部超声探头检查，取胆囊长轴切面(a)图像示：单纯性急性胆囊炎并胆汁浓缩征象。

饮水胃充盈后，平卧位，取EGJ长轴切面(b,c)图像示：①EGJ结构及形态存在(↓)，His角消失。②膈食管裂孔侧后方及膈上纵隔区显示蘑菇状内部透声良好的囊性无回声结构，形态固定，大小为5.8 cm×4.4 cm(上下径×前后径)，囊壁稍厚，回声层次与膈下胃壁一致，外缘清晰，内缘粗糙，可见胃黏膜呈斜拉索状连于其内，疝囊大小、形态可因胃内液体充盈程度以及体位改变或呼吸运动发生轻微改变，动态观察可见壁蠕动，该囊性结构位置无显著变化，囊内液体与膈下胃部呈往返流动，持续动态观察5 min未见胃内容物明显向食管反流。③膈肌食管裂孔增大，前后径为1.8 cm，左右径为3.0 cm。半坐位，连续动态观察(d)图像示：所见囊性结构不消失。

超声诊断：Ⅱ型单纯食管旁型食管裂孔疝(疝入物为胃底)，未见明显胃食管反流。

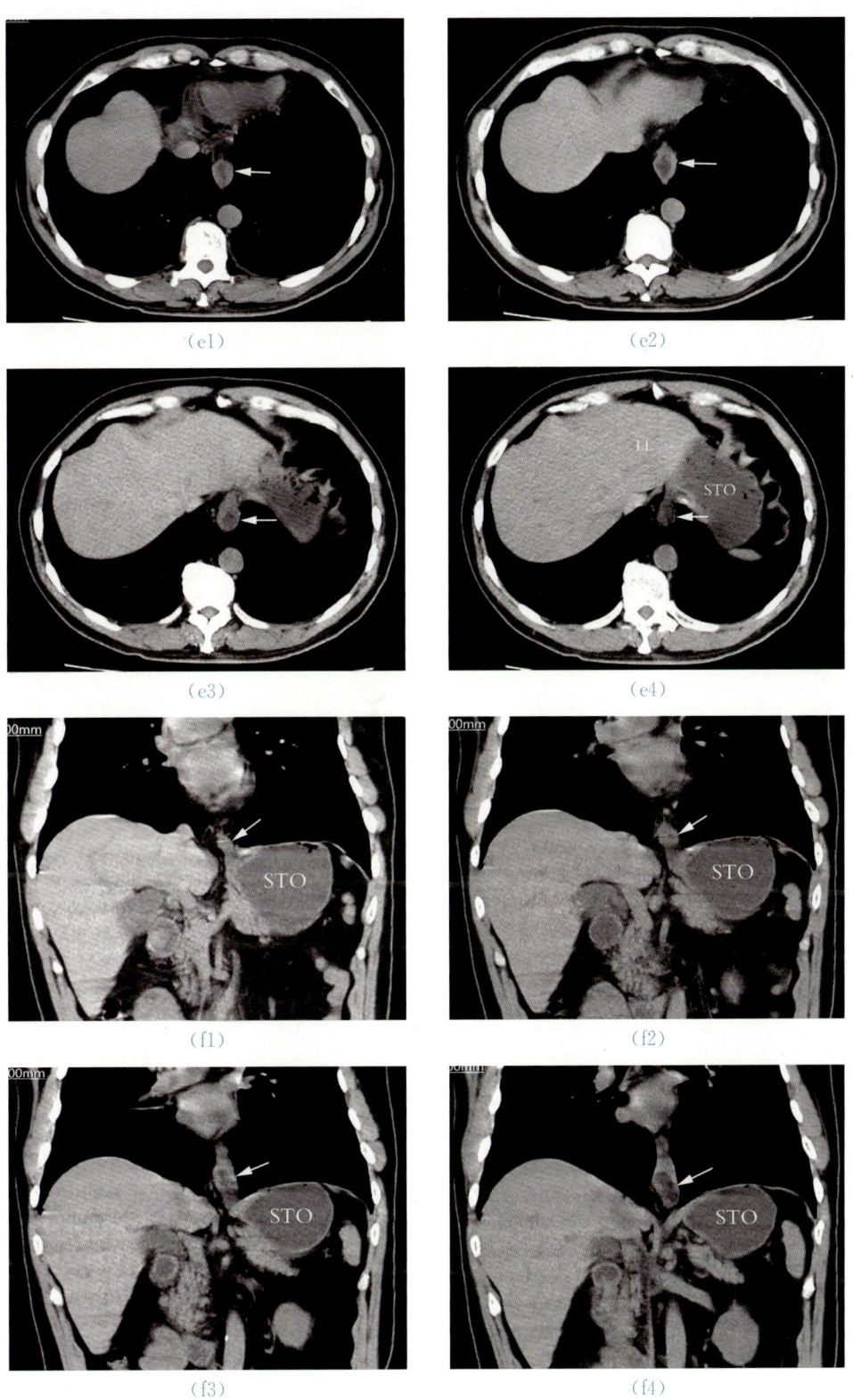

LL—肝左叶；STO—胃腔。

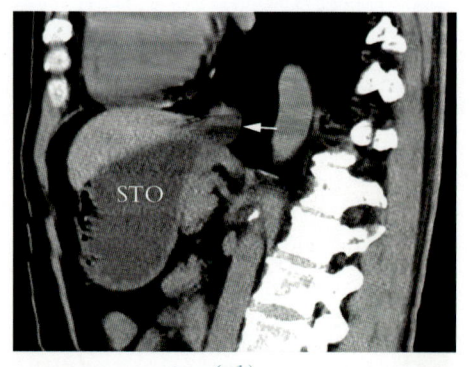

(g1)

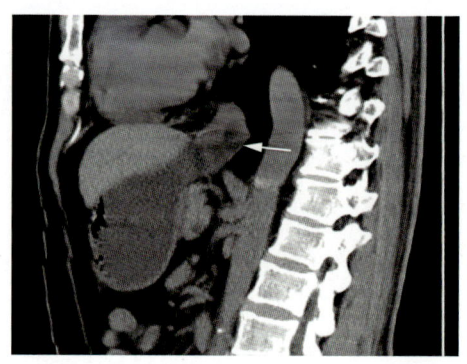

(g2)

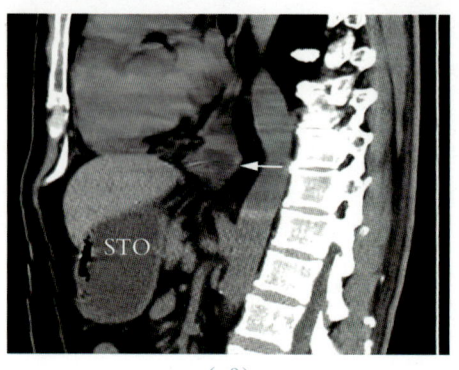

(g3)

STO—胃腔。

多层螺旋CT检查平扫,胸腹腔结合部横断面(e1～e4)、冠状面(f1～f4)、矢状面(g1～g3)图像示:食管裂孔的膈肌脚间距增大且形态异常,食管裂孔上方层面、心后方、降主动脉及脊柱前方之下纵隔内发现疝囊影(←),所见疝囊向下通过食管裂孔与膈下胃腔相延续(呈电缆线征)。疝囊大小为5.5 cm×4.0 cm,密度不均,液体与其他密度影相间,疝囊外壁光滑,内壁呈锯齿样改变,同时可见胃黏膜呈斜拉索状连于疝囊内。

CT诊断:食管裂孔疝(疝入物为胃底)。

临床出院诊断:单纯性急性胆囊炎,Ⅱ型单纯食管旁型食管裂孔疝。

— 病例 3—4—19 —

Ⅱ型中型单纯食管旁型食管裂孔疝（疝入物为胃底）

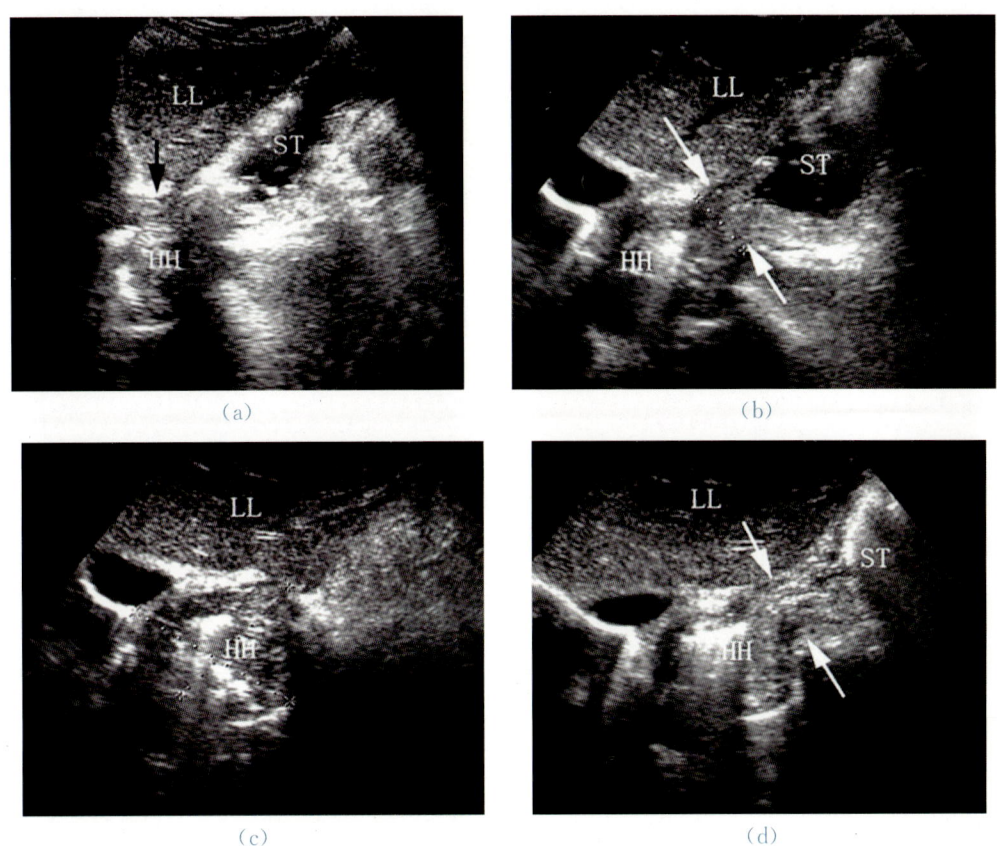

LL—肝左叶；HH—疝囊；ST—胃腔。

患者女，80岁，脊柱后凸10年多，进食后反复出现上腹部不适、胸骨后疼痛（卧位加重，疼痛扩散至肩背部）3年多。

饮水胃充盈后，仰卧位与仰卧左前斜位，取EGJ长轴切面（a，b）和短轴切面（c）图像示：①EGJ结构及形态存在，His角消失。②膈食管裂孔侧后方及膈上方纵隔区显示蘑菇状内含有气体强回声、透声较差的囊性混合性回声区，形态固定，大小为5.0 cm×4.6 cm（上下径×前后径），囊壁稍厚，回声层次与膈下胃壁一致，外缘清晰，内缘粗糙，可见胃黏膜连于其内，疝囊大小、形态未因胃内液体充盈程度以及体位改变或呼吸运动发生改变，动态观察未见壁蠕动，该囊性结构位置无明显变化，囊内液气与膈下胃部呈往返流动，持续动态观察5 min未见胃内容物明显向食管反流。③膈肌食管裂孔增大，前后径为2.3 cm，左右径为3.3 cm。半坐位（d）观察：所见膈肌裂孔增大及疝囊形态无变化。

超声诊断：Ⅱ型中型单纯食管旁型食管裂孔疝（疝入物为胃底），未见明显胃食管反流。

胃镜诊断：单纯食管旁型食管裂孔疝，慢性浅表—萎缩性胃炎。

—— 病例 3-4-20 ——

Ⅱ型中型单纯食管旁型食管裂孔疝（疝入物为胃底）

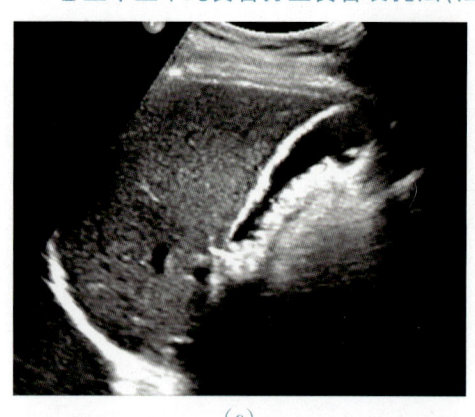

(a)

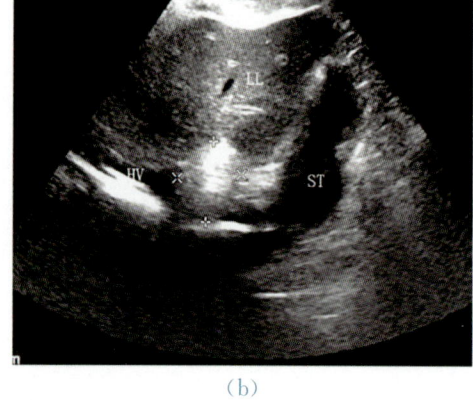

(b)

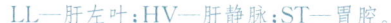

(c)

LL—肝左叶；HV—肝静脉；ST—胃腔。

患者女，80岁，脊柱后凸15年，餐后出现上腹部不适、嗳气1年多。

空腹时，仰卧位，常规腹部超声探头于右上腹扫查，取胆囊长轴切面(a)图像示：慢性胆囊炎并多发性结石。

空腹时，仰卧位，常规腹部超声探头检查，取EGJ长短轴切面(b,c)图像示：胃内少量潴留液，EGJ和贲门结构显示不清，膈食管裂孔区域见一类圆形混合性回声结构，边界欠清晰，壁结构显示为厚薄不一的低回声(↘)，内部回声不均匀，可见少许气体强回声。

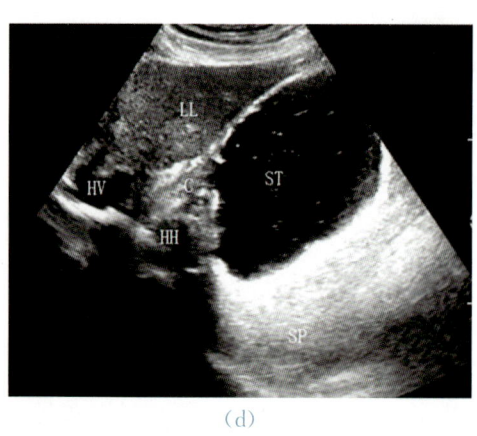

(d)

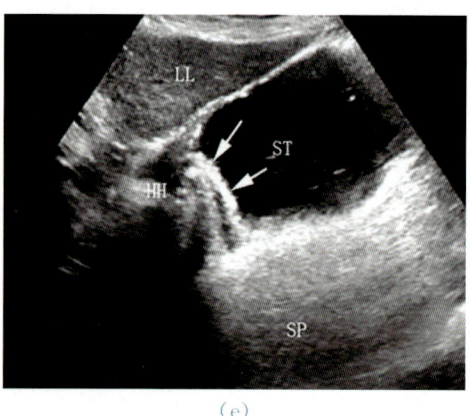

(e)

LL—肝左叶；HV—肝静脉；C—贲门；ST—胃腔；HH—疝囊；SP—脾。

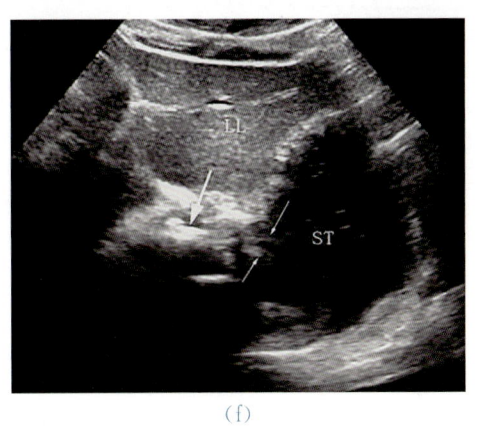
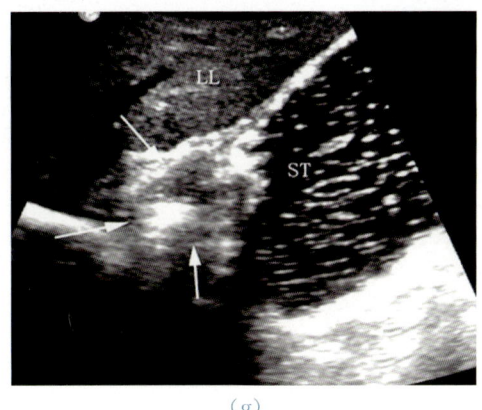

(f) (g)

LL—肝左叶;ST—胃腔。

饮水胃充盈后,半坐位(d)与仰卧左前斜位(e,f),常规腹部超声探头检查,取 EGJ 长轴切面图像示:①EGJ 结构及形态存在,His 角未见明显变浅。②膈食管裂孔侧后方及膈上方纵隔区显示蘑菇状内部含有气体强回声、透声较差的囊性混合性回声区,形态固定,大小为 3.8 cm×3.2 cm(上下径×前后径),囊壁稍厚,回声层次与膈下胃壁一致,外缘清晰,内缘粗糙,可见胃黏膜呈斜拉索状连于其内,疝囊大小、形态未因胃内液体充盈程度以及呼吸运动发生改变,动态观察未见壁蠕动,囊内液体与膈下胃部呈往返流动,持续动态观察 5 min 未见胃内容物明显向食管反流。③膈肌食管裂孔增大,前后径为 1.4 cm,左右径为 2.3 cm。半坐位(g),连续动态观察:该囊性结构位置无明显变化。

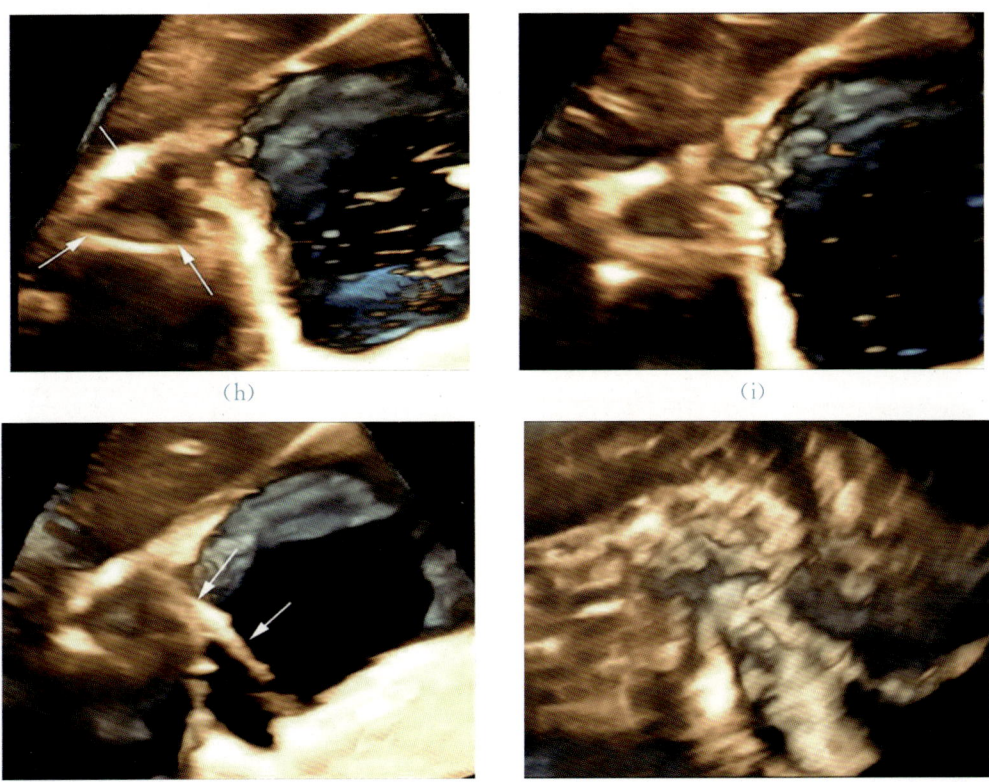

(h) (i)

(j) (k)

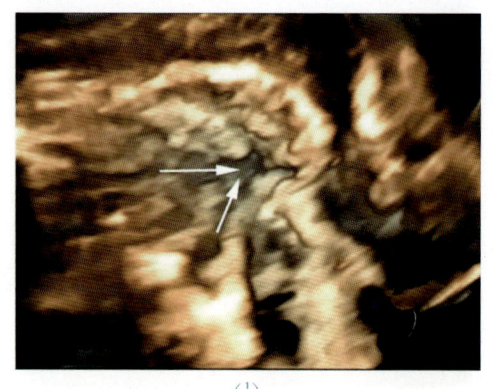

(l)

饮水胃充盈后,仰卧位,腹部三维容积超声探头检查,EGJ 三维表面成像(h～l)图像示:(h～j)膈食管裂孔长轴观可见膈上蘑菇状囊腔,内壁不光滑(h 中箭头),膈食管裂孔增大,形态不规则,下缘见垅嵴状胃黏膜分布(j 中↙)。(k,l)从胃底向上观察可见胃底上端偏内侧有一不规则形孔洞,边界不清,胃部垅嵴状黏膜呈放射状向孔洞集中。

超声诊断:Ⅱ型中型单纯食管旁型食管裂孔疝(疝入物为胃底),未见明显胃食管反流。

X 线造影诊断:符合食管旁型食管裂孔疝表现。

病例 3—4—21

Ⅲ型大型食管旁型食管裂孔疝（疝入物为胃底）并胃食管反流

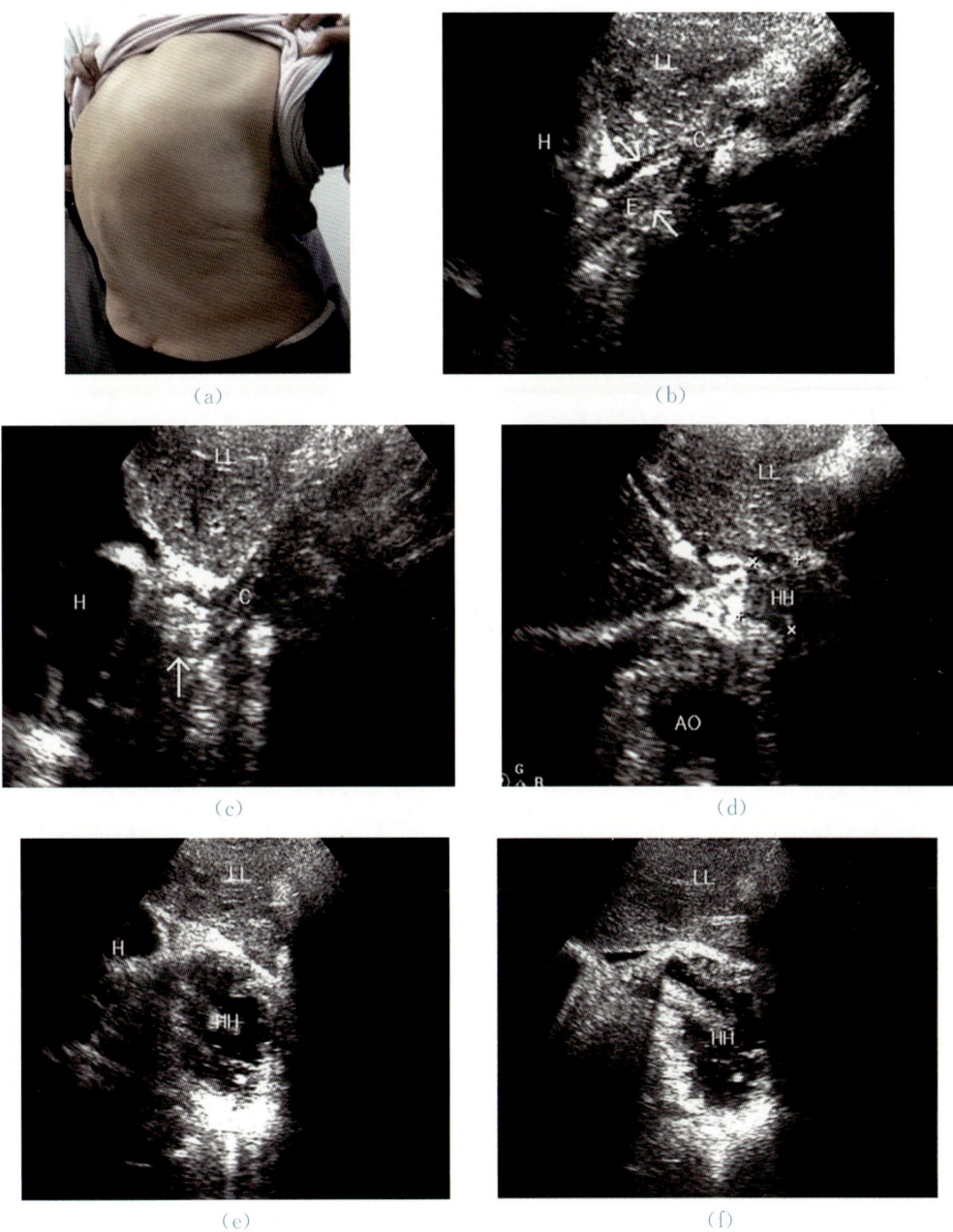

(a) (b) (c) (d) (e) (f)

LL—肝左叶；HH—疝囊；AO—腹主动脉；H—心；C—贲门。

患者女，81岁，脊柱后凸20年，进食后反复出现上腹部压迫感、反酸、嗳气15年。

患者上身体表照片(a)示：脊柱严重后凸。

空腹时，仰卧位，常规腹部超声探头检查，取食管胃结合部纵切面(b)、斜切面(c)和横切面(d)图像示：(b)食管下段轻微增大（↗），管腔内透声差，EGJ形态与壁结构可见，贲门壁轻微增厚。(c,d)膈食管裂孔增大,贲门侧后方及膈上区显示有不均匀囊性回声结构,囊壁呈稍厚且均匀的低回声区,大部分外缘清晰,内部回声不均匀,可见少许云絮状高回声区(↑)。

饮水胃充盈后,右侧卧位,取食管胃结合部斜切面(e)和横切面(f)图像示:①EGJ结构及形态大部分显示不清,His角消失。②膈食管裂孔侧后方及膈上方纵隔区显示内部含有气体强回声、透声较差的囊性混合性回声区,形态固定,大小为7.0 cm×5.5 cm(上下径×前后径),囊壁稍厚,回声层次与膈下胃壁一致,外缘清晰,内缘粗糙,可见胃黏膜连于其内,疝囊大小、形态未因胃内液体充盈程度以及体位改变或呼吸运动发生改变,动态观察未见壁蠕动,该囊性结构位置无明显变化,囊内液体与膈下胃部呈往返流动,持续动态观察5 min可见胃内容物(水剂)向食管反流3次以上且每次反流时间在3 s以上。③膈肌食管裂孔增大,前后径为2.0 cm,左右径为3.3 cm。半坐位,连续动态观察:所见膈上囊性结构不消失。

超声诊断:Ⅲ型大型食管旁型食管裂孔疝(疝入物为胃底)并胃食管反流。

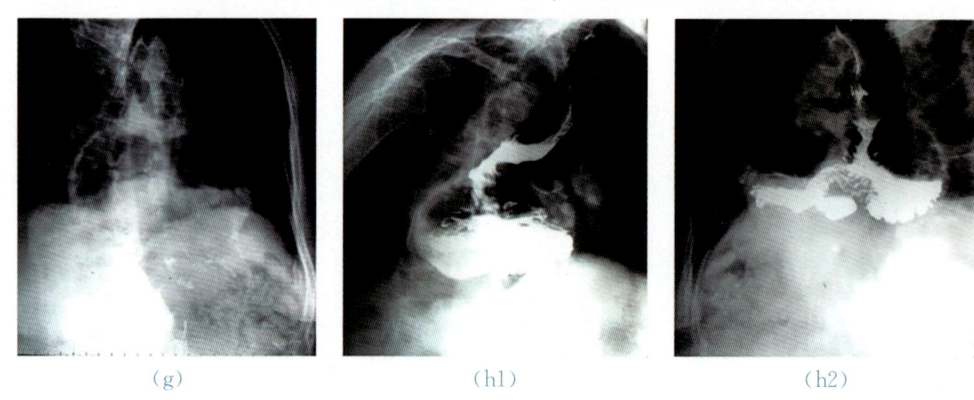

(g)   (h1)   (h2)

X线胸部正位片(g)图像示:脊柱弯曲,心影后见较大囊性结构,内见气体和液平面影。

X线平片诊断:考虑大型食管裂孔疝。

X线造影(h1,h2)图像示:贲门仍在膈下,大部分胃底经食管裂孔疝至食管左前方。

X线诊断:大型食管旁型食管裂孔疝(疝入物为胃底)。

病例 3-4-22

慢性胆囊炎并结石、Ⅳ型巨大型多器官疝入型食管裂孔疝（疝入物为胃和部分结肠）

患者女，77岁，脊柱后侧凸10年，胸闷、心慌、咳嗽1年多。

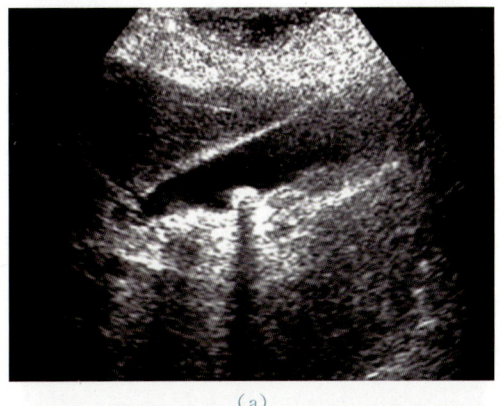

(a)

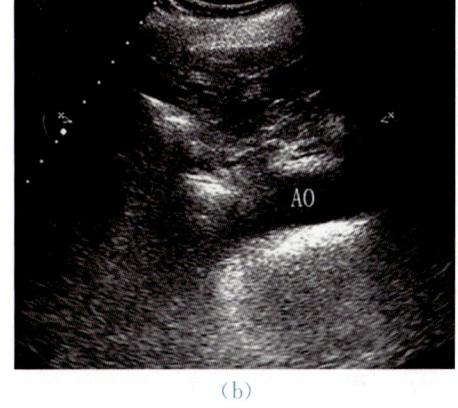

(b)

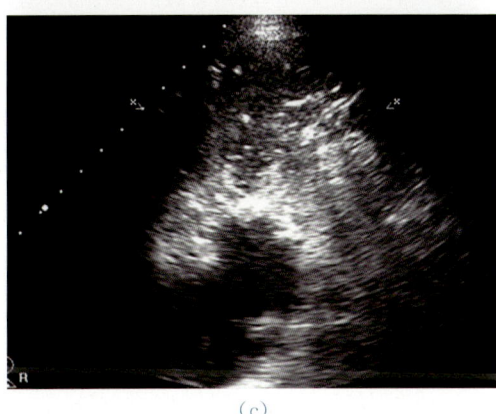

(c)

AO—腹主动脉。

空腹时，平卧位，右上腹部常规超声探头检查(a)图像示：慢性胆囊炎并结石。

空腹时，仰卧位与右侧卧位，常规腹部超声探头与扇扫探头检查，取左上腹部食管胃结合部纵切面(b)及左侧胸腔斜切面(c)图像示：(b)左上腹区明显胀气，腹内部分结构显示不清。(c)沿左肋间扫查，可见左侧胸腔内大片类实性回声结构边界不清，内部回声杂乱，点状、团絮状和条带状高回声结构与无回声区相间。

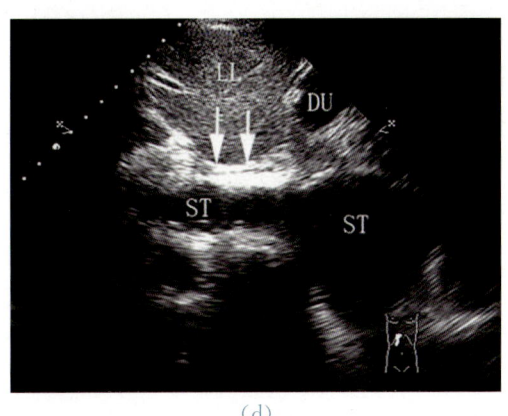

(d)

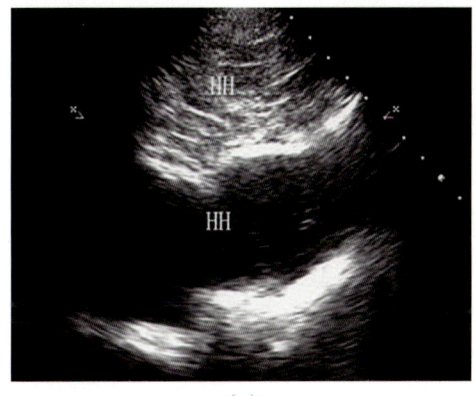

(e)

LL—肝左叶；DU—十二指肠；ST—胃腔；HH—疝囊。

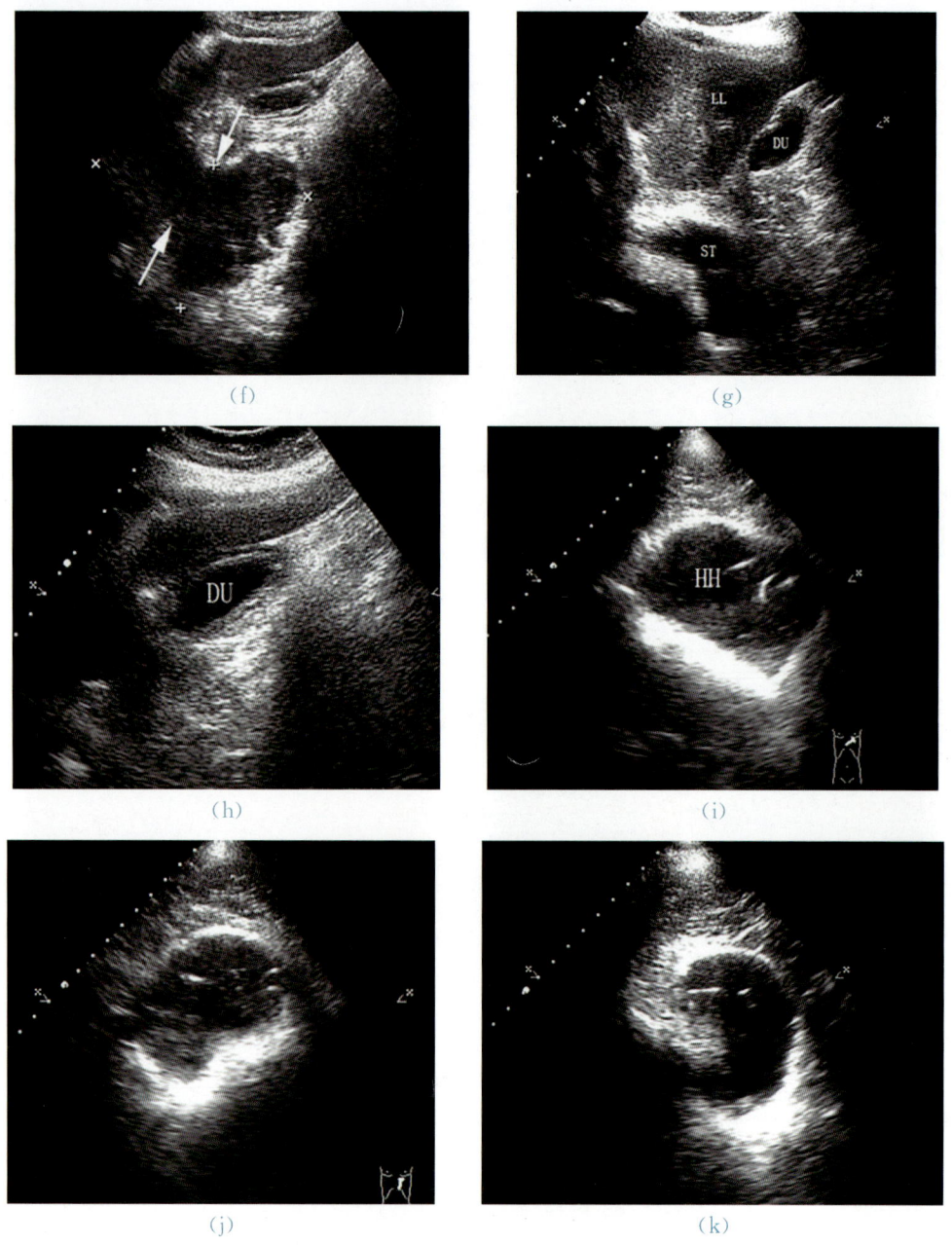

LL—肝左叶；DU—十二指肠；ST—胃腔；HH—疝囊。

饮水后，仰卧位或右侧卧位，常规腹部超声探头与扇扫探头检查，取左上腹部食管胃结合部纵切面(d～g)、左上腹部斜切面(h)及左侧胸腔斜切面(i～k)图像示：(d～g)左上腹区查见少许充盈的胃腔，膈食管裂孔增大，前后径为3.0 cm，左右径为4.5 cm，EGJ位于其前方(f中↗)，贲门区喇叭口样形态与His角消失，部分胃体或肠管回声位于增大的膈食管裂孔内。(h)十二指肠球部形态失常且上移。(i～k)膈上胸腔内囊性结构最大内径约12.5 cm×8.1 cm，囊内充以更多的液性回声，其内可见肠管结构回声及肠蠕动征象。持续动态观察5 min未见胃内容物(水剂)向食管反流。半坐位，连续动态观察：胸腔内囊性结构未见消失。

超声诊断:①慢性胆囊炎并结石。②Ⅳ型巨大型多器官疝入型食管裂孔疝(疝入物为胃和部分肠管可能),未见明显胃食管反流。

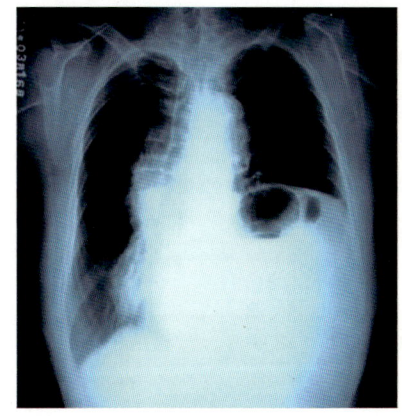

X线胸部正位片(l)图像示:心向健侧移位,左膈面不清,左胸腔中下部呈大片致密影,内中区可见含气胃泡及肠袢影。

X线平片诊断:考虑巨大型多器官疝入型食管裂孔疝。

X线造影与钡剂灌肠(m1~m4)图像示:部分结肠进入左侧膈上,全胃疝入胸腔,胃大弯缘膨隆居上,EGJ位于膈平面水平,胃窦远端、幽门部翻向左侧,呈倒置状态。

X线诊断:巨大型多器官疝入型食管裂孔疝(疝入物为全胃和部分结肠)并倒置胃(疝入胃器官轴型扭转)。

(l)

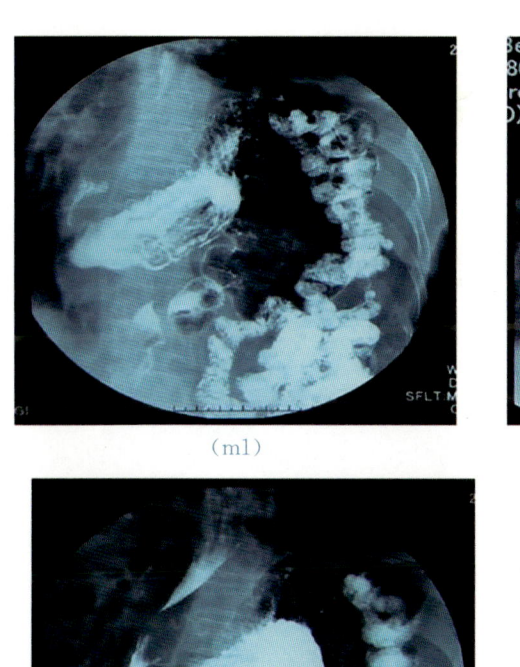

(m1)

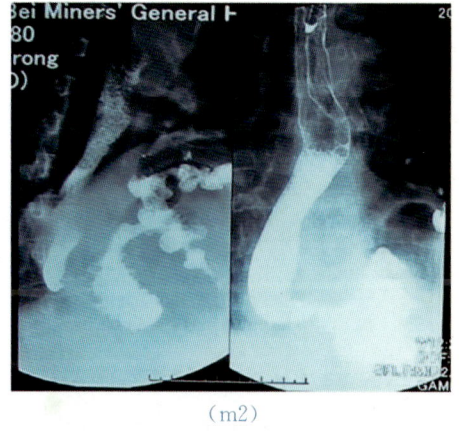

(m2)

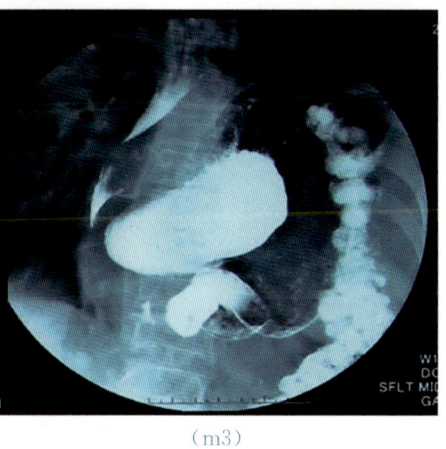

(m3)

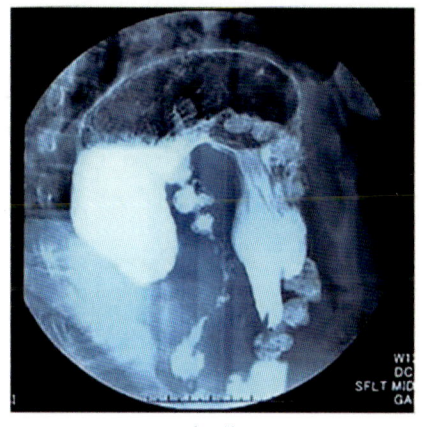

(m4)

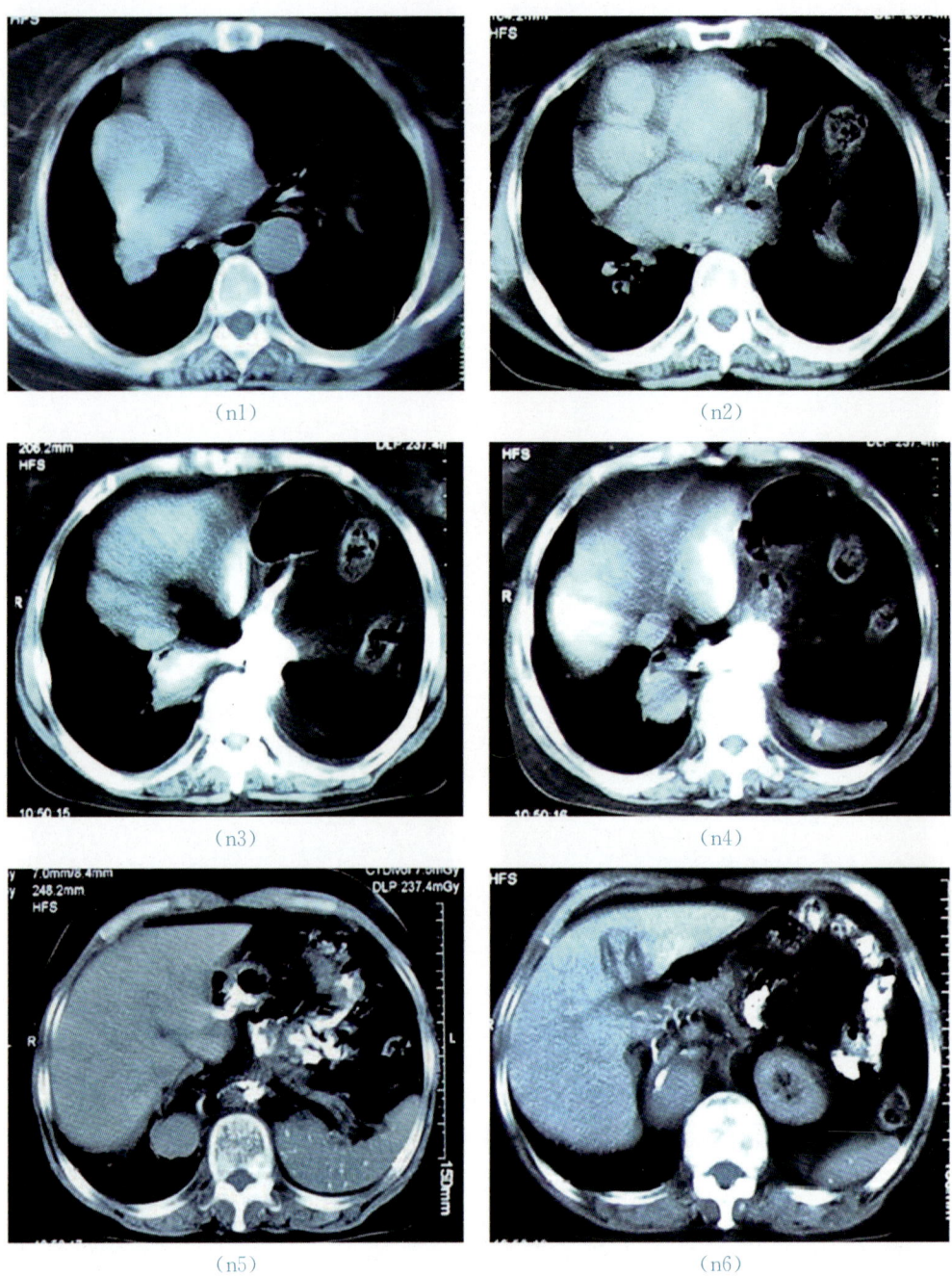

(n1)　　　　　　　　　　　　(n2)

(n3)　　　　　　　　　　　　(n4)

(n5)　　　　　　　　　　　　(n6)

CT检查胸腹结合部平扫(n1~n6)图像示：巨大型疝囊位于横膈中心腱上方，疝囊内显示有胃壁、充有液-气平面的胃腔、部分结肠、大网膜等结构影，心及下纵隔向右侧胸腔移位。

CT诊断：巨大型多器官疝入型食管裂孔疝(疝入物为胃、部分结肠及大网膜)。

该例经手术证实为巨大型多器官疝入型食管裂孔疝(疝入物为全胃和部分结肠)并倒置胃。

病例 3—4—23

Ⅴ型大型食管裂孔疝（医源性短食管伴胸腔胃）

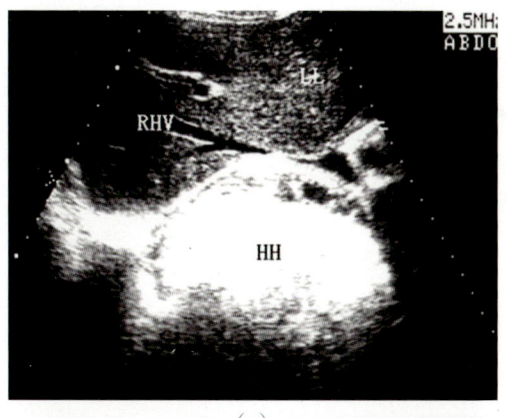

(a)

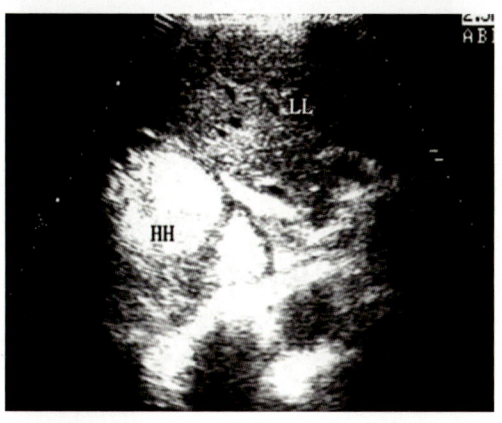

(b)

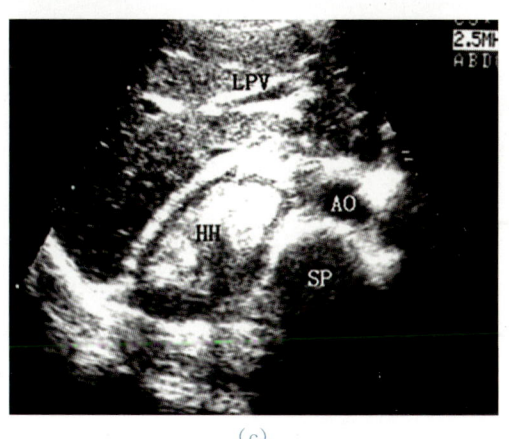

(c)

LL—肝左叶；HH—疝囊；RHV—肝右静脉；
LPV—门静脉左支矢状部；SP—脊柱；
AO—腹主动脉。

患者男，60岁，贲门平滑肌瘤术后10年，剑突下间歇性疼痛1年。

口服胃肠超声助显剂（糊剂）后，仰卧位，常规腹部超声探头检查，取膈水平上、下横切面（a～c）图像示：膈食管裂孔增大，前后径为2.8 cm，左右径为4.0 cm，膈食管裂孔内及膈上、下区可见囊性结构充填，上下径约6.5 cm，界限清，壁结构呈均匀的低回声，内部为非均匀高回声区。半坐位，连续动态观察：该囊性结构未见消失。

超声诊断：Ⅴ型大型食管裂孔疝。结合临床，考虑医源性短食管伴胸腔胃。

X线造影诊断：医源性短食管型食管裂孔疝。

病例 3—4—24

肝转移灶、胆结石、左侧胸腔少量积液，V型大型食管裂孔疝（医源性短食管伴胸腔胃）

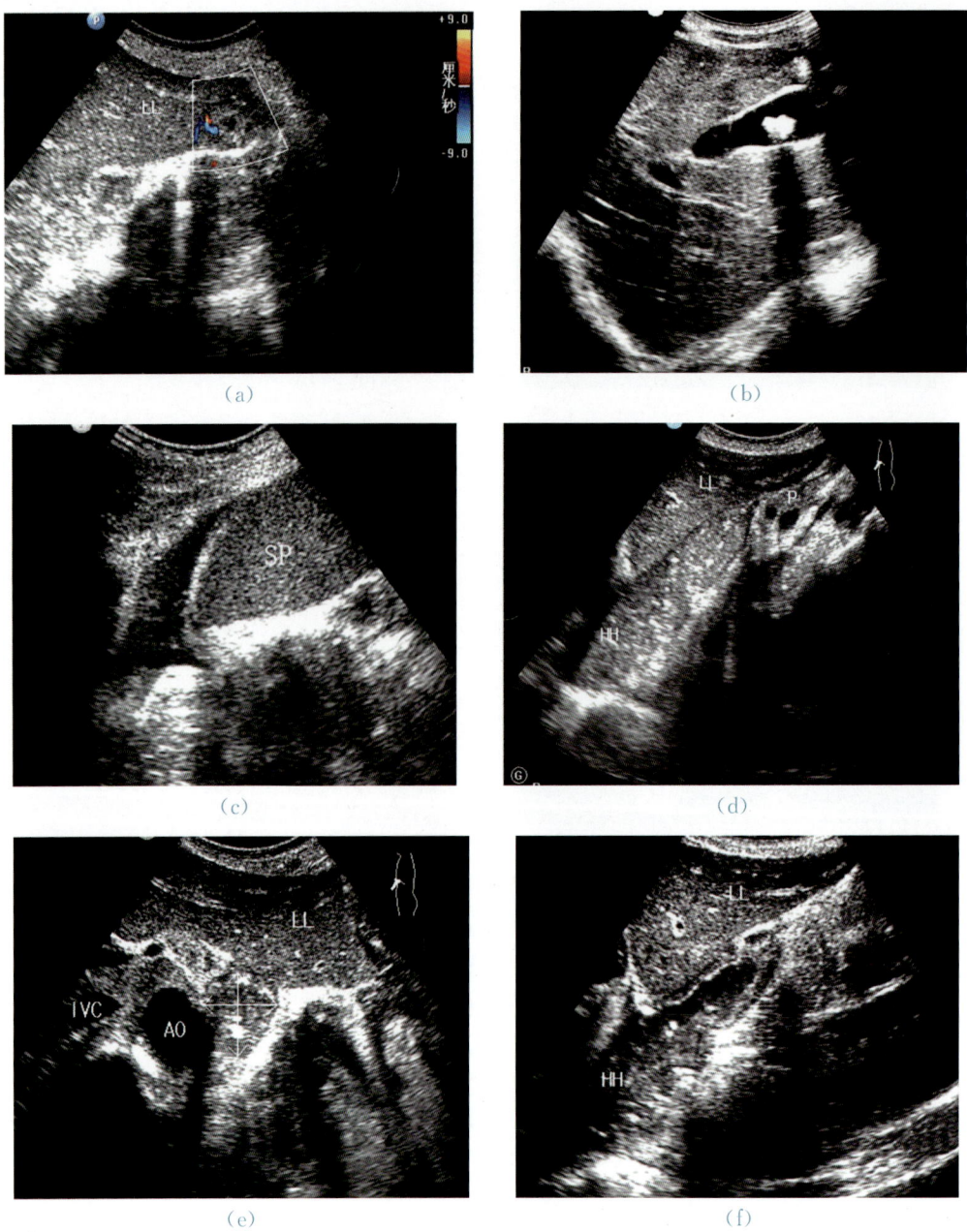

HH—疝囊；LL—肝左叶；SP—脾；AO—腹主动脉；LK—左肾；P—胰头；IVC—下腔静脉。

患者男，59岁，食管癌术后1年，吞咽困难、呕吐1月余。

空腹时，仰卧位或右侧卧位，常规腹部超声探头检查，肝(a)、胆囊(b)及左侧下部胸腔(c)图像示：(a)肝左叶下缘角处囊实性结节，边界清晰，呈类圆形，内部回声不均匀，以实性中等回声为主，中部可见圆形无回声区，似典型牛眼征。CDFI检测可见结节周围分布有短条状彩色血流信号。(b)胆囊结石。(c)左侧胸腔肋膈角内少量积液。

空腹时,右侧卧位,常规腹部超声探头检查,取 EGJ 长、短轴切面(d,e)图像示:膈食管裂孔增大,未见 EGJ 和贲门结构显示,膈食管裂孔之内及膈上区可见上宽下窄的管状混合性回声结构(垂直向膈上区伸展),管壁无明显增厚,管腔内透声差,内部充以食糜样中高回声物。

饮水后,仰卧位,取 EGJ 长轴切面(f)图像示:膈食管裂孔增大,前后径为 3.6 cm,左右径为 3.3 cm,膈食管裂孔内及膈上、下区可见囊性结构(胃)充填,上下径约 11.5 cm,界限清,壁结构层次清晰,有轻微蠕动,内部为非均匀液性回声区。半坐位观察:该囊性结构未见消失。

超声诊断:①肝左叶下缘角处囊实性结节。结合病史,考虑为转移灶。②胆囊结石。③左侧胸腔(肋膈角)少量积液。④Ⅴ型大型食管裂孔疝。结合临床,考虑医源性短食管伴胸腔胃。

CT 检查与超声诊断一致。

病例 3—4—25

肝形态与胆囊位置先天性变异合并 V 型巨大型食管裂孔疝（先天性短食管伴胸腔胃）

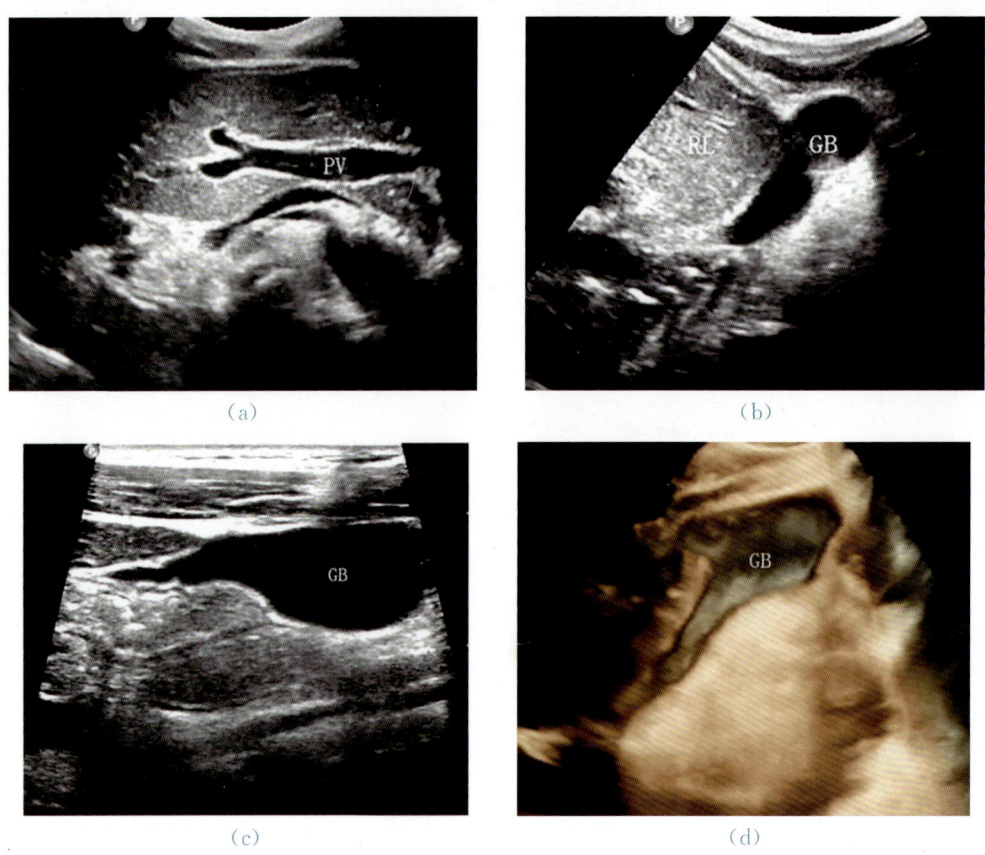

PV—门静脉；RL—肝右叶；GB—胆囊。

患者男，43岁，5岁时确诊为先天性膈疝（短食管伴胸腔胃）并行手术治疗，上腹及胸部反复发作性疼痛2年多，餐后加重。外院超声提示：肝形态异常、左叶增大（考虑先天性变异），胆囊未见显示。

空腹时，仰卧位和俯卧位，常规腹部超声探头（a,b）联合高频超声探头（c）与腹部三维容积超声探头（d）于右上腹扫查，取肝斜切面（a）与胆囊长轴切面（b~d）图像示：（a）肝形态失常，右叶下缘角圆钝，左叶肥大并明显向左肋下延伸，包膜光滑，肝实质回声均匀，血管结构清晰，胆囊窝区未见胆囊显示。（b）俯卧位时见胆囊位于肝右叶下后缘，大小为4.9 cm×2.9 cm，形态接近正常，囊壁粗糙，囊腔内未见异常回声。（c）高频图像示胆囊结构清晰。（d）三维表面成像示胆囊内壁光整。

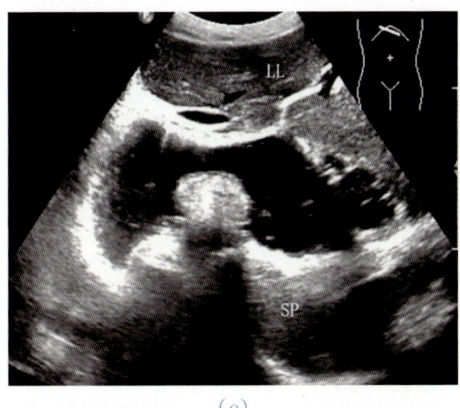

(e)

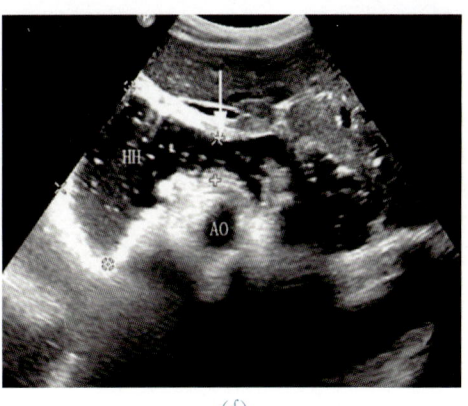

(f)

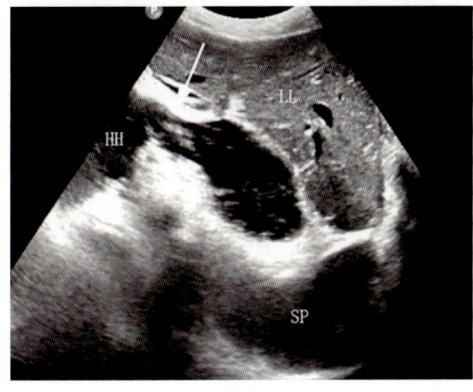

(g)

LL—肝左叶；SP—脾；HH—疝囊；
AO—腹主动脉。

饮水后,仰卧位,常规腹部超声探头检查,取 EGJ 长短轴切面(e~g)图像示：①左上腹未见正常充盈的胃部结构及形态,食管腹段及贲门区喇叭口样形态消失。②膈食管裂孔上方、胸后壁近后纵隔区可见降落伞状囊性结构,大小为10.5 cm×9.0 cm(上下径×前后径),其囊壁和内腔回声均与膈下胃部一致,外缘清晰,内缘粗糙,持续动态观察 5 min 可见囊壁有明显的节律性蠕动。③膈食管裂孔增大,前后径为2.0 cm,左右径为5.1 cm,处于上方疝囊及下方胃腔之间(呈缩腰状),疝囊内无回声区与膈下胃部无回声区由此相连通,三者构成哑铃状(↓)。

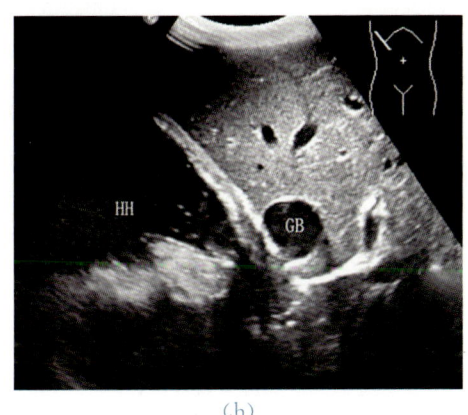

(h)

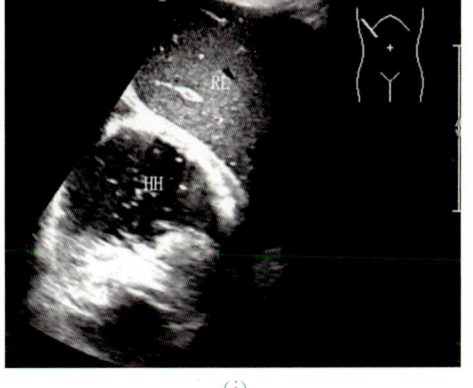

(i)

HH—疝囊；GB—胆囊；RL—肝右叶。

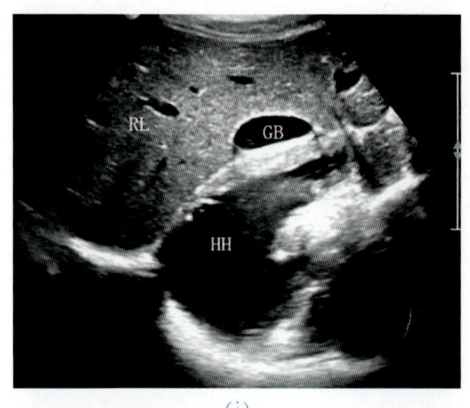

(j)

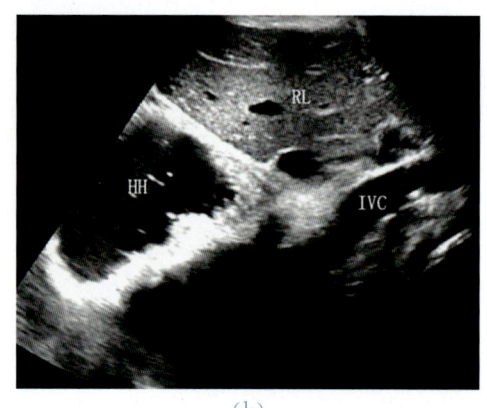

(k)

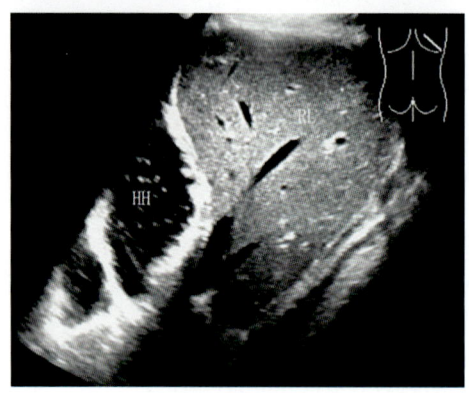

(l)

HH—疝囊；GB—胆囊；RL—肝右叶；
IVC—下腔静脉。

饮水后,仰卧位和俯卧位,常规腹部超声探头检查,沿右侧肋间隙(探头置于腋中线或腋后线前缘、右肋弓上方)斜切扫查,取右中下部胸腔斜切面(h～l)图像示:膈上方胸腔内见大片液体、气体和食糜相间的混合性回声区,直径＞10 cm,壁结构及内腔回声与所见胃部一致,壁稍厚,外缘清晰,内缘粗糙,囊腔大小、形态不因呼吸运动及 Valsalva 动作发生显著变化。半坐位,连续动态观察:胸腔内囊性结构未见消失。

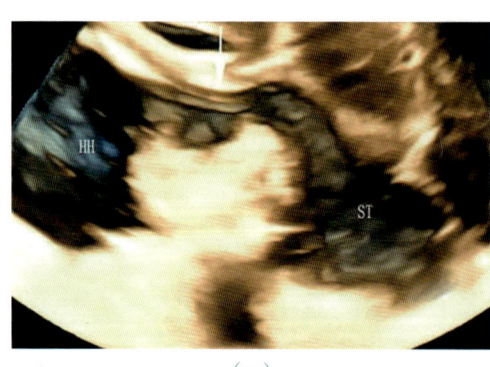

(m)

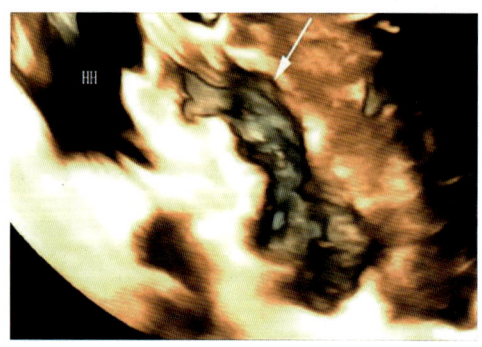

(n)

HH—疝囊；ST—胃腔。

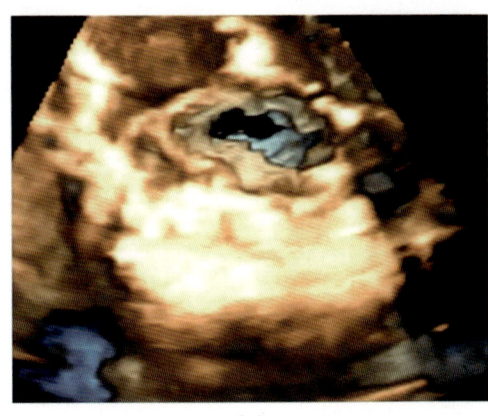

（o）

饮水胃充盈后,仰卧位,腹部三维容积超声探头检查,EGJ三维表面成像(m～o)图像示:(m,n)沿膈食管裂孔长轴观察,可见膈上降落伞状囊腔内壁欠光滑,膈食管裂孔呈坑道样(↓)。(o)从胃区向上观察,可见膈食管裂孔呈天窗样,形态不规则,边缘不光滑,可见垅峭状胃黏膜分布。

超声诊断:①肝形态先天性正常变异。②胆囊先天性位置异位。③巨大型食管裂孔疝。结合临床,考虑Ⅴ型先天性短食管伴胸腔胃。

X线胸部正位片(p)图像示:右膈上含气胃囊和膈下胃部相连,膈上疝囊内见一宽大液平。

X线诊断:巨大型食管裂孔疝。

X线造影诊断:巨大型食管裂孔疝(先天性短食管伴胸腔胃)。

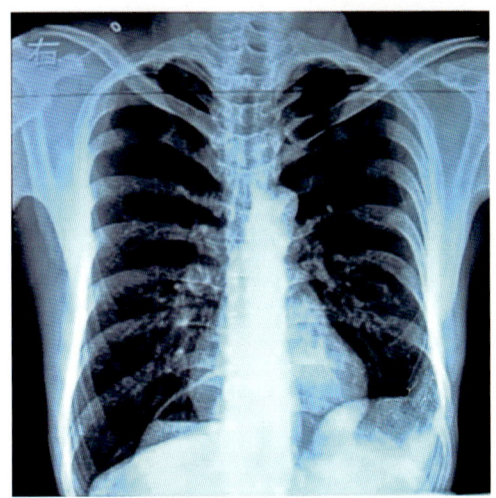

（p）

第5节 食管裂孔疝患者的超声随访

如前所述，HH伴有胃食管反流症状时，一般先行内科治疗。由于大多数HH为器质缺陷性疾病，内科治疗能够在一定程度上缓解患者的临床症状，但不能治愈此病，也不能阻止HH的进一步发展。随着时间的推移，疝囊可能越来越大，临床症状可能越来越重，手术概率也可能增大。现普遍认为，如HH内科治疗失败，需要行外科手术治疗。已有研究表明，HH的各种手术治疗方法均有一定的复发率，且传统手术复发率高。尹兴家等[54]报道的复发率为18.2%（4/22）。基于以上原因，对于已经发现但尚未手术者或已经手术的HH患者，定期行超声复查是必要的。

对未手术的HH患者，超声复查一般6~12个月一次。复查时应明确以下内容：疝囊有无明显增大，疝囊壁结构有无明显增厚，胃食管反流程度是否明显加重。如在复查中发现疝囊明显增大，疝囊壁结构非均匀增厚且血流信号增多，胃食管反流程度严重，应建议患者及时选择手术治疗。

对已手术的HH患者，超声复查可予12个月一次，主要观察原有病变是否复发。如发现复发，应明确疝囊的大小、形态及胃食管反流的程度。

第6节 食管裂孔疝检查方法的比较与评价

尽管 HH 是临床较常见疾病,但由于缺乏特异性临床表现,有许多非消化科医生对此病认识不足或重视不够,加上传统的 X 线造影或常规 CT 检查对小型滑动型 HH 诊断不敏感,致使一些患者往往不能被及时发现或准确诊断,常见误诊现象[15,43]。因此,加强对 HH 的临床诊断认识是必要的。

目前,临床诊断 HH 所采用的物理学和影像学方法主要有食管测压、超声、X 线平片、X 线造影、胃镜和 CT 等。其中,X 线造影是临床诊断 HH 的常规手段。

一、超声[10,41]

1. 二维超声

已有研究表明,采用饮水胃充盈法,运用常规腹部超声探头检查,配合适当的体位,即可顺利完成对大多数 HH 的诊断,不仅能对各型 HH 进行定性,而且可同时发现一些合并症,以有效弥补 X 线造影、胃镜和 CT 检查的不足。

(1) 二维超声诊断 HH 的优点

①超声检查方法较 X 线造影或(和)胃镜简便,疝囊检出率高。适量饮水使胃充盈,取仰卧位、仰卧右前斜位或左前斜位检查多可显示疝囊,患者易于接受,不受体型、年龄限制,尤其适合婴幼儿[29]、高龄或(和)脊柱畸形患者。

X 线造影和胃镜检查相对烦琐,设备及技术条件要求较高,采用常规方法时对较小的滑动型 HH 检出率低。尽管一些放射学专家特别强调使用各种增加腹压的方法(如头低足高位、Valsava 试验、俯卧时腹部垫枕头等)以提高疝囊检出率,但由于难以规范化,加上需要连续口服钡剂以保证食管下段充盈良好,且需要在特殊体位下完成摄片,因此检查效果常不理想,疝囊显影不佳,一些小型 HH 易被漏诊。

胃镜检查主要根据齿状线上移(距门齿不足 40 cm)及所见疝囊予以诊断。胃镜检查要求患者处于安静状态,不可能进行过多体位变换,一些小的滑动型 HH 可能在镜身插入前或行进中回复膈下。另外,对于食管旁型 HH,必须通过镜身反转才能观察到,因此胃镜诊断 HH 并非易事,典型病例被漏诊者并非少见。

笔者观察的 93 例成人 HH 中,超声首次检出率为 100%,X 线造影首次检出率为 83.9%(其中 15 例小型滑动型 HH 被漏诊),胃镜首次检出率为 80%(其中 11 例小型滑动型 HH 被漏诊)。超声与 X 线造影、胃镜的检出率差异有统计学意义,说明超声诊断 HH 更加简便和有效。

②超声检查可以在自然状态下实时动态观察膈食管裂孔增大、胃食管反流及膈上疝囊的情况,有利于定性诊断,可有效避免因人为腹部增压造成的假阳性判断。众所周知,X线造影检查时,一旦发现HH的直接X线征象,即可确诊,但在常规法检查中,既可能因认识不足或检查方法不当导致漏诊,也可能因腹部增压过度造成假阳性判断。胃镜诊断HH要求在静息状态下观察到胃黏膜疝入膈肌裂孔,但应注意排除人为造成的疝征象(如胃镜检查时诱发患者恶心、呕吐引起的贲门部上移)。相比而言,超声检查更趋生理状态。另外,超声检查中可反复观察囊壁结构、囊腔动态变化以及胃食管反流的次数,以获得足量的诊断信息。

③对上消化道系统外(如肝、肾、胆囊、胰腺等)的合并症以及某些胃肠道占位性病变(如息肉、间质瘤、进展期结肠癌等),超声检查可发挥重要作用。

(2)二维超声诊断HH的缺点

①超声检查对HH的临床分型诊断不如X线造影直观、明确,对巨大混合型HH(特别是"倒置胃",即疝入胃发生器官轴型扭转的情况)通常难以明确提示。HH的类型包括可回复型HH(滑动型HH)和不可回复型HH(包括食管旁型、短食管型、混合型HH)。超声检查对多数滑动型HH易于诊断,对单纯食管旁型HH(食管裂孔左前缘变薄甚至缺损,胃底从食管的左前方疝入胸腔,而贲门仍在膈下)多数能够准确识别,而对混合型HH(疝囊位于食管旁,EGJ位于膈食管裂孔水平,体位改变时疝囊可部分或全部回复)可能因EGJ显示不清或检查过程中疝囊回复而误诊为滑动型HH。对于某些Ⅳ型HH(巨大型多器官疝入型)和Ⅴ型HH(其中的先天性短食管型)而言,单凭一次超声检查可能很难将二者区分,其分型诊断(实际上是一种推断)必须建立在综合性、排他性分析的基础上。先天性短食管型HH是由食管变短导致贲门和胃底上移至膈上形成的,疝入的胃结构不仅较多,而且疝囊较大,超声检查必须显示食管入口以及疝囊与EGJ和贲门口的关系,才能对其与巨大型多器官疝入型HH加以区分。但是,先天性短食管型HH患者的EGJ和贲门通常位于膈上数厘米处,目前超声尚难以显示食管全段或疝囊入口。因此,超声检查时通常先肯定HH的存在,然后逐一排除滑动型HH以及其他各型HH(特别是巨大型多器官疝入型)的可能,最后结合临床作出提示。

②超声检查在对大型、巨大型HH之疝囊大小、形态的显示上不如X线造影直观、明确。由于受胸骨、肋骨的遮挡和肺内气体的影响,超声检查难以完整显示大型、巨大型HH的形态(特别是疝囊的外形)和底部的界限,因此难以实现准确测量(此无法与X线造影和CT检查相比)。

③对上消化道系统内的合并症,如反流性食管炎、Barrett食管、食管憩室、胃或食管表浅溃疡、食管静脉曲张等,超声显像敏感性差,多数不能作出明确诊断[38]。此类合并症的诊断主要依靠胃镜。

④受检者的客观条件(如过度肥胖)以及操作医生的水平(如检查体位和切面的

选择是否合理,诊断经验是否丰富)等将直接影响 HH 的诊断质量。此外,患者不愿过多饮水或饮水困难(饮水量不足)也会对 HH 的检出有一定影响。饮水量过少时,胃内压力偏小,常不利于胃底贲门结构与滑动型 HH 疝囊的显示[38]。

⑤超声检查不能取组织活检,在发现 HH 伴有其他可疑病灶后,需要行胃镜检查获得病理诊断。

2.三维超声(表面成像)

近年新开展的经腹三维超声诊断 HH 既有一定临床价值,也存在一定局限性。对于 HH 的超声诊断而言,三维超声表面成像是二维超声检查的延续,在一定程度上起补充完善作用,不能代替二维超声检查。

(1)三维超声(表面成像)诊断 HH 的优点

三维超声(表面成像)可清晰显示疝口的大小和形态,可从长轴观、膈下面观、膈上面观等不同方位观察膈食管裂孔及疝囊,对疝孔的显像直观、逼真,较二维超声清晰,有助于超声医生与临床医生了解、掌握此病的解剖与病理形态学特点,可取得 X 线造影、胃镜和传统 CT 检查难以取得的效果。

(2)三维超声(表面成像)诊断 HH 的缺点

对于小型嵌入型 HH 或巨大型 HH,三维超声表面成像不清,甚至难以成像,尤其在液体充盈不佳的情况下。

二、高分辨率食管测压

高分辨率食管测压(HRM)应用连续且密集分布的高敏感的固态压力传感器测压导管,可以检测自咽喉部至胃的全部压力数据。应用专业的测压软件对 HRM 采集的数据进行图像转换,可以得到清晰明了的三维空间图像,生动地反映食管全段的蠕动功能[37]。该检查是目前评估食管运动功能最准确的方法,是术前综合评估 HH 合并胃食管反流病患者食管蠕动功能的常用手段[2]。

1.HRM 诊断 HH 的优点

利用 HRM 可以准确、快速地测定食管上括约肌(upper esophageal sphincter,UES)和食管下括约肌(LES)的压力和食管收缩情况,了解食管体部蠕动波波幅和食管内压力,可在一定程度上协助诊断 HH[1]。高压区分离和呼吸压力反折点是 HH 的两个标志性征象。

2.HRM 诊断 HH 的缺点

①HRM 对一些较小的 HH 难以诊断[4]。在正常情况下,LES 的远端低于呼吸压力反折点。只有在 HH 足够大的情况下,LES 才接近反折点。因此,对于较小的 HH,该检测方法敏感性差[19]。

②HRM虽可获得食管各段的压力变化曲线,却不能获得食管结构改变的信息。

三、食管 24 h pH 监测

食管 24 h pH 监测是诊断食管反流性疾病的金标准。

1.食管 24 h pH 监测 HH 的优点[1,2]

食管 24 h pH 监测可以反映患者在 24 h 内反流的时间与反流的次数、反流与咳嗽或其他相关症状的关系、反流与体位的关系,可帮助判断 HH 患者是否同时存在反流性食管炎。通过反流指数客观地判断患者的反流性质(病理性或生理性),可减少主观评价造成的过度手术治疗,对拟行抗反流手术的患者和术后疗效的评价有重要临床意义。

2.食管 24 h pH 监测 HH 的缺点

食管 24 h pH 监测主要针对 HH 的并发症,不能显示 HH 形态学方面的信息,难以对原发病实现定位和定性诊断。

四、X 线平片

1.X 线平片诊断 HH 的优点

X 线平片诊断 HH 简单易行,对不可回复型 HH(特别是较大的,如Ⅲ型、Ⅳ型)可提供诊断线索。一部分患者可显示疝囊影,如果疝囊内含有气体,立位时于膈上心后区可见气液平面。

2.X 线平片诊断 HH 的缺点

X 线平片发现 HH 的阳性率低(仅占 25% 左右),难以观察膈肌裂孔的大小,一般需要进一步检查。

五、X 线造影

X 线造影是诊断 HH 最常用的方法[4],对 HH 的分型和 EGJ 功能的评估有重要意义[12]。

1.X 线造影诊断 HH 的优点

利用 X 线造影可以全面了解胃的位置和形状、食管裂孔大小、胃蠕动情况、食管解剖形态及动力学改变,帮助判断食管下段有无肿瘤、狭窄或运动异常,对临床手术方式的选择有至关重要的作用[1]。

2.X 线造影诊断 HH 的缺点[20]

①X 线造影对于可回复型 HH 的诊断敏感性低。对于小型滑动型 HH 而言,由于较小的疝囊常随着体位的改变而出现或消失,并非固定存在,如不采用特殊检查方

法,仅进行常规检查,极易造成漏诊。马君红等[7]报道104例HH,X线造影检查诊断符合率为89.4%,漏误诊率为10.6%。

②X线造影易将膈壶腹误诊为HH。正常人体吞咽或深呼吸时膈肌下降,食管裂孔收缩且呈拱形移动,常使钡剂于膈上方停顿,形成膈壶腹。膈壶腹属于正常的生理现象,有时与较小的Ⅰ型HH难以区分[12,19],没有经验的医生往往会将其误诊为HH。

③理论上,只有在B环(一个靠近鳞柱状上皮接合处或EGJ的黏膜环)和膈肌齿状线分开(距离>2 cm)时,X线造影才能精准地诊断HH,但在实践中这一标准难以执行(仅有约15%的患者可能检测到B环)。因此,X线造影对小型HH的客观诊断是一个难题[4],对于轻度可回复型HH可能显示假阴性。

④老年患者行动不便,身体虚弱,不能很好地配合检查。

大量研究表明,对于可回复型的、疝囊较小的HH,放射科医生的经验以及检查方法对于此病的检查和诊断至关重要。

HH的X线表现[20,34,35]

①贲门切迹变大或消失,部分胃底位于膈上,贲门口增大幅度达2 cm,胃底贲门区的胃黏膜呈幕状牵引,被牵引的胃底黏膜皱襞呈幕状向膈食管裂孔集中。

②膈肌上方显示明显的疝囊和粗大迂曲的胃黏膜。

③食管下括约肌上升且收缩,食管下段出现多发性毛刺状浅龛影。

④食管胃环出现(A环、B环的显示)。

⑤His角明显变钝。

⑥钡剂反流入膈上疝囊,食管排空功能减低,钡剂滞留。

六、内镜

内镜检查在HH诊断中的价值已得到充分重视。随着内镜检查技术的普及与发展,在HH诊断方面,内镜有逐渐取代X线造影的趋势。

1.内镜诊断HH的优点

内镜检查可以明确显示HH的异常征象(常见齿状线上移,其与膈食管裂孔水平间可见疝囊),便于观察解剖学变化和形态学变化,显示效果直观、清晰[7],而且能够帮助判断有无合并反流性食管炎、糜烂性食管炎、短食管和Barrett食管[24],对排除其他器质性疾病有重要意义[12]。对于癌前病变,术前检查非常重要,必须充分了解食管的异常程度。

2.内镜诊断HH的缺点[24]

①内镜检查过程中受到的干扰(如干呕、吞咽、呼吸等动作使EGJ的位置发生改

变)可能造成一过性疝(假阳性)征象[38]，或者影响疝囊长度的测量。

②食管炎或Barrett食管可能会影响对EGJ位置的判断。

③内镜检查在疝囊大小评估方面不如X线造影准确，多数内镜报告的疝囊大小明显小于X线造影检查结果[19]。另外，过度通气可能会夸大疝囊的显示效果。

④相比X线造影，内镜对滑动型HH的检出率偏低[6]。

HH的内镜下表现[4,6,7]

1.滑动型HH

①齿状线有不同程度的上移，齿状线与膈食管裂孔间距加大。

②膈肌收缩环(食管裂孔压迹，有时称为"贲门口")松弛、宽大，呈开放状态，贲门松弛(不能紧裹镜身)。胃底U形倒镜观察时多见到双环，即下面的裂孔压迹环和上面的贲门环。

③可见大小不一的疝囊。食管裂孔压迹处与齿状线的间距(此间距可视为疝囊的长度)变大。

④胃底变浅，黏膜松弛或消失，His角变钝或被拉直。

⑤多数患者合并有反流性食管炎及慢性胃炎表现。

2.食管旁型HH

内镜进入胃内后反转，可见疝囊从膈食管裂孔旁脱出，通常在大弯侧见到一憩室状凹陷，即凸入胸腔的疝囊；进入该凹陷，可见清晰的胃黏膜皱襞。

3.混合型HH

混合型HH合并有滑动型HH和食管旁型HH的特点。

七、螺旋CT

螺旋CT可以清晰地显示HH的多种征象，在HH的分型判断及其与相关疾病的鉴别诊断中有重要价值，可作为X线造影或胃镜检查的补充方法[14]。据新近文献[5]报道，多层螺旋CT诊断HH的敏感度为91.07%，特异度为83.33%，准确度为90.32%。

1.螺旋CT诊断HH的优点

胸腹部螺旋CT检查可以清晰地显示HH的位置、大小、形态、密度以及疝入的组织器官及其与周围结构的解剖关系，对中、大型疝囊的显示(尤其是嵌入型HH以及巨大型HH并发胃扭转的显像)有独特优势。螺旋CT的整体显示效果以及对疝囊周围关系的评估优于二维超声。对于可疑伴发扭转的食管旁型HH急症患者，CT检查可明确胸腔内疝囊的位置和疝入器官[24]。CT三维重建技术多平面重组(multiplanar reformation，MPR)图像不仅可以用于测量食管裂孔的大小，多方位显示 HH 及膈上疝囊，而且可以帮助临床更加准确地评估膈肌脚结构及其毗邻解剖关系，对术前评估和手术方案的选择有重要参考价值[12,44]。

2.螺旋 CT 诊断 HH 的缺点

①螺旋 CT 对一些小型滑动型 HH 常常难以检出，漏诊率较高。

②螺旋 CT 难以动态观察疝囊的退缩情况及胃黏膜在疝口或疝囊内的分布情况。

HH 的 CT 表现[5,13,14,21,28,43,45]

膈食管裂孔上方层面、心后方、降主动脉及脊柱前方之下纵隔内发现圆形或椭圆形的软组织密度结节、肿块或囊性液体密度影等（有学者将其形容为假肿块或假结节影），亦可表现为食管下段明显的扩张性改变。所见假肿块或假结节影（疝囊）大小不等，密度不均，囊壁厚薄不一，外壁光滑，内壁呈锯齿样改变（疝囊内壁呈胸腔胃黏膜征），稍大者常推压纵隔胸膜外移，向下通过膈食管裂孔与膈下胃腔或肠管相延续（典型者呈束腰征、葫芦征、"8"字征或电缆线征，此表现与超声所见十分相似），其囊壁厚度可随囊腔充盈状态发生改变，充盈良好时囊壁较薄，充盈不佳时囊壁较厚，囊内可见气液平面、食物潴留或少量气体或液体影。另外，部分病例尚可见食管下段偏于一侧或周围脂肪增多、膈脚分离(2～4 cm)等异常征象。CT 轴位及多平面重组（MPR）图像显示膈食管裂孔的膈肌脚间距增大且形态异常。CT 增强可见囊壁与胃壁同步均匀强化。

第7节 食管裂孔疝的超声鉴别诊断

由于HH起病比较隐匿,多数患者发病年龄与冠心病患者相当,临床症状呈间断性发作且缺乏特异性,临床首诊时可能误诊为胃炎、冠心病、心绞痛、胆囊炎、十二指肠溃疡、食管癌等常见疾病[15,20,66]。在影像检查时,影像医生可能由于认识不足或警惕性不高,将其误诊为胸腔积液[67-70]、下肺炎变[71]、囊肿、肺囊肿等,以至于延误治疗。因此,对于相关专业的临床医生和影像医生而言,提高对HH的认识是防止误诊的前提[15]。

HH的超声声像图主要应与胸腔积液、贲门失弛症、一过性食管下括约肌松弛、食管膈壶腹、食管下段囊肿、食管膈上型憩室、贲门—胃底区憩室等疾病或生理性现象鉴别[41]。

一、胸腔积液

超声检查将HH误诊为胸腔积液的情况时有发生[68-70],主要是检查方法不完善和对此病超声声像图表现认识不足所致。胸腔积液多显示于肋膈角及胸前壁,回声状态不因体位和胃部充盈程度变化而变化,不合并膈食管裂孔增大。HH的疝囊多数见于胸后壁靠近纵隔区,少数见于下部胸腔内,多于胃充盈后出现,大小、形态可变,合并膈食管裂孔增大。用高频线阵探头观察无回声暗区的边缘(HH的囊壁),可显示胃壁特有的5层带状结构回声[70]。

二、贲门失弛症

贲门失弛症的超声声像图显示EGJ渐进性变窄,呈鸟嘴样,管壁增厚,饮水后贲门开放延迟或呈间歇性开放,食管腹段持久液体潴留,扩张形成高脚酒杯样征象,此与HH之膈肌裂孔增大明显不同。

三、一过性食管下括约肌松弛

一过性食管下括约肌松弛(transient lower esophageal sphincter relaxation, TLESR)是引起胃食管反流病的机制之一。TLESR是在非吞咽时LES发生的一过性松弛,常伴胃液的反流[2],膈上充盈的食管走行平滑,无局部膨胀的疝囊,不伴有膈肌食管裂孔增大,His角无变浅,动态观察可见反流时间较短。

四、食管膈壶腹

食管膈壶腹是正常的生理现象,通常是膈上4~5 cm的一段食管因自身蠕动而显示为一过性管腔扩大的现象,具有即时出现和即时消失的特点。饮水时超声动态观察,可见食管下段短暂性囊状扩大,呈梭形[42],随食管蠕动波下移而消失,不伴有膈肌食管裂孔增大,EGJ 及贲门形态正常。

五、食管下段囊肿

食管下段囊肿罕见,直径多小于 2 cm,多呈典型囊肿回声,改变体位和胃部充盈程度(空腹和饮水)后形态无变化,膈食管裂孔不增大。

六、食管膈上型憩室

食管膈上型憩室分为牵引型和膨出型,前者极罕见,后者 40% 以上伴有食管动力障碍性疾病,以弥漫性食管痉挛和失弛症多见,临床主要表现为吞咽困难,超声检查可见食管扩张、延长或迂曲,管壁局限性向外膨出(呈囊袋状),常合并远端狭窄,但无膈食管裂孔增大。

七、贲门—胃底区憩室

贲门—胃底区憩室系贲门附近胃壁局限性袋状外凸所致,多表现为膈下区、直径为 3~4 cm、有开口与胃腔相通的囊性无回声区,而贲门形态、大小、回声无异常,贲门切迹存在,膈食管裂孔不增大。

第 8 节　食管裂孔疝的超声诊断报告模板

一、Ⅰ型 HH（滑动型）

饮水胃充盈后，仰卧位和侧卧位，常规腹部超声探头检查，取 EGJ 长轴切面和短轴切面图像示：①食管腹段及贲门区喇叭口样形态失常/消失，His 角变浅/消失。②膈食管裂孔上方、胸后壁近后纵隔区可见短柱状/蘑菇状/降落伞状囊性结构，大小（上下径×前后径）约＿＿＿＿cm×＿＿＿＿cm，其囊壁和内腔回声均与膈下胃部回声一致/囊内以无回声为主，兼有少许沉积状中高回声物，囊壁回声与膈下胃部回声一致，其外缘清晰，内缘粗糙，胃黏膜皱襞呈斜拉索状伸入囊内壁，囊腔大小、形态因呼吸运动及 Valsalva 动作发生变化，持续动态观察 5 min 可见胃内容物（水剂）向食管反流 3 次以上且每次反流时间在 3 s 以上/未见胃内容物（水剂）向食管反流。③膈食管裂孔增大，前后径为＿＿＿＿cm，左右径为＿＿＿＿cm，处于上方疝囊及下方胃腔之间（呈缩腰状），疝囊内无回声区与膈下胃部无回声区由此相连通，三者构成"8"字形/哑铃状/葫芦状/烧瓶状。半坐位，连续动态观察：膈上囊性结构消失。

超声诊断：Ⅰ型小型/中型/大型/巨大型滑动型食管裂孔疝（疝入物为胃）伴胃食管反流/暂未见明显胃食管反流。

二、Ⅱ型 HH（单纯食管旁型）

空腹时，仰卧位，常规腹部超声探头检查，取 EGJ 长轴切面和短轴切面图像示：EGJ 形态与壁结构显示不清/可见，贲门壁轻微增厚，膈食管裂孔区域/侧后方及膈上区显示有不均匀囊性/类实性回声结构，囊壁区无明显增厚/囊壁呈稍厚且均匀的低回声区，大部分外缘清晰/部分外缘欠清，内部回声不均匀，可见云絮状高回声区。

饮水胃充盈后，仰卧位或右侧卧位观察：①EGJ 结构及形态存在，His 角变浅/消失/未见变浅。②膈食管裂孔侧后方及膈上方纵隔区显示（胡萝卜状/蘑菇状）透声良好的囊性无回声结构/内部含有气体强回声、透声较差的囊性混合性回声区，形态固定，大小（上下径×前后径）约＿＿＿＿cm×＿＿＿＿cm，囊壁稍厚，回声层次与膈下胃壁一致，外缘清晰，内缘粗糙，可见胃黏膜呈斜拉索状连于其内，疝囊大小、形态可因/不因胃内液体充盈程度及体位变化或呼吸运动发生改变，动态观察可见/未见壁蠕动，囊内液体与膈下胃部呈往返流动，持续动态观察 5 min 未见胃内容物明显向食管反流。③膈肌食管裂孔增大，前后径为＿＿＿＿cm，左右径为＿＿＿＿cm。半坐位，连续动态观察：该囊性结构位置无明显变化。

超声诊断：Ⅱ型小型/中型/大型单纯食管旁型食管裂孔疝（疝入物为胃），未见明显胃食管反流。

三、Ⅲ型 HH（混合型）

空腹时，仰卧位，常规腹部超声探头检查：左上腹区明显胀气，腹内结构显示不清。侧卧位，沿肋间扫查，可见左侧/右侧胸腔内囊性回声结构，边界不清，内部回声杂乱，点絮状高回声与无回声结构相间。

饮水后，仰卧位或侧卧位观察：膈食管裂孔明显增大，前后径为＿＿＿＿cm，左右径为＿＿＿＿cm，部分胃结构位于其中，EGJ 位于其前（侧）方，贲门区喇叭口样形态消失，His 角变钝/消失，胸腔内（偏左侧/偏右侧/双侧）可见一以液性为主的大型混合性回声区，大小（前后径×左右径）约＿＿＿＿cm×＿＿＿＿cm，界限清/不清，内见大量液体、气体及食糜相混合形成的杂乱回声区，其大小、形态不随呼吸运动发生明显变化。持续动态观察 5 min 可见胃内容物或水剂向食管反流 3 次以上且每次反流时间在 3 s 以上。半坐位，连续动态观察：胸腔内囊性结构未见消失。

超声诊断：Ⅲ型中型/大型/巨大型混合型食管裂孔疝（疝入物为胃）并明显胃食管反流/未见明显胃食管反流。

四、Ⅳ型 HH（巨大型多器官疝入型）

空腹时，仰卧位，常规腹部超声探头/扇扫探头检查：左上腹区明显胀气，腹内部分结构显示不清。侧卧位沿肋间扫查，可见左侧/右侧胸腔内大片类实性/类囊性回声结构，边界不清，内部回声杂乱，点状、团絮状和条带状高回声结构与无回声区相间。

饮水后，仰卧位或侧卧位，常规腹部超声探头与扇扫探头检查：左上腹区查见少许充盈的胃腔/难以查见明显充盈的胃腔，膈食管裂孔显著增大，前后径为＿＿＿＿cm，左右径为＿＿＿＿cm，EGJ 位于其前（侧）方，贲门区喇叭口样形态与 His 角消失，部分胃体或肠管回声位于增大的膈食管裂孔内，十二指肠球部形态失常且上移，膈上胸腔内可见囊性结构，大小（前后径×左右径）约＿＿＿＿cm×＿＿＿＿cm，囊内充以更多的液性回声，其内可见肠管结构回声及肠蠕动征象。半坐位，连续动态观察：胸腔内囊性结构未见消失。

超声诊断：Ⅳ型巨大型多器官疝入型食管裂孔疝（疝入物为胃和部分肠管）。

五、Ⅴ型 HH（先天性短食管伴胸腔胃）

空腹时，仰卧位，常规腹部超声探头检查：左上腹区明显胀气，膈食管裂孔与 EGJ 结构显示不清。左侧/右侧卧位，沿肋间扫查，可见左侧/右侧胸腔内囊性回声结构，边界不清，内部回声杂乱，点絮状高回声与无回声结构相间。

饮水后，仰卧位，常规腹部超声探头检查，取 EGJ 长、短轴切面图像示：①左上腹未见正常充盈的胃腔，食管腹段及贲门区喇叭口样形态消失。②膈食管裂孔上方、胸后壁近后纵隔区可见降落伞状囊性结构,大小(上下径×前后径)约_____cm×_____cm,其囊壁和内腔回声均与膈下胃部一致,外缘清晰,内缘粗糙,持续动态观察5 min可见囊壁有明显的节律性蠕动。③膈食管裂孔增大,前后径为_____cm,左右径为_____cm,处于上方疝囊及下方胃腔之间(呈缩腰状),疝囊内无回声区与膈下胃部无回声区由此相连通,三者构成哑铃状。

饮水后,仰卧位和俯卧位,常规腹部超声探头检查,沿右侧肋间隙(探头置于腋中线或腋后线前缘、右肋弓上方)斜切扫查,取右中下部胸腔斜切面图像示:膈上方胸腔内见大片液体、气体和食糜相间的混合性回声区,壁结构及内腔回声与所见胃部一致,壁稍厚,外缘清晰,内缘粗糙,囊腔大小、形态不因呼吸运动及Valsalva动作发生显著变化。半坐位,连续动态观察:胸腔内囊性结构未见消失。

超声诊断:Ⅴ型巨大型食管裂孔疝(先天性短食管伴胸腔胃)。

六、Ⅴ型HH(后天性短食管伴胸腔胃)

空腹时,仰卧位,常规腹部超声探头/扇扫探头检查,取EGJ长、短轴切面图像示:膈食管裂孔增大,未见EGJ和贲门结构显示,膈食管裂孔之内及膈上区可见

　　非典型者:灯笼状混合性回声团块,边界清晰,壁薄、呈均匀低回声,内部为
　　云絮状强回声。
　　典型者:上宽下窄的管状混合性回声结构(垂直向膈上区伸展),
管壁无明显增厚/轻微增厚(_____cm),管腔内透声差,内部充以食糜样中高回声物/气液混合性回声。

饮水后,仰卧位或侧卧位观察,可见膈食管裂孔增大,前后径为_____cm,左右径为_____cm,膈食管裂孔内及膈上、下区可见囊性结构充填,界限清,壁结构层次清晰,有轻微蠕动,内部为非均匀液性回声区/液体、气体及食糜相混合形成的杂乱回声。半坐位观察:该囊性结构未见消失。

超声诊断:Ⅴ型中型/大型食管裂孔疝(后天性短食管伴胸腔胃)。

HH的三维超声所见

①沿膈食管裂孔长轴观察,可见膈上蘑菇状/池塘样囊腔,内壁光滑或粗糙;膈食管裂孔与疝囊下部显示为坑道样/沟壑样/瓶颈样形态,长短及宽窄不一;膈食管裂孔内或(和)胃底面有垅峰状长条形结构(胃黏膜)纵行或呈放射状分布,该管道上方通连于膈上囊腔,下方通连于膈下胃腔,整体呈长蘑菇状贯穿膈肌。

②从胃底内面向上观察疝孔,可见膈食管裂孔呈洞穴样或鱼口状,形态不规则,边缘不光滑,口部可见垅峰状胃黏膜分布,形态规则(呈类圆形)/形态不规则。当穹隆状胃底与疝口同时显示时,可见疝口位于胃底前内侧区,酷似一扇打开的"天窗",部分垅峰状胃黏膜呈扇贝纹样向窗口区集中。

③从膈面上方(纵隔方向)向下观察疝孔,可见膈食管裂孔位于膈面,呈穿凿样孔洞,边缘钝、光滑,形态规则/不规则。

参考文献

[1] 田文.食管裂孔疝诊治中值得关注的几个问题[J].中国实用外科杂志,2012,32(6):438-440.

[2] 张成,克力木,汪忠镐.食管裂孔疝合并胃食管反流病的外科治疗[J].临床外科杂志,2014,22(9):644-646.

[3] 田文,马冰.规范胃反流性疾病和食管裂孔疝的外科治疗[J].临床外科杂志,2014,22(9):634-636.

[4] 吴凯锴,杨福全.食管裂孔疝诊治进展[J].中国实用外科杂志,2012,32(6):496-498.

[5] 杨玲.食管裂孔疝56例多层螺旋CT影像诊断及临床价值[J].影像研究与医学应用,2021,5(3):187-188,212.

[6] 王成文,赵艳,金松杰,等.胃镜诊断滑动型食管裂孔疝的价值[J].实用医学杂志,2004,20(7):793-794.

[7] 马君红,齐中普.食管裂孔疝的内镜诊断[J].中国内镜杂志,2011,17(9):963-965.

[8] LOFFELD R J L F, VAN DER PUTTEN A B M M. Newly developing hiatus hernia:a survey in patients undergoing upper gastrointestinal endoscopy[J]. Journal of Gastroenterology and Hepatology,2002,17(5):542-544.

[9] 张成,克力木.腹腔镜手术治疗食管裂孔疝现状与争议[J/CD].中华疝和腹壁外科杂志:电子版,2011,5(2):208-212.

[10] 王子干,许春梅,朱建常,等.中老年人非外伤性食管裂孔疝的超声诊断研究[J].中华超声影像学杂志,2010,19(3):231-233.

[11] 张杨杨,单龄童,浦祎玮,等.食管裂孔疝两种手术入路的临床疗效比较[J].外科研究与新技术,2017,6(3):165-168.

[12] 陈富强,申英末,陈杰.食管裂孔疝的诊疗现状[J/CD].中华胃食管反流病电子杂志,2014,1(1):49-51.

[13] 郝风华,张建红,钱堃,等.螺旋CT扫描对食管裂孔疝的诊断价值分析[J].胃肠病学和肝病学杂志,2013,22(4):330-332.

[14] 王福倩,程鑫,韩明,等.螺旋CT在食管裂孔疝诊断中的应用价值[J].中国CT和MRI杂志,2016,14(5):46-48.

[15] 常晓芬,宋红梅.食管裂孔疝误诊15例分析[J].中国误诊学杂志,2011,11(13):3141.

[16] 张玉兰,尚宁,欧阳春艳,等.胎儿食管裂孔疝的产前超声诊断[J].中国临床医学影像杂志,2018,29(10):722-725.

[17] 接连利,许燕,陈希平,等.产前超声诊断胎儿先天性膈疝的价值[J].中华超声影像学杂志,2008,17(3):234-236.

[18] WEBER C,DAVIS C S,SHANKARAN V,et al. Hiatal hernias:a review of the pathophysiologic theories and implication for research[J]. Surgical Endoscopy,2011,25(10):3149-3153.

[19] 潘则华,郭健苗,庄则豪.食管裂孔疝诊治进展[J].中国医师杂志,2007,9(10):1440-封三.

[20] 陈永正.食管裂孔疝的影像诊断[J].中国药物与临床,2014,14(8):1060-1061.

[21] 肖玲清,孔祥江.多层螺旋CT多平面重建在食管裂孔疝中的诊断价值[J].农垦医学,2014,36(6):521-523.

[22] HYUN J J,BAK Y-T. Clinical significance of hiatal hernia[J]. Gut and Liver,2011,5(3):267-277.

[23] FLOCH M H,KOWDLEY K V,PITCHUMONI C S,et al. 奈特消化系统疾病彩色图谱[M].刘正新,译.北京:人民卫生出版社,2008:84-85.

[24] 陈瑶,杨锦林,王一平.胃食管反流病合并食管裂孔疝的诊治[J].中华消化内镜杂志,2019,36(3):224-228.

[25] 苏剑东,江堤,杨巧玲,等.食管裂孔疝的单中心临床流行病学调查及分析[J].中国内镜杂志,2015,21(11):1182-1185.

[26] MORI T,NAGAO G,SUGIYAMA M. Paraesophageal hernia repair[J]. Annals of Thoracic and Cardiovascular Surgery,2012,18(4):297-305.

[27] MITIEK M O,ANDRADE R S. Giant hiatal hernia[J]. Annals of Thoracic Surgery,2010,89(6):S2168-S2173.

[28] 胡荣剑,潘纪成,焦晟,等.食管裂孔疝的多层螺旋CT表现(附140例国人正常食管裂孔宽径的测量结果)[J].中华放射学杂志,2007,41(5):502-506.

[29] 张号绒,何静波,陈文娟,等.超声对先天性食管裂孔疝的诊断价值[J].中国临床医学影像杂志,2010,21(3):194-195.

[30] MORAES-FILHO J P P,CECCONELLO I,GAMA-RODRIGUES J,et al. Brazilian consensus on gastroesophageal reflux disease:proposals for assessment,classification,and management[J]. American Journal of Gastroenterology,2002,97(2):241-248.

[31] IWAKIRI K,KINOSHITA Y,HABU Y,et al. Evidence-based clinical practice guidelines for gastroesophageal reflux disease 2015[J]. Journal of Gastroenterology,2016,51(8):751-767.

[32] KOHN G P,PRICE R R,DEMEESTER S R,et al. Guidelines for the management of hiatal hernia[J]. Surgical Endoscopy,2013,27(12):4409-4428.

[33] ROMAN S,KAHRILAS P J. The diagnosis and management of hiatus hernia

[J]. BMJ,2014,349(7980):g6154.

[34] 王以军,杨兴汉.食管裂孔疝的 X 线检查及诊断(附 121 例 X 线分析)[J].现代医用影像学,2004,13(5):221—223.

[35] 杨国棠,史步进,赵金平,等.食管裂孔疝数字胃肠影像与胃镜检查结果对比分析[J].现代医用影像学,2010,19(3):151—152.

[36] 杜智,张成,克力木,等.高分辨率食管测压与食管 24 h pH 检测在胃食管反流病中的应用价值[J/CD].中华胃食管反流病电子杂志,2015,2(3):147—151.

[37] FOX M R, BREDENOORD A J. Oesophageal high-resolution manometry: moving from research into clinical practice [J]. Gut,2008,57(3):405—423.

[38] 李义红,李献亮,韩文峰,等.胃超声造影与胃镜诊断食管裂孔疝的对比分析[J].中国医药导报,2013,10(30):131—133,137.

[39] 李义红,李献亮,孙彦平,等.体位对超声造影诊断食管裂孔疝的影响[J].中国医药导报,2013,10(6):85—87.

[40] 李民驹.小儿食管裂孔疝和胃食管返流的超声检查[J].中华小儿外科杂志,1994,15(5):271—273.

[41] 王子干,许春梅,朱建常,等.中老年非外伤性食管裂孔疝二维及三维超声诊断研究[J/CD].中华医学超声杂志:电子版,2014,11(4):48—53.

[42] 李义红,李献亮,韩文峰,等.胃超声造影诊断食管裂孔疝的价值[J/CD].中华超声医学杂志:电子版,2012,9(6):525—528.

[43] 李海峰,丁长青,王文生,等.多层螺旋 CT 及其后处理在老年食管裂孔疝诊断中的价值[J].影像技术,2014,26(4):19—21.

[44] 陈均,吴青山,陆锦贵.多层螺旋 CT 多平面重组诊断食管裂孔疝的价值[J].中国临床医学影像杂志,2014,25(11):816—819.

[45] 张克云,程奎山.食管裂孔疝的多层螺旋 CT 诊断[J].影像诊断与介入放射学,2010,19(3):143—144.

[46] 李献亮,李义红,韩文峰,等.胃超声造影对胃食管反流的诊断价值[J].临床超声医学杂志,2012,14(2):124—126.

[47] 李献亮,李义红,韩文峰,等.胃超声造影观察体位对胃食管反流的影响[J].临床超声医学杂志,2011,13(10):699—700.

[48] 王子干.经腹超声诊断胃肠道疾病图解:卷 1 EGJ 腺癌与进展期胃癌[M].安徽:安徽大学出版社,2020:14—15,19.

[49] 金梅,杨芳.超声诊断婴幼儿食管裂孔疝价值的探讨[J].四川医学,2004,25(7):805.

[50] 王建国,张国方,李兰宝.His 角与胃食管返流的关系及诊断价值[J].上海医学影像杂志,2001,10(1):75—76.

[51] 徐玉妹,左维嵩,胡锐,等.超声在婴幼儿食管裂孔疝术前诊断中的临床价值

[J]. 蚌埠医学院学报,2016,41(12):1670－1672.

[52] NAIK D R,MOORE D J. Ultrasound diagnosis of gastro-oesophageal reflux [J]. Archives of Disease in Childhood,1984,59(4):366－367.

[53] WESTRA S J,WOLF B H M,STAALMAN C R. Ultrasound diagnosis of gastroesophageal reflux and hiatal hernia in infants and young children [J]. Journal of Clinical Ultrasound,1990,18(6):477－485.

[54] 尹兴家,杨荣杰,陈辉,等. 食管裂孔疝的超声诊断和再手术治疗 [J]. 中华胸心血管外科杂志,1995,11(6):328.

[55] 彭利,王竞宇,郑世成,等. 胃充盈超声造影与内镜检查对胃食管反流病的诊断价值 [J]. 西部医学,2019,31(10):1613－1616.

[56] 蒙敏贤,罗欢,叶蓝蓝,等. 胃肠超声造影诊断胃食管反流病的可行性分析 [J]. 中国实用医药,2020,15(23):53－55.

[57] 曾宪辉,郭子玉,高素芳,等. 胃肠超声造影诊断胃食管反流的可行性研究 [J]. 中国超声医学杂志,2014,30(1):81－84.

[58] 李红梅. 胃超声造影诊断胃食管反流的临床效果分析 [J]. 影像研究与医学应用,2018,2(17):124－125.

[59] 夏宣平,柯美云. 胃食管反流病的病因和发病机制 [J]. 胃肠病学,2003,8(4):227－231.

[60] MENON S,TRUDGILL N. Risk factors in the aetiology of hiatus hernia:a meta-analysis [J]. European Journal of Gastroenterology & Hepatology,2011,23(2):133－138.

[61] SAVAS N,DAGLI U,SAHIN B. The effect of hiatal hernia on gastroesophageal reflux disease and influence on proximal and distal esophageal reflux [J]. Digestive Diseases and Sciences,2008,53(9):2380－2386.

[62] 李超斌,谢佳平. 食管裂孔疝、胃食管阀瓣与胃食管反流病 [J]. 山东医药,2010,50(15):110－111.

[63] FRANZÉN T,TIBBLING L. Is the severity of gastroesophageal reflux dependent on hiatus hernia size? [J]. World Journal of Gastroenterology,2014,20(6):1582－1584.

[64] GORDON C,KANG J Y,NEILD P J,et al. The role of the hiatus hernia in gastro-oesophageal reflux disease [J]. Alimentary Pharmacology & Therapeutics,2004,20(7):719－732.

[65] 王伟,张宝琴. 腹部超声对小儿胃食管反流病诊断的研究进展 [J]. 国外医学：儿科学分册,2002,29(6):299－301.

[66] 翟英慧,郝咏刚,李海涛,等. 食管裂孔疝误诊为冠心病32例 [J/CD]. 中华疝和腹壁外科杂志:电子版,2014,8(6):15－17.

[67] 王歧峰,崔岩亮. 膈疝误诊为胸腔积液1例报告 [J]. 实用放射学杂志,2005,21

(10):1039,1063.

[68] 刘兰祥,方元,于杰,等.B超误诊食管裂孔疝为胸腔积液2例[J].中国医学影像学杂志,2000,8(5):383.

[69] 彭海仙,宋斌.成人先天性膈疝误诊为包裹性胸腔积液1例[J].人民军医,2016,59(5):534.

[70] 何秀波.食管裂孔胃疝超声误诊为胸腔积液分析[J].中国超声诊断杂志,2005,6(2):137—138.

[71] 周鹏,高雪梅.小儿食管裂孔疝误诊分析[J].医用放射技术杂志,2005(8):115—116.